医养结合医师手册

张舒民　严余华　主编

吉林大学出版社

·长春·

图书在版编目（CIP）数据

医养结合医师手册 / 张舒民，严余华主编 . ——长春：吉林
大学出版社，2020.4
ISBN 978-7-5692-6357-2

Ⅰ.①医… Ⅱ.①张… ②严… Ⅲ.①老年病－诊疗－手册
Ⅳ.① R592-62

中国版本图书馆 CIP 数据核字（2020）第 065802 号

书　　　名：医养结合医师手册

YI-YANG JIEHE YISHI SHOUCE

作　　　者：张舒民　严余华　主编
策划编辑：朱　进
责任编辑：官　鑫
责任校对：曲　楠
装帧设计：王　强
出版发行：吉林大学出版社
社　　　址：长春市人民大街 4059 号
邮政编码：130021
发行电话：0431-89580028/29/21
网　　　址：http://www.jlup.com.cn
电子邮箱：jdcbs@jlu.edu.cn
印　　　刷：天津雅泽印刷有限公司
开　　　本：787mm×1092mm　　1/16
印　　　张：16.5
字　　　数：225 千字
版　　　次：2020 年 6 月第 1 版
印　　　次：2020 年 6 月第 1 次
书　　　号：ISBN 978-7-5692-6357-2
定　　　价：66.00 元

《医养结合医师手册》编写组

主　　编：张舒民　严余华

副主编：于　婵　李吉敏

编　　委：谭　政　于海燕　罗　瑶

　　　　　刘　莉　刘　燕　张桂萍

目 录

第一章 系统疾病

肺部感染

一、概念

肺部感染目前并没有明确的定义,但通常肺部感染性疾病是指各种病原微生物导致的肺部炎症,如细菌性肺炎、病毒性肺炎、衣原体肺炎、肺脓肿甚至肺结核等。由于临床上习惯将肺部感染用暂未分型的细菌性肺炎的诊断,因此,在肺部感染的诊断与治疗中,一般桉细菌性肺炎的诊疗原则。当治疗效果不佳时,应怀疑存在非细菌性感染可能。

二、疾病特点

起病急或者隐匿,既可以表现为突发寒战、发热、咳嗽、咳痰、气促,也可以表现为食欲减退、精神变差、萎靡,或者意识障碍(如昏睡等)。病情进展快,且易出现并发症,继发多器官功能障碍。并发症中,常见低氧血症、呼吸衰竭及感染性休克。

三、诊断标准

参照细菌性肺炎诊断标准。(1)发热;(2)咳嗽、咳痰,咳嗽次数增加,痰液性质改变,如出现黄痰、脓痰;(3)血常规检查常见白细胞总数及中性粒细胞比例增高;(4)肺实变体征和(或)听诊可闻及湿啰音;(5)胸部X线片检查可显示片状、斑片状浸润性阴影。1～4项中任何一项加第5项,除外肺部肿瘤、肺水肿、肺不张等非感染性疾病可作出诊断。

四、分类与分级

（1）根据病因分类：细菌性肺炎（肺炎链球菌、金黄色葡萄球菌）、病毒性肺炎（冠状病毒、流感病毒）、肺真菌病（念珠菌、曲霉）、非典型病原体所致肺炎（军团菌、支原体），其他病原体所致肺炎（寄生虫）。

（2）根据患病环境分类：社区获得性肺炎、医院获得性肺炎。

五、治疗要点

1. 抗感染为核心的治疗原则

（1）初始往往给予经验性抗感染治疗，治疗三天左右尽量给予目标性治疗。

（2）细菌性肺炎最常见，对于细菌性肺部感染，根据抗菌药物使用原则使用抗菌药物。

（3）一般情况下，对于老年患者单用或联用二、三代头孢类、碳青霉稀类、呼吸喹诺酮类、β-内酰胺类/β-内酰胺酶抑制剂等药物。

（4）病情相对稳定的，使用单联抗感染治疗，不一定选用广谱抗生素；病情重或有发生重症肺炎高风险的，需选用广谱抗菌药物或联用具有协同作用的抗菌药物。

（5）既往有反复肺部感染病史、近期曾入住 ICU 并查出呼吸道多耐药菌定植或感染、近一年反复使用抗菌药物、免疫力低下的患者宜进行广谱抗感染治疗。一般选用两联或单用 β-内酰胺酶抑制剂、碳青霉烯类药物。

（6）社区获得性肺炎使用抗菌药物应考虑覆盖革兰阳性菌、支原体为主，院内获得性肺炎使用抗菌药物应考虑覆盖革兰阴性菌为主。

（7）初始治疗应考虑常见病原体，疗效不佳的应考虑不典型病原体。

（8）经验性治疗时，应在条件允许下尽快完善病原学检查，如痰涂片、痰培养，推荐在抗菌药物使用前就留取相关部位的检验标本。

（9）在痰培养结果难以获取或无法作为治疗参考时，建议使用纤支镜获取下呼吸道分泌物标本做病原学培养以指导治疗。

2. 综合治疗

（1）吸氧：常使用鼻导管或面罩低流量吸氧。初期建议吸氧方式为持续性，病情改善时可调整为间断吸氧。

（2）祛痰：可使用祛痰药物促进痰液排出，痰液较多且黏稠时建议经静脉输液方式给药,病情改善后可口服,静脉和口服二种给药方式不同时使用。盐酸氨溴索、盐酸溴己新、羧甲司坦等都可选用,一般使用其中一种即可。物理排痰及体位引流可联合药物治疗促进痰液排出。常用物理排痰方式为手部叩背或振动排痰仪定时使用;使用体位引流方法时注意将患部置于高位。不建议使用非雾化专用注射剂进行雾化祛痰,比如氨溴索针剂。

（3）舒张支气管：当听诊患者肺部可闻及哮鸣音时,可使用支气管舒张剂。常用 β_2 受体激动剂或 M 受体阻断剂,不推荐使用茶碱类药物。另外,当患者肺部感染较重,特别是合并慢阻肺时,可能出现小气道及终末气道的闭塞,此时肺部体征无哮鸣音,但仍可以使用支气管舒张剂扩张气道。

（4）营养支持：由于肺部感染患者早期即可出现应激性胃黏膜糜烂性损伤甚至应激性溃疡,故患者早期出现食欲下降进而进食减少,就诊时可能存在营养不良。此时应根据营养评估状况及电解质情况,行营养支持。重症患者推荐在抗感染的同时,行抑酸、护胃等处理,以促进胃黏膜的修复,避免进一步损伤;如果没有应激性胃黏膜损伤的证据,不需要行抑酸治疗。营养支持方式推荐经口进食,吞咽困难或意识障碍患者,如导致吞咽困难或意识障碍的原因不可逆或短期内不能解除,可鼻饲饮食。初始治疗需保证一定能量需求,一般不低于日常进食能量的 60%。随着病情改善,逐渐恢复正常饮食。如果肠内营养不能满足所需能量,需加用肠外营养,常用 10% 葡萄糖液、50% 葡萄糖液、中长链脂肪乳、18A 复方氨基酸,脂溶性、水溶性维生素制剂,注意水、电解质及微量元素的补充。肠外营养液一般可用 3L 袋配置后分次或持续输入。

六、临床疑问

1. 怎样预防肺部感染？由于病原微生物是导致肺部感染的原因,因此,从感染的三角关系（人—病原菌—药物）来看,增强人的抵抗力,减少病原菌在体内的定植是有效的方法。

增强抵抗力方面,主要指：（1）加强身体锻炼,老年人无法做激烈的运动,可通过太极操、散步等方式增加身体活动时间,以达到增强体质的目的。（2）保持健康的心态和良好的生活习惯,减少危险因素亦是需要注意的问题,如戒烟、戒酒,起居、饮食规律,及时治疗其他急性病及稳定并存的慢性疾病。（3）65 岁以上患者,可酌情注射流感疫苗及肺炎疫苗。（4）避免劳累、感冒。

减少病原菌在体内的定植方面：（1）保持口腔清洁。（2）避免误吸。（3）不做不必要皮肤创伤性操作,如深静脉穿刺。

2. 肺部感染是否等于肺炎？肺炎从病因上讲,可由病原微生物、理化因素、免疫损伤、过敏或药物所致,而肺部感染是由病原微生物所致,所以肺炎的定义更广,肺部感染不完全等同于肺炎。当然,其他因素导致的肺炎可以继发肺部的感染,但不一定发生。

3. 白细胞总数正常,是不是没有肺部感染？肺部感染的诊断标准之一是有血象的增高,其中既可以为白细胞总数的增高,也可以是中性粒细胞比例的增高,而在老年患者中,后者更多见,故白细胞总数正常,仅中性粒细胞比例增高也是可以考虑存在肺部感染的。当然,还有其他指标可以指导肺部感染的诊断,比如超敏 C- 反应蛋白,降钙素原。降钙素原是目前对于细菌性感染较为敏感的特异性指标,该指标越高,越能提示发生了细菌性的感染,所以在怀疑存在肺部感染的病例中,常规安排降钙素原检查,并每日监测,观察动态变化,以判断抗感染疗效,指导抗菌药物的使用、调整。

4. 临床常用的用于老年肺部感染的抗菌药物有哪些？由于老年人存在机体的老化,肝肾功能的减退、反复发病,病情易急性恶化进展等问题,宜选用对肝肾功能毒性小,对常见致病菌敏感的抗菌药物。以下药物仅为参考,根据不同的医院,可选同类的相似药物。

表 1　肺部感染常用抗菌药物

头孢呋辛 （二代头孢）	头孢哌酮舒巴坦 （酶抑制剂）	哌拉西林他唑巴坦 （酶抑制剂）
乳酸左氧氟沙星（呼吸氟喹诺酮）	莫西沙星 （喹诺酮）	亚胺培南西司他汀 （碳青霉烯）
万古霉素（糖肽类）	阿米卡星（氨基糖苷类）	米诺环素（四环素类）
头孢曲松（三代头孢）	——	——

5. 其他类型肺炎怎么选药？一般,对于医养结合医院,细菌性肺炎最常

见,其次为反复抗菌药物使用后或免疫力低下导致的肺部真菌感染,病毒性肺炎相对少见,有流行病学史的需注意,如疫区旅游后、家属探视后,季节性高发等。对于院内的真菌感染,一般初始应用三唑类如氟康唑,广谱抗真菌药物可使用伊曲康唑及伏立康唑,卡泊芬净作为二线药物,一般在 ICU 而非普通病房使用。两性霉素 B 因毒性较大,一般不使用。治疗前留取痰标本行真菌培养,根据药敏结果调整抗真菌药物的使用。

6. 抗生素与抗菌药物的区别？抗生素是指由微生物（包括细菌、真菌、放线菌属）或高等动、植物在生活过程中所产生的具有抗病原体或其他活性的一类次级代谢产物,能干扰其他生活细胞发育功能的化学物质。而抗菌药物是指具有杀菌或抑菌活性的药物,不仅含抗生素,还包括磺胺类、咪唑类、硝基咪唑类、喹诺酮类等人工化学合成药物。所以抗菌药物不等同于抗生素。临床上习惯把抗细菌的药物称为抗生素,抗病毒、抗真菌、抗结核和抗寄生虫为单独分类。

7. 呼吸氟喹诺酮类药物有哪些？常用的有左氧氟沙星、加替沙星、莫西沙星、吉米沙星等,这些药物不仅对呼吸道感染常见病原菌具有抗菌活性,同时对肺炎支原体、肺炎衣原体等非典型病原体也有良好抗菌活性。

8. 阿米卡星具有肾脏毒性,能否使用？阿米卡星属于氨基糖苷类药物,但不是该类别中肾毒性最高的药物；其次,并不是使用该药物就一定会导致肾脏的毒性,只不过其对肾功能的不良影响概率大于头孢类和喹诺酮类等。因此,对于老年患者,如无指征,不建议首先使用阿米卡星,但如果为铜绿假单胞菌感染,或者药物敏感试验提示对多耐药的病原菌敏感,需联合使用时,建议使用。在使用时,监测肾功能,使用时间一般 5 ~ 10 d,尽早停用。

9. 很多抗生素的药物说明书都提示肾功能减退时慎用,如何保证抗菌药物使用安全？肾功能减退时慎用不代表是禁用,只是提醒需根据肾功能情况特别是肌酐清除率下降情况调整药物剂量。一般情况下,氨基糖苷类、糖肽类、抗真菌药物需特别注意肌酐清除率,并据此调整药物剂量,而头孢类、碳青霉烯类药物一般不需调整剂量。肌酐清除率小于 30mL/min 时所有药物都需注意调整剂量,轻度的肾功能减退或不全,大多数药物不需调整剂量,但氨基糖苷类、万古霉素需慎用。正在透析的患者需结合临床用药。

10. 老年患者的抗菌药物使用是否需按说明书减量使用？很多抗菌药物

的说明书都会建议对于老年患者使用 2/3 量或其他减量方式,这主要是考虑到老年患者肝肾功能减退的生理情况。但老年患者还存在药物在靶器官分布不足,病情较成年人更易恶化进展等问题,所以当药物减量后,或许能降低对肝肾功能的影响,但也更可能导致药效的不佳。而一旦抗感染的疗效不佳,不仅会增加耐药菌的发生率,更会直接导致感染继发的多器官功能不全,容易出现病情加重甚至死亡。故在非禁忌的情况,建议绝大多数药物,特别是临床证明相对安全有效的头孢类药物使用足量剂量。一般,在抗感染的同时,需常规监测肝肾功能以及炎症指标,这些指标的动态变化,可以指导抗菌药物剂量和疗程的调整,进一步保证临床用药安全。临床药师的会诊和指导,也可以增加临床用药的安全性。

11. 什么是经验性药物使用? 在并没有检验等证据证明患者是什么病原菌导致的肺部感染时,根据当地、就诊单位的流行病史、感染的部位、患者基础疾病情况、既往用药史、药物的药代及药效动力学特点等,综合判断可能的致病菌,并以此为依据选择对其敏感有效的抗菌药物进行抗感染治疗,即为经验性药物使用。如患者为慢阻肺患者,反复肺部感染发作,既往有反复抗菌药物使用史,此次因咳嗽、咳痰加重入院,考虑存在产酶菌感染可能,给予头孢哌酮舒巴坦抗感染治疗,此为经验性抗感染治疗。

12. 何为目标性治疗? 在患者入院时,为经验性治疗。入院后立即采集痰标本或血液标本等,行相关标本的病原学涂片、培养,一般 3 d 左右培养有阳性结果,提示为某种病原菌感染。此时,根据提示的病原学结果和药敏试验结果,选用敏感的抗菌药物治疗,即为目标性治疗。如上述的慢阻肺患者,入院 3 d 后痰培养提示为多耐药的铜绿假单胞菌,仅对头孢哌酮舒巴坦中介,阿米卡星敏感,医师考虑为致病菌,根据药敏结果继续头孢哌酮舒巴坦使用,并联用阿米卡星抗感染,即为目标性治疗。

13. 经验性治疗和目标性治疗哪个更重要? 由于绝大多数患者在入院时,都无法立即通过实验室检测明确肺部感染的致病菌,因此,经验性治疗往往是患者入院的第一选择。而对于肺部感染,研究显示,正确的抗菌药物使用能降低病死率,不正确的抗菌药物使用会导致患者预后不良,即使治疗后有了检验结果,调整为目标性治疗,但因初始经验性治疗的不正确,患者的病情可能也无法逆转。另外,不一定所有患者都能拿到病原学检测结果,比如有的肺部感染患者咳痰困难,难以获得痰标本,所以目标性治疗并不一定能得到实施,只能通过临床症状、体征、炎症指标、胸片等结果综合判断疗效,继续经验性治疗。故经验性治疗非常重要,医师应根据抗菌药物使用原则,特别是患者病情、用药史正确使用抗菌药物。在难以判断致病菌且评估患者病情较重或有发生多器官功能不全高风险时,建议初始广谱抗菌药物使用,以覆盖可能的致病菌(一般两联或三联使用),待有病原学结果时,降阶梯治疗。一般而言,窄谱青霉素、甲硝唑、阿米卡星、氨曲南、阿奇霉素及磺胺类等药物抗菌谱相对窄或特定,不建议初始使用。

14. 何为降阶梯治疗?当初始治疗经验性选用广谱抗菌药物,治疗后有病原学证据,在病情允许时根据病原学证据及药敏结果选用相对窄谱的药物进行目标性治疗,即为降阶梯治疗。比如初始选用亚胺培南西司他汀联合伏立康唑,治疗后病原学结果提示为非多耐药的大肠杆菌,对头孢哌酮舒巴坦敏感,即停用亚胺培南西司他汀及伏立康唑,仅使用头孢哌酮舒巴坦抗感染治疗,此为降阶梯治疗。降阶梯治疗的意义在于既在初始治疗时覆盖可能的病原菌,强力有效的抗感染,避免患者病情加重,又能在有病原学证据时及时调整药物,避免多耐药菌的产生和抗生素滥用。

15. 痰培养的病原学结果可信吗?据研究显示,经口咳痰或吸痰所采取的痰标本,进行进一步培养的阳性率为20% ~ 40%左右,提示标本的敏感性不高;其次,培养结果并不能直接提示是致病菌,仍需临床医师根据定量结果、患者病情等进行综合判断,特别是要区分是定植菌还是致病菌,因此,痰培养的结果是一种参考。相对而言,血培养、无菌体腔的培养(如脑脊液、胸腔积液)结果更具参考意义。不过,在医养结合医院,因条件的限制,往往无法进行纤支镜取痰、肺泡灌洗、保护性毛刷等方式获取下呼吸道分泌物标本,故痰涂片、痰培养仍是医师需要的重要参考指标。为了提升痰培养的参考价值,建议入院时每日采取痰液送检,以增加阳性率,并正确取痰,及时送检,降低污染和错误标本送检率。

16. 痰培养结果提示目前使用的抗生素耐药,但临床患者病情在好转,需要调整药物吗?不需要。因为痰培养是体外培养,和人体内环境不完全一致,且受标本采集、送检、培养流程、药物使用干扰等多因素影响,所以痰培养并不是药物使用的"金标准"。一般若临床有效,可以继续使用当前抗生素,但仍建议监测病原学指标及炎症指标指导下一步治疗。

17. 如何判断抗菌药物使用有效？主要与入院时情况进行比较。比如低热或中度热恢复至正常体温，意识模糊变成反应灵敏、问答切题，食欲改善、进食量增加，咳嗽次数减少，黄黏痰变稀变白，肺部湿啰音减少、哮鸣音消失，血象和炎症指标有逐渐下降的趋势。胸片一般不作为好转过程中的参考，因为其改变延迟于临床，但如果病情有加重，胸片具有意义，比如发生肺不张。

18. 什么时候停用抗菌药物？一般的肺部感染，疗程为 5 ～ 7d，降钙素原可以指导细菌性感染的疗程。指标正常，可以停用；逐渐下降到略高于参考值而未完全正常，根据临床情况，可停用或适当延长疗程。非重症肺炎，一般疗程 10d 内足够，前提是抗菌药物的正确使用和治疗有效。重症肺炎和有并发症的肺部感染，疗程可能会延长到 14d。真菌感染根据病原菌情况，一般至少用药两周以上且要参考培养阴性结果综合判定。早期康复锻炼、下床活动能促进患者肺功能改善及痰液引流，对减少抗菌药物使用时间有帮助。

19. 如果没有胸片或者达不到诊断标准，能否诊断肺部感染？如果病情允许，应完善相关检查，明确肺部感染诊断，胸片能帮助排除上呼吸道感染、急性气管 - 支气管炎及其他非肺部感染性疾病。但如果患者就诊时存在低氧血症、循环障碍、意识障碍等可能危及生命情况，不应该强求立即做胸片等检查，因为患者可能在转运途中出现心跳、呼吸骤停等意外。建议根据临床病情诊断肺部感染，按肺部感染治疗，在病情稳定时再完善胸片等检查。需注意的是，有时候患者确实罹患肺部感染，但一时难以寻到证据，这时也不能因为苛求证据而耽误抗感染治疗，特别是对于病情较重的患者，边治疗边寻找证据是一种重要的临床诊疗方法。

20. 是否因为老年患者表现不典型，所以可以对疑似肺部感染病例都使用抗生素？首先，需要区分"表现不典型"和"没有表现"。表现不典型是指患者的症状、体征与肺部感染典型症状、体征不一致，比如肺部感染的典型症状体征为发热、咳嗽、咳痰、肺部啰音，患者都不具有，而就诊表现为精神变差，食欲不佳这些与典型表现不一致的症状，这时根据血象、胸片等结果可以诊断肺部感染，并行抗感染治疗。但是，如果患者没有任何相关症状、体征，连血象、胸片也无阳性提示，这就不是表现不典型，而是根本"没有表现"，此时不能诊断肺部感染。临床上，发生肺部感染，总有蛛丝马迹可以查到，即使这些表现与常见典型表现不一致,详细的病史询问和实验室检查往往能提供线索。切忌在无任何证据时,或仅为了"用了放心"这种心态而滥用"不典型表现",滥用抗生素。

21.肺部感染疗效不佳怎么办?应查找疗效不佳的原因,如药物未能覆盖致病菌或细菌耐药,特殊病原体感染(奴卡氏菌、军团菌),免疫抑制,非感染性疾病误诊,药物热等。

七、模拟病例

1.患者男性,82岁,因"鼻塞1d、咳嗽、咳痰2d"入院,查体:无发热,咽部充血,双肺可闻及湿啰音,实验室检查白细胞总数 $5.2×10^9/L$,中性粒细胞比例89%,降钙素原 $1.25μg/L$。诊断考虑( )

A.肺部感染　　B.上呼吸道感染　　C.急性气管-支气管炎

解析:因患者有上呼吸道感染的前驱症状,病程短,继而出现咳嗽、咳痰表现并有细菌性炎症指标的升高,故上述三个诊断都应考虑。胸片可以用于确诊和鉴别,如果能看到单肺或双侧肺部的斑片影,可以考虑为肺部感染,反之为急性气管-支气管炎。上呼吸道感染为起始疾病。

下列措施正确的是( )

A.使用抗生素　　B.吸氧　　C.使用祛痰药物　　D.使用氨茶碱

解析:降钙素原明显升高,可以考虑为细菌性肺部感染,故使用抗生素是正确的。肺部感染患者建议氧疗,以改善氧输送,建议进行血气分析,以明确患者是否存在低氧血症或二氧化碳潴留,以指导氧疗方式调整。因有咳痰,可使用祛痰药物,改善引流。由于无支气管痉挛、缩窄证据,可暂不使用支气管舒张药物,即使使用也不首选氨茶碱。使用氨茶碱,最好有血药浓度的监测。

可以选用的抗菌药物有( )

A.头孢拉定　　　　B.阿米卡星

C.乳酸左氧氟沙星　　D.亚胺培南西司他汀

解析:由于患者无反复肺部感染及抗菌药物使用的病史,目前无急性并发症,且为社区获得性肺炎,可考虑覆盖阳性菌为主的抗菌药物。首选一代头孢药物头孢拉定,乳酸左氧氟沙星的不良反应和耐药率相对较高,抗菌谱相对广,可使用,但不首选。阿米卡星因肾毒性较高,不首选和单用。亚胺培南西司他汀一般用于重症感染,也是特殊使用级别的抗生素,不首选。

2. 患者男性, 75 岁, 因"反复咳嗽、咳痰 20+ 年, 气促 10 年, 复查加重 2d"以慢阻肺急性加重入院。入院时呼吸急促, 咳黄黏痰, SpO_2 87%, 双下肢凹陷性水肿, 骶尾部见 2cm×3cm Ⅲ 期压疮。有 2 型糖尿病、原发性高血压三级、极高危基础疾病。

入院后考虑抗感染治疗, 可选用的抗菌药物为 (　　)

A. 乳酸左氧氟沙星　　　B. 亚胺培南西司他汀

C. 氨曲南　　　　　　　D. 头孢哌酮舒巴坦

解析: 患者病程长, 一般有反复抗菌药物使用史, 痰液性质提示为细菌性感染, 查体有低氧血症表现, 且多基础疾病, 均提示病情较重, 故应考虑使用广谱抗菌药物。氨曲南抗菌活性主要覆盖革兰阴性菌, 抗菌谱相对其他三种药物来讲, 比较窄, 不建议使用。其他三种药物均可使用。

治疗三天后患者咳嗽、咳痰减轻, 复查降钙素原值较前下降一半, 此时使用头孢哌酮舒巴坦抗感染治疗, 痰培养回示为产超广谱 β - 内酰胺酶大肠埃希菌, 对头孢哌酮舒巴坦中介, 对亚胺培南西司他汀敏感, 需要调整抗生素吗? (　　)

A. 需要　　　B. 不需要

解析: 治疗后患者病情明显好转, 且炎症指标明显下降, 提示目前抗生素有效, 无需调整。但因老年患者病情易反复, 可以继续送检痰培养, 并监测炎症指标, 以备病情变化时及时调整抗菌药物方案。

上呼吸道感染

一、概念

指外鼻孔至环状软骨下缘急性炎症的总称,包括鼻腔、咽及喉部。

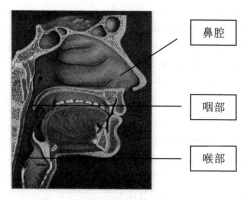

图 1　上呼吸道解剖图

二、疾病特点

主要病原体是病毒,少数是细菌,提示既可以以病毒感染起病,也可以以细菌感染起病。发病不分年龄、性别、职业和地区,免疫功能低下者易感。该病具有传染性,但没有纳入法定传染病上报名单。可影响生活,还容易在老年患者中伴发严重并发症,故应重视预防和治疗,查房时戴口罩,注重手卫生,防止医护人员与患者、护工与患者以及患者相互之间传播。

三、诊断标准

根据鼻咽部症状、体征,结合周围血象和阴性的胸部 X 线检查可作出临床诊断。鼻咽部症状:喷嚏、鼻塞、流鼻涕、咳嗽、咽干、咽痒、咽痛、鼻后滴漏感和声嘶,可伴有发热、头痛、流泪、畏寒、味觉迟钝和呼吸不畅。体征:鼻腔黏膜充血、水肿、有分泌物、咽部充血水肿、局部淋巴结肿大和触痛、扁桃体表面灰白色疱疹或浅表溃疡或黄色分泌物及结膜充血等。

四、分类与分级

上呼吸道感染简称上感,是一类疾病的总称,包括普通感冒、急性病毒性咽炎、急性病毒性喉炎、急性疱疹性咽峡炎、急性咽结膜炎、急性咽扁桃体炎。不包括过敏性鼻炎和流行性感冒。上述疾病的各自特点如下表:

表 2　上呼吸道感染疾病特点一览表

普通感冒	主要表现为鼻部卡他症状,无并发症时病程不超过一周
急性病毒性咽炎	咽痒和灼热感,咽痛不明显,咳嗽少见
急性病毒性喉炎	声嘶、讲话困难,喉部喘息
急性疱疹性咽峡炎	多发于夏季,常见儿童患病,发热、咽痛,咽及扁桃体表面灰白色疱疹及浅表溃疡
急性咽结膜炎	夏季游泳传播,常见于儿童,发热、咽痛,咽及结膜明显充血
急性咽扁桃体炎	咽痛明显伴发热（高热常见）、畏寒,扁桃体肿大充血,可有黄色脓性分泌物,多为溶血性链球菌

五、治疗要点

1. 对症处理:减轻鼻部充血,减少鼻腔分泌物,止咳化痰,消炎,高热可降温;

2. 有细菌感染证据时抗细菌治疗,常覆盖革兰阳性菌,可选一代头孢、青霉素、大环内酯类等;

3. 中药治疗:清热解毒,辛温解表,可改善症状、缩短病程。

4. 其他:避免受凉、劳累,增强体质,改善营养,多饮温水。

六、临床疑问

1. 普通感冒和流感的区别？普通感冒可由鼻病毒、副流感病毒引起,但流行性感冒鼻部症状较轻,全身症状如发热、酸痛以及眼结膜炎较明显,发病有季节性,可行病毒检测明确。

2. 食欲不佳是不是胃肠型感冒？至少目前普通感冒中,无此分类,在流行性感冒中有胃肠型、肺炎型、中毒型和单纯型分类,因此,普通感冒可导致胃部不适、影响食欲,但没有专门分型。

3. 上呼吸道感染是否可用抗病毒药物?治疗上感的中药中,往往有清热解毒、抗病毒等作用,可以使用。西医常用的利巴韦林、奥司他韦等抗病毒药物一般不用于上呼吸道感染。除非有明确患者免疫功能缺陷的证据,为缩短病程,可以使用;其他情况,不必使用。

4. 上呼吸道感染也可以由细菌引起,那么何时可以使用抗菌药物?有白细胞升高、咽部脓苔、咳黄痰等证据时,可考虑存在细菌性感染,能使用。

5. 上感为自限性疾病,是否可以不用药,待其自愈?上呼吸道感染的病程相对短,可以自愈,但由于具有传染性,且可并发、继发鼻窦炎、中耳炎、风湿热、肾小球肾炎、病毒性心肌炎等病,也可引起严重后果,故可以使用药物及综合治疗缩短病程,促进康复,特别是对于老年患者,更要及早治愈,避免在感冒未愈前继发肺炎等病症。

6. 治疗感冒的药物那么多,怎么选?不同的感冒药中,成分略有不同,因此,对于不同的症状疗效不一致,可参考下表。头昏、发热的主要选用含对乙酰氨基酚成分的药物;鼻塞、流涕的选用含伪麻黄碱成分的药物;抗组胺药物也有一定镇咳和缓解喷嚏的作用。目前市面上的感冒药常常为复方制剂。

表3 常用感冒药物成分的特点

成分名	作用	注意事项
对乙酰氨基酚、布洛芬、非那西丁	解热镇痛	肝损害、胃出血
伪麻黄碱	减轻鼻充血	血压增高
右美沙芬	镇咳	影响排痰
氯苯那敏、盐酸吡咯吡胺	抗组胺	嗜睡

7. 雾化在上呼吸道感染中的作用?雾化本身具有直达气道病灶、量相对全身用药量小、起效迅速等优点。上呼吸道感染出现咽痛、咳嗽、咳痰不畅时,

使用舒张支气管、抗炎的雾化药物,具有较好的效果。可用布地奈德混悬液、硫酸特布他林雾化液。

七、模拟病例

患者女性,72岁,有慢阻肺基础疾病,家属今晨探视时带患者外出吃饭,返院后出现鼻塞、流清水样涕,无咳嗽、咳痰。初步考虑诊断普通感冒,为了确诊,还需要进一步(　　)

A. 完善胸片　　B. 肺部听诊　　C. 查血常规　　D. 病毒检测

解析:上呼吸道感染的诊断中,需要根据症状、查体和排除肺部感染,才能诊断。此患者的病史和呼吸道卡他症状明确,故仅需完善胸片和肺部听诊排除肺部的感染即可,血常规有助于区别是细菌性还是病毒性感染,指导用药。目前无流感证据,不做常规病毒检测。当患者治疗后病情无好转,或呼吸道症状减轻,而全身症状出现、加重时,需警惕传染病发生或并发症出现。

治疗药物的使用中,可选用含下列哪些成分的药物(　　)

A. 对乙酰氨基酚　　B. 伪麻黄碱　　C. 右美沙芬

解析:患者主为鼻塞、流涕症状,伪麻黄碱对此效果较好,应选用。

急性气管 - 支气管炎

一、概念

急性气管 - 支气管炎是由生物、理化刺激或过敏等因素引起的急性气管 - 支气管黏膜炎症,年老体弱者易感。

二、疾病特点

以咳嗽、咳痰为主,常发生在寒冷季节或气候突变时,可由急性上呼吸道感染迁延不愈所致。其由生物致病时,病原体与上呼吸道感染类似,细菌常为流感嗜血杆菌,近年来衣原体、支原体感染增加。

三、诊断标准

根据病史,咳嗽、咳痰症状,肺部干湿性啰音体征,结合血象和 X 线胸片可作出临床诊断。

四、分类与分级

主要是病因分类,可分为微生物感染;理化因素如冷空气、粉尘、烟雾吸入;过敏反应如花粉、动物皮毛及排泄物等。

五、治疗要点

1. 对症治疗:镇咳、祛痰、平喘、控制体温。

2. 有感染证据时对应使用抗细菌、覆盖支原体、衣原体药物。首选覆盖革兰阳性菌药物或喹诺酮类药物,对于支原体和衣原体选用阿奇霉素。

3. 其他:避免劳累,多饮水、休息,增强体质,改善生活环境,清除鼻、咽、喉等部位的病灶。

六、临床疑问

1. 急性气管 - 支气管炎的胸片表现是什么?多为肺纹理增强,少数无异常发现。

2. 怎样与上呼吸道感染和肺部感染鉴别?上呼吸道感染在鼻咽部的症状、体征比较明显,胸部 X 线正常;肺部感染胸部 X 线可发现感染灶。因此,对于怀疑上述疾病的,应行常规胸部 X 线摄片以鉴别。

3. 什么是感染证据?如果患者有咳黄痰,周围血白细胞总数、中性粒细胞比例增高,血沉增快,痰培养见致病菌,均提示有感染存在,此时可抗感染治疗。

七、模拟病例

患者 76 岁,男性,因"咳嗽、咳痰 1d"入院,无鼻塞、喷嚏、发热、胸痛,入院听诊双肺未闻及干湿性啰音。实验室检查血象增高,胸部 X 线片提示双肺纹理增强。考虑急性气管 - 支气管炎。以下治疗方案适宜的是 (　　)

A. 祛痰　　　B、止咳　　　C. 抗感染

解析:患者有咳嗽、咳痰症状,可以行祛痰、止咳治疗,但需注意的是,止咳治疗一般用于较为严重的干咳,如导致胸痛、干呕,影响夜间睡眠等。为避免影响痰液引流,轻微的咳嗽可不特殊处理,而以祛痰为主。患者血象升高,可考虑有病原微生物感染,行抗感染治疗,治疗后要复查血象,评估治疗效果。需注意急性气管 - 支气管的咳嗽、咳痰可延续 2～3 周,如不愈,可演变成慢性支气管炎。

慢性支气管炎

一、概念

是气管、支气管黏膜及周围组织的慢性非特异性炎症。

二、疾病特点

以慢性咳嗽、咳痰为主要症状,可有喘息,反复急性发作而病情加重,急性加重的主要原因为呼吸道感染。多种环境与机体自身因素长期相互作用可能为导致疾病的原因,如吸烟、职业粉尘、空气污染、感染、免疫功能紊乱等。

三、诊断标准

依据咳嗽、咳痰,或伴有喘息,每年发病持续3个月,持续2年或2年以上,并排除其他可以引起类似症状的慢性疾病。

四、分类与分级

分为缓解期和急性加重期。急性加重期是指原有咳嗽、咳痰、喘息等症状突然加重,如咳嗽次数明显增多,咳痰量明显增加伴或不伴痰液性质改变。

五、治疗要点

1. 急性加重期治疗,控制感染、镇咳祛痰、平喘。

2. 缓解期治疗,戒烟、避免有害气体吸入、增强体质、预防感冒。免疫力低下患者可试用肺炎疫苗、流感疫苗、胸腺肽等。

六、临床疑问

1. 气管、支气管是指什么部位?气管按解剖角度上讲为管状,上接喉头(平第7颈椎上缘),下分两支通肺(第4～5胸椎体交界处)。支气管共有24级,从主支气管到叶支气管、段支气管、小支气管、细支气管、终末细支气管(第14～16级)、呼吸细支气管、肺泡管、肺泡(第17～24级)。其中16级以上为导气管,主要是气体通过,而17级及以下为呼吸管,主要为气体交换。

2. 慢性支气管炎和慢阻肺是不是一个病?不是,但慢支炎的进一步进展可出现小气道阻塞,病理上肺泡腔扩大,肺泡弹性纤维断裂,肺功能检查$FEV_1/FVC < 0.7$,发展为慢阻肺。只有当慢支炎肺功能检查出现持续气流受

限,才能诊断为慢阻肺;只有慢支炎和(或)肺气肿,而无持续气流受限,不能诊断为慢阻肺。故慢阻肺可由慢支炎发展而成,但不是所有慢支炎都会发展成为慢阻肺。

3. 慢支炎和上呼吸道感染、肺炎等的鉴别要点? 主要是病程,慢支炎必须满足每年 3 个月,持续 2 年以上的病程标准,同时需注意慢支炎是个需要排除其他导致慢性咳嗽、咳痰的疾病,如上气道反应综合征、胃食管反流、嗜酸粒细胞性支气管炎等。

4. 诊断了慢性支气管炎急性加重期后,是否还需要诊断呼吸道感染? 慢支炎急性加重的原因常见为感染因素,但其他因素也可导致。如果是非感染性因素导致的慢支炎急性加重症状出现,如喘息、咳嗽加重,是不需要诊断呼吸道感染的;如果是感染因素,可作病因诊断。

5. 慢支炎可以治愈吗? 从分期来看,其不可治愈,但可以通过治疗来达到控制,使其处于缓解期,从而不影响工作、学习和生活。

七、模拟病例

患者为 60 岁女性,诉"间断咳嗽、咳痰 10 年",10 年来,多感冒后出现咽痒、咳嗽、咳痰,咳嗽时间长短不定,服用止咳化痰等药物后病程可缩短,每年疾病发作时间不定,与季节关系不清。此病情能否诊断慢支炎?

解析:根据诊断标准,患者有大于 2 年以上的咳嗽、咳痰病史,但需进一步明确是否为反复发作且每年发作时间大于 3 个月,还需排除其他慢性咳嗽、咳痰疾病。进一步询问,患者的咳嗽、咳痰多与上呼吸道感染相关,时间并不持续,且不是反复咳嗽、咳痰,应是上呼吸道感染导致的咽部症状,故考虑 10 年来间断出现上呼吸道感染,而非慢支炎导致。慢支炎的胸片检查,可见双下肺肺纹理增粗、紊乱,呈网状、条索状或斑点状阴影等表现,鉴别不清的时候,完善胸片检查能利于鉴别诊断。

急性呼吸衰竭

一、概念

呼吸衰竭是指各种原因引起的肺通气和（或）换气功能严重障碍，使静息状态下亦不能维持足够的气体交换，导致低氧血症伴（或不伴）高碳酸血症，进而引发一系列病理生理改变和相应临床表现的综合征。某些突发的致病因素，如严重肺疾患、创伤、休克、电击、气道阻塞等，导致了短时间内出现呼吸衰竭，称为急性呼吸衰竭。

二、疾病特点

该综合征主要以低氧血症所致的呼吸困难和多脏器功能障碍为主要表现。如肺部：呼吸困难、发绀；脑部：谵妄、昏迷；循环系统：心动过速、心律失常、休克；消化系统：消化道出血、肝功能异常；肾脏：尿素氮升高、肾功能不全。

三、诊断标准

除病史和临床表现外，依赖血气分析进行诊断，条件为海平面大气压下、静息状态、呼吸空气条件下，$PaO_2 < 60mmHg$，伴或不伴 $PaCO_2 > 50mmHg$。肺功能、胸部影像学和纤维支气管镜等检查主要用于明确呼吸衰竭的原因。

四、分类与分级

1. 按照有无 $PaCO_2$ 升高分为Ⅰ型呼吸衰竭和Ⅱ型呼吸衰竭，单纯低氧性呼吸衰竭为Ⅰ型呼吸衰竭。

2. 按发病机制分类分为泵衰竭和肺衰竭。驱动或调控呼吸运动的中枢及外周神经系统、神经肌肉组织及胸廓系统障碍引起的称为泵衰竭；气道、肺组织和肺血管病变为肺衰竭。

3. 按病理生理特点分为：通气功能障碍型和换气功能障碍型。通气功能障碍型进一步分为阻塞性和限制性，前者常见气道阻塞，如痰液、肿瘤、气管痉挛，后者常见呼吸中枢抑制、胸廓疾病、膈肌活动障碍等；换气功能障碍进一步分为通气/血流比例失调、分流及弥散障碍，主要指肺泡处的血气交换问题、血流与气体容积不匹配等问题,常见肺部疾患所致。

五、治疗要点

1. 氧疗:急性呼吸衰竭患者都应该给予氧疗。吸氧装置根据病情选择鼻导管或简单面罩;吸氧浓度的原则为保证 PaO_2 大于 60mmHg 或 SpO_2 大于90%。

2. 保持呼吸道通畅:根据病情通过舒张支气管、祛痰、吸痰等方法通畅呼吸道,减少气道阻塞;昏迷患者采用仰头抬颏法开放气道,清除口腔异物;重症患者建立人工气道,如气管插管及气管切开(详见人工气道建立技术)。无条件者可使用口咽通气管、喉罩建立简便人工气道。

3. 改善通换气功能:中枢性抑制为主,气道通畅的患者,可使用呼吸兴奋剂;严重通换气功能障碍的患者应据病情行机械通气治疗(详见机械通气技术)。

4. 原发病因处理:在呼吸支持下,针对不同病因进行治疗措施。如针对重症肺炎进行抗感染治疗、创伤行外科处理、休克行液体复苏和使用血管活性药物等。

5. 对症:维持水、电解质及酸碱平衡,纠正贫血,营养支持等。

6. 器官功能维护:急性呼吸衰竭患者易并发多器官功能障碍,有上述风险或已经发生的,应请 ICU 会诊,建议转 ICU 进一步治疗。

六、临床疑问

1. 呼吸衰竭是一种疾病吗?按照定义,呼吸衰竭是一种多病因导致的综合征,根据 ICD-10,急性呼吸衰竭可以作为一种疾病分类,但不建议列在第一诊断,故对于呼吸衰竭,建议以病因列第一诊断,呼吸衰竭为第二诊断。

2. 患者主诉的气短、气促、气喘、呼吸困难有什么区别?气短是指呼吸比正常人短,多言语不连续;气促为气短、呼吸不均匀;气喘为呼吸费力且有喘息表现;呼吸困难为主观感觉空气不足、呼吸费力,客观表现为呼吸节律、频率、深度的变化。

3. 什么是氧疗?通过增加吸入氧浓度来纠正患者缺氧状态的治疗方法即为氧疗。人离不开氧,空气中的氧浓度约为20.9%,故在非医疗状态下,患者也在日常吸氧。入院后,给予吸入的氧源是纯氧,经过不同吸氧装置混合空气后吸入氧浓度在21%以上,此为氧疗。

4. 呼吸衰竭的血气分析是不是一定有 PaO_2 的下降<60mmHg？不一定。根据定义，PaO_2 的下降< 60mmHg 有三个前置条件：海平面大气压下、静息状态和呼吸空气条件下。城市地区一般入院检查时算作海平面大气压下和静息状态，但往往因病情急，已给予氧疗，此时为非呼吸空气条件下，故动脉血气分析测得的氧分压是吸氧状态下的氧分压，很可能并不小于 60mmHg。

5. 吸氧状态下如何诊断呼吸衰竭？由于吸氧状态下影响了 PaO_2，故不能单纯根据呼吸衰竭的概念来诊断呼吸衰竭，此时可以使用氧合指数（OI）。氧合指数为 PaO_2/FiO_2（氧分压除以吸氧浓度），正常人在 FiO_2 为 20.9% 时测得的氧分压为 80～100mmHg 左右，则氧合指数约 400～500mmHg，当患者吸氧状态下 OI < 300mmHg，可以认为发生了呼吸衰竭。

6. 吸氧浓度的计算方法？吸入氧浓度（%）=21+4x 氧流量（L/min），如吸氧流量为 3L/min，则吸入氧浓度为 33%。

7. 氧疗有什么注意事项？氧是生命所需，但不意味着氧气对人体没有坏处。进行氧疗时需注意以下事项。（1）根据呼吸衰竭的分类选择不同的吸入氧浓度，如 I 型呼吸衰竭，可以选择较高的氧浓度，II 型呼吸衰竭需在维持 PaO_2 > 60mmHg 时尽量吸入最小的氧浓度，以免加重二氧化碳潴留。（2）根据不同的病情选择合适的吸氧装置。患者呼吸状态并不稳定且存在缺氧时，可先尝试使用文丘里面罩，适时选择无创通气或有创通气；当呼吸状态相对平稳时，选用鼻导管吸氧或面罩吸氧。（3）较长时间的高浓度吸氧也会带来机体的损害。如大于 24 小时以上的 60% 以上浓度的持续氧疗，可能会导致去氮性肺不张、氧中毒。

8. 不同的吸氧流量和吸氧浓度怎么区分？吸氧浓度在 30% 以下为低浓度，吸氧浓度在 30%～50% 之间为中浓度，吸氧浓度在 50% 以上为高浓度；低流量吸氧指吸氧流量小于 4L/min，高流量吸氧为吸氧流量大于 4L/min。

8. 两种呼吸衰竭的吸氧浓度区别？ I 型呼吸衰竭，可以选择较高的氧浓度，以迅速纠正低氧血症；II 型呼吸衰竭需在维持 PaO_2 > 60mmHg 时尽量吸入最小的氧浓度，以免加重二氧化碳潴留。

9. 吸氧流量和吸氧浓度是一回事吗？不是，吸氧流量是通过对吸氧装置进行调节，从而在气体出口处所达到的纯氧流量，如经鼻导管吸氧，吸氧流量为 3L/min，即在鼻导管出口处的纯氧流量为每 3L/min。吸氧浓度是指患者吸入人体呼吸道内的气体中所含的氧浓度,吸入的气体通常为吸氧装置吸得的纯氧与空气的混合。比如鼻导管吸氧 3L/min,从鼻腔内进入呼吸道的氧浓度为 33%。同样的吸氧流量,不一定导致同样的吸氧浓度,反之,同样的吸氧浓度,不一定为同样的吸氧流量。

10. 为什么同样的吸氧流量,不一定导致同样的吸氧浓度,反之,同样的吸氧浓度,不一定为同样的吸氧流量?首先,应明白吸氧流量与吸氧浓度的关系。他们的关系通过公式来表达,即吸入氧浓度（%）=21%+4x 氧流量（L/min）。21% 为空气中的氧浓度,4x 氧流量是通过理想呼吸模型来推导出的公式。在理想模型中,人吸气时间为 1 秒,吸气潮气量为 500mL,吸气前鼻咽部的解剖死腔约 50mL 被持续吸氧中的氧气所填满,浓度为 100%,那么为了方便计算,我们假设经鼻导管吸氧流量为 6L/min,换算成秒的单位为 100mL/s。当人开始呼吸时,由于吸气时间为 1 秒,那么吸入的潮气量里面就包括了 100mL 的纯氧和死腔内 50mL 的纯氧以及剩余 350mL 的空气；空气中的氧浓度为 21%,计算空气中的氧为 73.5mL,那么 500mL 吸入气体内共有 223.5mL（100mL+50mL+73.5mL）的氧,氧浓度即为 223.5/500＝44.7%≈45%。同理,推导吸氧流量从 1L 到 6L 时的氧浓度结果,最终得出吸入氧流量与氧浓度的关系,即公式 21%+4x 氧流量。假设人在急性呼吸衰竭时,呼吸频率增快,那么潮气量会降低,如果按潮气量减半即 250mL 来计算,吸氧流量不变（6L/min）,根据理想模型推导出的吸氧浓度为 68%。通过潮气量的变化,可以看出,潮气量降低,吸氧浓度反而升高,因此,呼吸频率、潮气量的变化是可以影响吸氧浓度的。所以通过上述推导,可以看出在相同吸氧流量的情况下,呼吸状态的变化可以导致不同的吸氧浓度,这回答了第一个问题。另外,假设我们给患者吸入的气体中,氧流量足够大,直到能控制混入空气的量,那么吸入气体中的氧浓度就是恒定的。比如吸氧流量为 500mL/s,那么患者将无法吸入空气,从而获得 100% 的吸氧浓度,如果吸氧流量为 250mL/s,那么患者将可以吸入约 200mL 的空气,获得相对低浓度的氧。文丘里面罩和机械通气氧疗,这两种方式提供的氧流量足够大,使得患者 1 秒内吸入的空气量可以被恒定到某一水平,这就可以人工控制患者的吸入氧浓度。这种系统,我们称之为高流量吸氧系统,与之对应的,是低流量吸氧系统,比如鼻导管和面罩。高流量吸氧系统的特点在于能够提供稳定的氧浓度,而低流量吸氧系统因受患者呼吸状态的影响较大,不能提供稳定的吸氧浓度。故一般在患者呼吸较为平稳、节律整齐时,可以选择鼻导管或面罩吸氧;而呼吸急促、呼吸困难或呼吸节律异常时,则通常需要行高流量系统吸氧以提供稳定的氧浓度。所以同样的吸氧浓度,根据病情的不同,可以通过低流量或高流量吸氧实现,这回答了第二个问题。

11. 吸氧装置怎么Ⅲ选择?我们将常用的吸氧装置进行下列比较。

表4　常用吸氧装置特点对比表

方　式	优　点	可提供氧浓度	注意事项
鼻导管	简便易行	＜50%	鼻管易阻塞,高流量有鼻黏膜刺激,不能提供稳定氧浓度
普通面罩	吸氧浓度高于鼻导管	40%～50%	影响进食、说话,排痰不便,不适用于有呕吐风险患者,系带易致耳部伤;氧流量需5L/min以上
带储氧袋的面罩	可提供较高浓度的氧	60%～90%	需提前充满氧袋以保证吸氧效果
文丘里面罩	能提供可调节的稳定的氧浓度	＜50%	部分患者不能耐受高流量;不适用于有反流高风险患者
机械通气	能提供稳定的氧浓度,还能行呼吸支持	21%～100%	无创通气需要患者配合,不适用于面部受损、消化道出血、反流高风险患者;有创通气需要建立人工气道

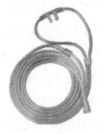

图2　鼻导管示意图

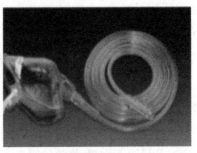

图3　氧气面罩示意图

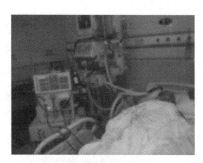

图 4　呼吸机示意图

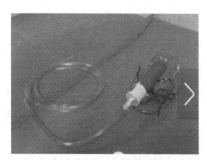

图 5　文丘里装置面罩示意图

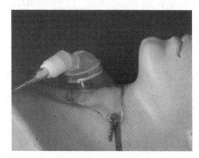

图 6　气切吸氧面罩示意图

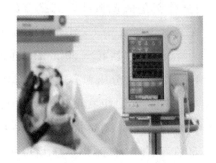

图 7　无创呼吸机示意图

一般来讲，使用氧疗装置的顺序是鼻导管、面罩、机械通气；当患者病情急（如发热、寒战）、低氧血症明显（发绀，面色白、青紫）或者呼吸不稳定（气促、节律异常）时，应直接考虑面罩吸氧以迅速提高氧浓度，必要时立即机械通气。

12. 有二氧化碳潴留时是否不能使用高流量吸氧？当发生二氧化碳潴留时，我们常常会给予低浓度吸氧，原因是正常情况下二氧化碳浓度的升高对呼吸中枢的化学感受器有刺激作用，能引起呼吸频率增快，促二氧化碳排出，二氧化碳浓度进一步升高直至二氧化碳"麻醉"，此时对呼吸中枢的刺激作用明显减弱，机体主要依靠低氧对颈动脉体、主动脉体化学感受器的刺激来促二氧化碳排出。因此，当发生二氧化碳潴留时，我们强调低浓度吸氧的原因，即是为了维持低氧的刺激作用，最终目的是促二氧化碳排出。可如前所述，低浓度吸氧并不等于低流量吸氧，高流量吸氧装置一样可以提供低氧浓度，故有二氧化碳潴留时是可以使用高流量吸氧的，前提是你使用的是高流量装置,而不是鼻导管这样的低流量装置。其次,我们要理解,提倡低浓度的吸氧的目的是为了排出二氧化碳,如果我们有其他方式能够促进二氧化碳排出,那么是没有必要刻意保持机体低氧的,比如机械通气时,我们可以通过通畅呼吸道和呼吸参数的设置来排出二氧化碳,这时不需要保持机体处于低氧状态。最后,需要明确二氧化碳潴留和低氧血症对机体的危害关系。当患者发生二氧化碳潴留时,如果我们没有其他更好的办法,是可以通过允许保持低氧血症来促二氧化碳排出,但不能允许机体缺氧,因为相对二氧化碳潴留,缺氧更容易导致患者死亡,患者发生死亡,二氧化碳的排出就显得毫无意义了。

13. 什么是低氧血症?怎么分级?当动脉血氧分压低于80 mmHg,无论是否处于吸氧状态,可称为低氧血症。按氧分压降低程度分为轻度:$60\sim80$ mmHg;中度:$40\sim60$ mmHg;重度:小于40 mmHg。

14. 动脉血氧分压和心电监护指脉氧饱和度的关系?动脉血氧分压和心电监护指脉氧饱和度有一定对应关系,如SpO_2为90%时,PaO_2约为60 mmHg;SpO_2为80%时,PaO_2在$40\sim60$ mmHg之间;当SpO_2进一步下降在60%左右时,意味着PaO_2在40 mmHg以下,可以危及生命。由于人体组织的氧分压在30 mmHg左右,因此当血氧分压低于30 mmHg时,难以满足对组织的供氧需求,会导致缺氧死亡。临床上,一般可以根据SpO_2来大致判定患者的低氧程度和预后,指导氧疗方案调整,同时也根据SpO_2与PaO_2的关系对血气结果进行分析,判定是否为静脉血气等。

15. 是否可以依据指脉氧饱和度来判断患者是否存在低氧血症?由于指脉氧饱和度和动脉血氧分压存在一定的对应的关系,因此可以根据指脉氧饱和度来判断患者是不是存在低氧血症。但需注意指脉氧饱和度的真实性,其采用的探测原理为测量指端组织床的光传导强度,会受多种因素影响,当判断不清的时候最好直接抽血查动脉血氧饱和度和查看氧分压。临床比较常见的是:(1)低血压时外周循环量不足,测得的SpO_2会明显低于正常值;(2)测量手指同侧上臂有测压袖带,袖带充气测量血压时会阻断指端循环,会短暂导致SpO_2测不出;(3)未正确佩戴探头指套,常见错误为把面对指甲的一面套在了指腹面;(4)患者躁动,SpO_2读数会不稳定。正常的SpO_2波形多呈"连续山峰状",与心率节律基本一致,并能看到"下坡段"有切迹。

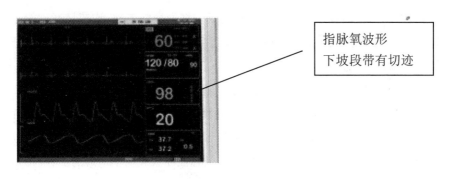

指脉氧波形
下坡段带有切迹

图 8　监护仪

16. 低氧和缺氧有什么区别吗？

低氧通常指动脉血氧分压低于 80 mmHg，但人体组织对氧的需求很多达不到 80 mmHg 所对应的氧量的要求，也就是说即使通过血液给组织输送 80 mmHg 张力的氧量，组织也吸收、利用不完，所以我们可以看到静脉血中氧分压仍有 40 mmHg 左右。因此，当氧分压继续下降的时候，只要其下限仍然超过了组织的需求，组织就不会缺少氧供，其功能不会受到特殊影响，这就是我们常说的低氧不等于缺氧。另外还存在一种情况，即使氧分压正常，为 80 mmHg，但机体组织由于自身的问题存在了对氧的利用障碍（比如线粒体功能受损），此时即使给了足够的氧量，但因为无法正常吸收、使用，也会导致缺氧，从而损伤组织功能。我们把这种情况叫作缺氧不一定存在低氧血症。因此，低氧和缺氧是两个概念，要注意区分。临床运用中最常见的例子是急性呼吸窘迫综合征、II 型呼吸衰竭和慢阻肺患者二氧化碳潴留的问题。氧疗方案中，我们常常迫于病情，会"允许性"地使患者处于能耐受的低氧血症状态，即维持 SpO_2 在 90% 左右（动脉血氧分压约 600 mmHg），而不强求将氧分压提升过高，就是因为患者虽然存在低氧血症，但不会导致组织缺氧。总的来说，缺氧一定会对患者造成损伤，但低氧不一定，故医师除了关心患者的氧分压指标，更要关心是否存在机体组织器官缺氧。

17. 如何判断组织器官存在缺氧？

缺氧会对组织器官造成损害，依据缺氧程度和时间的不同会有不同的表现，没有特异性，但总的来说，如果患者存在缺氧的高危因素，如明确的低氧血症、循环不足、严重贫血（氧输送障碍）、高热、持续性癫痫（氧消耗增加）

等,且组织器官出现了与正常结构功能不一样的异常表现,均应怀疑可能存在组织缺氧。比如脑部出现意识程度、内容的改变;泌尿系统出现少尿、肌酐值升高;循环系统肢端皮肤变暗变冷等。

18. 怎么样利用急性呼吸衰竭的分类来指导治疗?

根据是否伴有二氧化碳的潴留对急性呼吸衰竭进行分类,如前所述,对于氧疗浓度、吸氧装置、药物等的选择有帮助。按发病机制和病理生理特点进行分类,有助于病因的寻找,而病因治疗是急性呼吸衰竭中最终的一环。比如肺部感染患者发生急性呼吸衰竭,如果血气分析仅为单纯的低氧血症,这提示患者的通气功能无大的障碍;如果通过血气分析发现二氧化碳潴留明显,根据肺部感染病史,可以考虑患者存在通气性和换气性呼吸衰竭,因此,会考虑除抗感染治疗以减少对肺泡换气功能的影响外,要更积极地排痰,畅通呼吸道以减少对通气功能的影响。又比如患者肺部感染后痰量明显减少,但血气仍提示有二氧化碳潴留,首先考虑通气性功能障碍,根据分型可能存在阻塞性和限制性,即气道阻塞、胸廓疾病、膈肌问题等,从而进一步筛查是否存在气道内异物、胸腔积液、营养不良、低钠或低钾血症等患病因素。听诊肺部无哮鸣音,右肺呼吸音低,考虑为胸廓疾病导致的限制性通气功能障碍,查胸腔 B 超为右侧胸腔积液,抽液后二氧化碳潴留消失。临床医师要善于利用病理生理分型来寻找呼吸衰竭的病因和指导治疗方案的调整。

19. 使用普通吸氧面罩的注意事项?

(1)普通吸氧面罩无单向活瓣或贮气袋,呼出气需要通过面罩上的小孔排出;(2)面罩需紧贴口鼻周围,有的面罩的贴合面为充气式,需用注射器将气充满,面罩才能紧贴面部;(3)面罩有死腔及贮袋效应,氧流量需在 5 ~ 6L/min 以上才可将面罩内的呼出气(含二氧化碳)冲洗排出,故在使用面罩时,一般氧流量需保持在 5L/min 以上。

20. 文丘里面罩的特点

(1)其属于高流量氧疗系统,能提供稳定的吸氧浓度;(2)可通过连接装置对吸入气体加湿加热;(3)无二氧化碳重复吸入。

21. 为什么有的急性呼吸衰竭给予了氧疗,血氧饱和度还是无改善?

患者可能发生了缺氧,而不是单纯的低氧血症。按照缺氧的分类,我们分为低张性缺氧、血液性缺氧、循环性缺氧、组织性缺氧。其中,低张性缺氧是动脉氧分压降低所致；血液性缺氧是由于血红蛋白质或量的改变，以致血液携带氧的能力降低而引起的缺氧；循环性缺氧是组织血流量减少引起的组织氧供不足；组织性缺氧是细胞不能有效利用氧而导致的缺氧。可以看出，上述后三种缺氧需要的处理是改善贫血、循环及组织功能，只有低张性缺氧是动脉氧分压降低所致，此时给予氧疗效果较好。所以，对于疗效不佳的低氧血症患者，需警惕是发生了缺氧，且为非低张性缺氧。

七、模拟病例

1. 患者因"咳嗽、咳痰 10d，气促 1d"入院。入院前 10d 有肺部感染病史，以咳嗽、咳黄黏痰为主，社区诊所给予抗感染治疗后疗效不佳，1d 来出现气促，为进一步治疗来院。查体：神志清楚，急性面容，R30 次 /min，肺部可闻及干湿性啰音。立即给予安置心电监护及急查血气，监护提示 SpO$_2$ 80%（吸空气下）。作为接诊医师，氧疗方案的选择是：（　　）

A. 鼻导管吸氧 3L/min　　　B. 面罩吸氧 3L/min

C. 无创通气　　　　　　　D. 有创机械通气

解析：患者有肺部感染病史，目前出现呼吸频率快，氧合下降，考虑存在急性呼吸衰竭。因需要提供较高的氧浓度，迅速纠正低氧血症，故鼻导管吸氧不适合，至少考虑面罩吸氧。面罩吸氧一定注意氧流量要在 5L/min 以上，以保证氧浓度和对二氧化碳的"洗出"效应，B 答案中氧流量 3L/min 为错误的。由于患者病程有 10d，呼吸衰竭的病因短期内预计无法纠正，故需密切注意呼吸状态，如低氧血症仍无改善或呼吸状态仍无改善，为避免出现呼吸肌疲劳，可考虑进一步机械通气治疗。如果患者神志清楚，痰液引流容易，可考虑无创通气；如果气道阻塞风险大，或意识出现障碍，或无创通气疗效不佳，可考虑有创机械通气。

处理后，血气分析回示 pH 7.46，PO$_2$ 50mmHg，PCO$_2$ 29mmHg，无代谢性酸中毒。测量体温 39℃，面罩吸氧下 SpO$_2$ 90%。下一步需要处理的是（　　）

A. 氨曲南抗感染治疗　　　B. 广谱抗感染治疗

C. 调整为无创通气　　　　D. 控制体温

解析：由于社区诊所给予了抗感染治疗，疗效不佳，提示为非敏感致病菌感染，此时因并发了呼吸衰竭，应给予强力抗感染治疗，以迅速控制病情，避免出现全身多器官功能障碍综合征，氨曲南抗菌谱相对窄，如果不能确定患者仅为革兰氏阴性菌感染,建议行经验性广谱抗感染治疗。经面罩吸氧后,SpO_2有明显改善,结合血气分析,提示目前为低张性缺氧,可以继续当前氧疗方案,但需进一步减少氧的消耗,故需要控制体温。

患者肺部有哮鸣音,可以给予哪些平喘治疗(　　　)

A:甲强龙静推　　　　B.沙丁胺醇吸入　　　　C.氨茶碱静脉输入

解析:针对支气管舒张,建议使用 β_2 受体激动剂,因此,可选用沙丁胺醇吸入。由于茶碱类药物在老年人中,容易出现血中的蓄积导致中毒或不良反应,故不推荐首选。激素往往在给予强力抗感染且可能控制感染后,针对支气管舒张剂疗效不佳的患者才给予使用,此病例暂时不用,但其他治疗方案实施后再评估是否具有使用指征。

患者入院当晚,独自如厕时跌倒,立即扶于床上,监护提示心率120次/min,SpO_2 76%。此时,应考虑发生了什么(　　　)

解析:患者发生了缺氧。肺部感染并发呼吸衰竭的患者,肺内存留的氧气是不足的(储备氧不足),需要持续氧疗以提供足够的氧。当活动、发热、吃饭、排便等情况发生时,氧的消耗明显增加,另一方面氧的供给速度不能满足需求或者脱离了医用氧源,导致了缺氧的发生。缺氧对大脑的作用是意识障碍、继而站立不稳,故患者出现了跌倒。

下一步处理是什么(　　　)

A.继续当前氧疗方案　　　　B.改变排尿方式　　　　C.ICU 会诊

解析:在治疗一天后,患者夜间仍需持续吸氧以避免缺氧,活动后即缺氧提示肺功能差,评估目前呼吸衰竭的程度较重,随时可能因缺氧发生心跳呼吸骤停,故建议请 ICU 会诊,加强监护治疗,转运前需取得家属同意,转运途中需注意氧疗的持续,做好抢救准备。因到厕所排尿会经历床旁直立起身、走路、马桶旁再起身、冲厕、上床等耗氧活动,故建议减少流程,在病情急性期,床旁排尿,备好男性专用尿壶,甚至使用尿不湿。如需行容量管理,可以征得家属同意后行导尿措施。

2. 患者 88 岁男性,以"慢阻肺急性加重期"收治入院,有慢阻肺病史 20+年,入院查体神志清楚,R22 次/min,咳嗽频繁、痰量多,唇不绀,肺部可闻及哮鸣音,查血气 pH 7.35,PO_2 66mmHg,PCO_2 60mmHg。针对患者的治疗,下一步的措施是(　　　)

A.抗感染治疗　　　　B.平喘　　　　C.使用呼吸兴奋剂促二氧化碳排出

解析：慢阻肺急性加重的常见原因为感染，此患者有咳嗽、咳痰的加重，可以经验性抗感染治疗，进一步需完善胸片、血常规、降钙素原、痰培养等检查进一步指导治疗；听诊肺部可闻及哮鸣音，存在支气管痉挛或狭窄，可以行平喘治疗；使用呼吸兴奋剂不恰当。呼吸兴奋剂是在考虑呼吸中枢受抑制且气道通畅的情况下才使用，而此例患者神志清楚，无呼吸节律问题，病史中痰量较多，体征提示有支气管痉挛或狭窄，出现二氧化碳潴留应考虑阻塞性通气功能障碍，首先应行气道通畅治疗，使用呼吸兴奋剂反而会加重低氧。其次，从病史和血气（代偿性呼吸性酸中毒）来分析，患者的二氧化碳潴留很可能是长期的，可以不着急立即降低。

急性呼吸窘迫综合征（ARDS）

一、概念

急性呼吸窘迫综合征是指由各种肺内和肺外致病因素所导致的急性弥漫性肺损伤和进而发展的急性呼吸衰竭。病理改变：肺毛细血管内皮细胞和肺泡上皮细胞损伤引起的弥漫性肺间质及肺泡水肿。病理生理改变：肺容积减少、肺顺应性降低和通气 - 血流比例失调。临床表现：呼吸窘迫、顽固性低氧血症。肺部影像学：双肺渗出性改变。

二、疾病特点

常发生于严重的疾病后，如重症感染、休克、创伤、烧伤、肺栓塞、大量输血等，目前认为非感染、创伤直接损伤，而是如感染、创伤后的全身炎症反应失控导致了 ARDS 的发生。此病起病急，血气分析监测可见一般氧疗难以纠正的顽固性低氧血症，氧合指数用于协助判断病情的轻重，此病一般需机械通气治疗，重者可能需要体外循环支持。建议发生 ARDS 的患者都应该转入ICU 治疗。

三、诊断标准（2011 年 ARDS 的柏林诊断标准）

表5 2011 年 ARDS 的柏林诊断标准

起病时间	1 周内出现的急性或进展性呼吸困难		
X 线胸 / 肺部 CT	双肺浸润影,不能完全用胸腔积液、肺叶 / 全肺不张或结节影解释		
肺水肿	不能用心力衰竭和液体负荷过重解释		
低氧血症	呼吸机通气参数 PEEP ≥ 5cmH$_2$O		
	$200 < PaO_2/FiO_2 \leq 300mmHg$（轻度）	$100 < PaO_2/FiO_2 \leq 200mmHg$（中度）	$PaO_2/FiO_2 \leq 100mmHg$（重度）

四、分类与分级

（1）根据氧合指数的指标范围,将 ARDS 分为了轻、中、重度（详见诊断标准）；

（2）病理上分为:渗出期、增生期、纤维化期。

五、治疗要点

1. 原发病治疗。感染是 ARDS 的常见原因,也是首位高危因素,且 ARDS 易合并感染,故对所有患者都应该怀疑感染的可能。首选广谱抗生素。

2. 氧疗。需高浓度给氧,轻度患者可以面罩吸氧,其他常常需机械通气。

3. 机械通气:轻度患者可尝试无创通气,无创通气无效应进入有创通气。通气原则为保护性肺通气策略,常使用压力控制通气。根据病情联合使用肺复张、俯卧位通气等。

4. 液体管理。合理限制液体入量,尽量在有效循环维持下,保持肺脏处于相对"干"的状态,常用利尿剂来保持液体总量负平衡。

5. 营养支持,电解质、酸碱失衡调整,器官功能维护等。

六、临床疑问

1. 什么叫顽固性低氧血症? 通过氧疗难以纠正的低氧血症,常见原因有解剖分流明显增加,如先天性心脏病、肺不张、肺实变等；严重的弥散障碍如肺纤维化。所以按照 ARDS 的病理学分类,早期出现渗出、增生时,治疗效果应该优于纤维化期,临床上怀疑 ARDS 的患者不应该拘泥于诊断标准,而应"提前"按 ARDS 处理。

2. 怎么理解柏林诊断标准? 在 1994 年,欧美联席会议提出了 ARDS 诊断标准,其中需满足急性起病,氧合指数≤ 200mmHg,胸片双肺斑片影,肺动脉嵌顿压≤ 18mmHg,或无左心房压力增高的临床证据,并有急性肺损伤的概念。柏林诊断标准的提出,一个是取消了急性肺损伤,把它归于轻度的 ARDS;另外提出了呼吸机参数 PEEP ≥ 5cmH₂O 的前提标准,并对 ARDS 有了病情程度分级。标准对急性的概念有了细化,明确了为"一周内"。目前,多使用柏林标准进行 ARDS 的诊断,临床指导性更强。

3. ARDS 的肺水肿如何与心源性肺水肿相鉴别?

表 6　ARDS 的肺水肿与心源性肺水肿鉴别要点

	ARDS	心源性肺水肿
发病机制	肺毛细血管通透性增加	肺毛细血管静水压升高
起病	相对缓	急
病史	感染、创伤、休克等	心血管疾病
痰液性质	非泡沫状稀血样痰	粉红色泡沫痰
体位	能平卧	端坐呼吸
胸部体征	早期无啰音,后期啰音全肺分布	双下肺啰音
心脏大小	正常	常增大
水肿液分布	斑片状,周边区多见	肺门周围多见
强心利尿	无效	有效
提高吸氧浓度	难以纠正低氧血症	低氧血症可改善

4.急性呼吸窘迫综合征患者应采取什么液体进行复苏？对于 ARDS 患者,采用晶体液还是胶体液进行液体复苏一直存在争议。胶体液可以提高血浆胶体渗透压,缓解肺血管渗漏和肺水肿,可能对 ARDS 患者有益。对于低蛋白血症的 ARDS 患者,可以使用人血白蛋白输入,并联合呋塞米使用。研究同时显示,胶体与晶体相比,在改善生存率、脏器功能保护、机械通气时间方面无明显差异。

七、模拟病例

患者因"乏力、厌食3天"入院,在普通病房考虑肺部感染,给予抗感染、祛痰、营养支持等治疗,治疗后病情无好转,继发感染性休克、呼吸窘迫,目前考虑患者出现急性呼吸窘迫综合征,需要哪些证据进一步支持（　　　）

A.脓毒症病史　　　　　　B.一周内急性起病

C.胸片双肺渗出阴影　　　D.血气分析证据

解析：ARDS 往往是较重的疾病所致,患者因肺部感染起病,并发感染性休克,提示存在脓毒症,脓毒症为重症感染,可以是导致 ARDS 的病因。急性起病的条件之一是1周内起病,故 B 答案支持。胸片双肺渗出影是诊断的必要条件之一,但还需排除心源性因素、肺结节等,需注意鉴别。血气分析检查的目的是为了获得氧合指数,通过氧合指数对 ARDS 进行诊断,并进行程度分级。需注意的是,氧合指数的前提条件是 PEEP $\geq$ 5cmHg,所以患者一般是在机械通气下测得,但也不能因为还未做机械通气,就不诊断 ARDS 从而耽误治疗。此例患者下一步的治疗措施之一就是机械通气,所以氧合指数对判定早期的 ARDS 很有帮助。

慢性呼吸衰竭

一、概念

呼吸衰竭是指各种原因引起的肺通气和（或）换气功能严重障碍,使静息状态下亦不能维持足够的气体交换,导致低氧血症伴（或不伴）高碳酸血症,进而引发一系列病理生理改变和相应临床表现的综合征。慢阻肺、严重肺结核、肺间质纤维化、肺尘埃沉着症、胸部手术、外伤、胸廓畸形和脊髓侧索硬化症等可导致慢性呼吸衰竭。

二、疾病特点

病程相对长，为呼吸功能损害的逐渐加重。主要表现与急性呼吸衰竭相同，如呼吸困难，多器官相应的表现，但有些表现有区别。如二氧化碳潴留导致的肺性脑病（也有学者认为应归于谵妄），脑血管扩张产生搏动性头痛。另外，血气分析中部分患者即使给予氧疗，$PaO_2 > 60mmHg$，$PaCO_2$ 仍高于正常。

三、诊断标准

参照急性呼吸衰竭。

四、分类与分级

一种是代偿性呼吸衰竭，即 pH 在 7.35 ～ 7.45 正常范围；另一种是慢性呼吸衰竭急性加重，其病理生理学改变和临床表现兼有慢性和急性呼吸衰竭的特点。

五、治疗要点

大体原则同急性呼吸衰竭，但需注意以下几点：

1. 氧疗。由于慢性呼吸衰竭常伴有二氧化碳的潴留，所以需在氧疗时注意低浓度吸氧。

2. 保持呼吸道通畅。根据病情选用无创机械通气或有创机械通气。早期选用无创通气可防止呼吸功能不全加重，缓解呼吸肌疲劳，减少气管插管率，改善预后。

3. 抗感染。慢性呼吸衰竭急性加重的常见诱因是感染，有证据时依据抗菌药物使用原则行抗感染治疗。

4. 纠正酸碱失衡。呼吸性酸中毒常长期存在，当机械通气等方法迅速纠正呼酸后，体内碱储备会使得 pH 值升高，易发生代谢性碱中毒。可给予盐酸精氨酸和补充氯化钾。

六、临床疑问

1. 慢性呼吸衰竭急性加重和急性呼吸衰竭有何区别？慢性呼衰的急性加重是在慢性呼吸衰竭的病程上由于感染、气道痉挛、并发气胸等原因导致，从病史上看，其具有较长的慢性呼衰的病史，而急性呼吸衰竭没有此病史，这是一个重要区别点。两者在治疗上原则基本相同。

2. 患者有呼吸性酸中毒，pH 值为 7.25，是否需要输入碳酸氢钠纠正酸中毒？呼吸性酸中毒更多的是因为气道不通畅所致，首要治疗方法是通畅呼吸道，以此来纠正，不需要输入碳酸氢钠。此外，适当的酸中毒，氧解离曲线右移，有利于氧的释放。而过多的碳酸氢钠输入会分解出更多的 CO_2，加重二氧化碳潴留，另外会导致血钾降低。因此，对于 pH7.20 以上的酸中毒，可不特殊处理，特别呼吸性酸中毒，不需要使用碳酸氢钠。但对于 pH7.20 以下的呼吸性酸中毒可以使用碳酸氢钠，另外有的学者也认为根据病情，可以放宽 pH 值至 7.10。

七、模拟病例

患者男性，81 岁，因"活动后气促 1 周"入院，既往有慢阻肺病史 20+ 年，入院时查体：神志清楚，R25 次 /min，面色无潮红，听诊双肺可闻及湿啰音，双下肢凹陷性水肿。急查血气分析 pH7.35，PCO_2 62 mmHg，此时需要的处理是（　　）

　　A. 立即给予机械通气　　　　B. 畅通呼吸道

　　C. 查血象、降钙素原、超敏　　D.C- 反应蛋白

解析：慢阻肺患者病史较长，虽有二氧化碳潴留，但 pH7.35，提示为代偿性，不着急降二氧化碳分压，而是给予诱因处理和对症治疗，如畅通呼吸道，查炎症指标明确有无感染。机械通气用于已经发生呼吸衰竭且经常规氧疗无效或患者有呼吸肌疲劳、有呼吸停止高风险的患者，如可见呼吸时三凹征、大面积脑梗等，此患者呼吸状态尚可，建议先常规氧疗，密切观察病情。

双下肢凹陷性水肿的原因是（　　）

　　A. 并发心功能不全　　　B. 营养不良　　　C. 下肢循环障碍

解析：患者有慢阻肺病史 20+ 年，出现双下肢水肿，应考虑是否存在肺心病，可完善心脏彩超、心电图等进一步明确诊断。另由于大多数慢病患者急性期起病时容易出现胃肠功能受损，食欲下降、纳差，对于病程超过 1 周的患者，应注意有无低蛋白血症等营养不良表现。可行营养评估，查血清前白蛋白等指标明确。下肢循环障碍在老年人中常见，久站、久坐、静脉曲张、下肢动脉硬化，均可能导致，应注意病史询问，下肢查体关注皮温、足背动脉搏动等，行下肢血管彩超、D- 二聚体检查等进一步筛查。

支气管哮喘

一、概念

支气管哮喘简称哮喘。是由多种细胞（嗜酸性粒细胞、肥大细胞、T 淋巴细胞等）和细胞组分参与的气道慢性炎症性疾病。临床表现为反复发作的喘息（呼气性）、气急、胸闷（胸闷变异性哮喘）或咳嗽（咳嗽变异性哮喘），夜间或凌晨发作或加重，多数患者能自行缓解或治疗后缓解。

二、疾病特点

（1）气道慢性炎症；（2）气道对多刺激因素呈现的高反应性；（3）可逆行气流受限以及随病程延长而导致的气道重构。

三、诊断标准

1. 反复发作性喘息、气急、胸闷或咳嗽，多与接触变应原、冷空气、物理或化学性刺激、病毒性上呼吸道感染、运动等有关。

2. 发作时在双肺可闻及散在或弥漫性、以呼气相为主的哮鸣音、呼气相延长。

3. 上述症状可经平喘药物治疗后缓解或自行缓解。

4. 排除其他疾病所引起的喘息、气急、胸闷、咳嗽。

5. 临床表现不典型者（无明显喘息、肺部体征）应有下列三项中至少一项阳性：（1）支气管激发试验或运动试验阳性；（2）支气管舒张试验阳性；（3）昼夜 PEF 变异率≥20%。符合 1～4 条或 4、5 条者，可以诊断为哮喘。

四、分类与分级

哮喘可分为急性发作期、非急性发作期。

表 7　支气管哮喘急性发作期病情严重程度分级

急性发作期分级	
轻度	活动后气短、呼吸频率增加,肺通气功能和血气检查正常
中度	轻微活动后气短,讲话常有中断,心率增快,可出现奇脉,支气管舒张剂使用后 $SaO_2 > 90\%$
重度	端坐呼吸,发单字表达,R > 30 次 /min,有三凹征,弥漫哮鸣音,$SaO_2 \leqslant 90\%$
危重	嗜睡、不能讲话,胸腹矛盾运动,哮鸣音减弱或消失,严重低氧血症和二氧化碳血症,pH 值降低

非急性发作期哮喘控制水平分级			
A.目前临床控制评估 (最好 4 周以上)			
临床特征	控制 (满足以下所有条件)	部分控制 (出现以下任何 1 项临床特征)	未控制
白天症状	无 (或≤ 2 次 / 周)	> 2 次 / 周	出现≥ 3 项哮喘部分控制的表现
活动受限	无	有	
夜间症状 / 憋醒	无	有	
需要使用缓解药或急救治疗	无 (或≤ 2 次 / 周)	> 2 次 / 周	——
肺功能 (PEF 或 FEV_1)	正常	<正常预计值或个人最佳值的 80%	——
B.未来风险评估 (急性发作风险,病情不稳定,肺功能迅速下降,药物不良反应)			
与未来不良事件风险增加的相关因素包括:临床控制不佳、过去 1 年频繁发作、曾因严重哮喘而住院治疗、FEV_1 低、烟草暴露、高剂量药物治疗			

五、治疗要点

1. 哮喘不能根治,但可以达到临床控制,使患者与正常人一样生活。找到哮喘发作的变应原或其他非特异性刺激因素,使患者脱离并长期避免接触这些危险因素是防治哮喘最有效的方法。

2. 根据分期不同采取不同的治疗方法。

表 8　支气管哮喘急性发作期治疗要点

急性发作期:缓解气道痉挛、纠正低氧血症、恢复肺功能、预防恶化、防并发症	
轻度	经 MDI 吸入 SABA,1h 内 1～2 喷 /20min,随后 1～2 喷 /3～4h。效果不佳,可加用缓释茶碱片或 SAMA 气雾剂吸入
中度	雾化吸入 SABA,1h 内持续雾化。联合应用雾化吸入 SAMA,激素混悬液。也可联合静脉使用茶碱类。效果欠佳,口服激素
重度及危重度	持续雾化吸入 SABA,联合雾化吸入 SAMA,激素混悬液以及静脉茶碱类药物,静脉应用激素。注意维持水电解质及酸碱平衡。效果不佳,机械通气
MDI- 定量雾化吸入器;SABA 短效 β_2 受体激动剂;SAMA 短效抗胆碱类药物	

简记:轻度,一种支气管舒张剂加强使用,必要时两联支气管舒张剂;中度,两联支气管舒张剂加激素雾化,必要时静脉使用茶碱或口服激素;重度以上,两联支气管舒张剂加静脉茶碱、激素,必要时机械通气。

表 9　支气管哮喘非急性发作期治疗要点

非急性发作期:维持控制				
第 1 级	第 2 级	第 3 级	第 4 级	第 5 级
哮喘教育、环境控制、避免诱发因素				
按需使用 SABA				
控制性药物	选用 1 种	选用 1 种	在第 3 级基础上选择 1 种或 1 种以上	在第 4 级基础上增加 1 种

续表

——	低剂量 ICS	低剂量 ICS 加 LABA	中等剂量或高剂量 ICS 加 LABA	口服最小剂量糖皮质激素
——	白三烯调节剂	中等剂量 ICS 或高剂量 ICS	白三烯调节剂	抗 IgE 治疗
	——	低剂量 ICS 加白三烯调节剂	缓释茶碱	——
——	——	低剂量 ICS 加缓释茶碱	——	——

ICS:吸入糖皮质激素;低剂量指每日吸入布地奈德（或等效）200~400μg,中等剂量为 400~800μg,高剂量为 800~1600μg。LABA:长效 β_2 受体激动剂

注意:（1）吸入制剂按需使用,以迅速缓解症状;（2）当某级方案无效,应升级至能控制为止,并持续 3 个月以上;（3）减量要个体化,以最小量、最简单的联合、不良反应最少,达到最佳哮喘控制为原则。

简记:达到控制为目的,尽量最简单的用药。变异性哮喘治疗原则相同,疗程可短于典型哮喘。

3. 免疫疗法:针对诱发哮喘的特异性变应原进行脱敏或减敏疗法,一般需 1~2 年治疗,可坚持 3~5 年。非特异性免疫疗法如注射卡介苗及其衍生射物、转移因子、疫苗等,有一定辅助疗效。

六、临床疑问

1. 什么是支气管激发试验?吸入激发剂如乙酰甲胆碱、组胺、运动、冷空气等,观察吸入后 FEV_1（1s 用力呼气容积）、PEF（呼气峰值流速）等指标变化。如 FEV_1 下降 ≥ 20%,判断结果为阳性,提示存在气道高反应性。注意:（1）试验前应停用可能干扰检查结果的药物,如吸入性短效 β_2 受体激动剂或抗胆碱能药停用 4~6h;（2）试验适用于非哮喘发作期、FEV_1 在正常预计值 70% 以上患者的检查;（3）支气管激发试验具有一定危险性,试验时吸入激发物浓度应从小剂量开始,逐渐增加剂量,应备有急救器械和药品,试验时需有经验的临床医生在场。

2. 什么是支气管舒张试验？吸入支气管舒张剂如沙丁胺醇、特布他林等，当吸入 20min 后重复测定肺功能，FEV_1 较用药前增加 ≥ 12%，且绝对值增加 ≥ 200mL，判断结果为阳性，提示存在可逆的气道阻塞。

3. 昼夜 PEF 变异率是什么？ PEF 变异率是指一定时间内 PEF 在各时间点或时间段的变化程度，能较好地反映气道的舒缩功能。若昼夜 PEF 变异率 ≥ 20%，提示存在可逆性的气道改变。一般用机械式峰流量计让患者家中自我测量，早晚各测一次。

$$PEF\ 变异率 = \frac{PEF\ 最高值 - PEF\ 最低值}{(PEF\ 最高值 + PEF\ 最低值)\ /\ 2} \times 100\%$$

4. 什么是奇脉？正常情况下，呼吸对脉搏的影响较小。当左心充盈受限，吸气时左室排出减少，致使脉搏搏动减弱或消失，称为奇脉。除哮喘外，还见于大量心包积液、缩窄性心包炎等。

5. 哮喘如何与左心衰相鉴别？左心衰患者多有心脏基础疾病，如冠心病、风心病等，突发端坐呼吸可闻及双肺广泛的哮鸣音和湿啰音，有咳粉红色泡沫痰。另有左心界扩大、心尖部可闻及奔马律等。若一时难以鉴别，可吸入 $β_2$ 受体激动剂或使用氨茶碱缓解症状后再鉴别。对于医养结合单位，患者的病史往往比较熟悉，可以根据病史作出判断。

6. 哮喘如何与慢阻肺急性加重期鉴别？慢阻肺多见于老年有长期吸烟或接触有害气体的病史和慢性咳嗽史，喘息可有加重期，使用支气管舒张剂或吸入激素作为治疗性试验可能对鉴别有帮助。但因哮喘长期反复发作或感染可致慢阻肺，故如果患者同时具有哮喘和慢阻肺的体征，可以诊断哮喘合并慢阻肺或慢阻肺合并哮喘。

7. 常用哮喘药物及其特点是什么？哮喘药物分为控制类和缓解类，控制类是长期使用，亦称抗炎药；缓解类是按需使用，亦称解痉平喘药。常用的药物如下：

表 10　常用哮喘药物分类表

缓解类	控制类
SABA	白三烯调节剂
SAMA	长效 β_2 受体激动剂（LABA）
短效茶碱	缓释茶碱
缓解类	控制类
全身用糖皮质激素	ICS
——	色甘酸钠
——	抗 IgE 抗体
——	联合药物：如 ICS/LABA

（1）糖皮质激素：控制哮喘最有效的药物。吸入激素局部抗炎作用强，全身不良反应少，通常需规律吸入 1～2 周以上方能起效，根据病情不同采用不同的吸入剂量，吸入后要用清水漱口避免口咽念珠菌感染、声音嘶哑。布地奈德雾化，起效快。口服常用泼尼松或泼尼松龙，不主张长期口服激素用于哮喘维持控制。静脉一般用琥珀酸氢化可的松或甲泼尼龙，地塞米松因半衰期较长，不良反应多，宜慎用。静脉激素一般短期内停药，有激素依赖倾向者症状缓解后减量，并改口服和吸入剂维持。

（2）β_2 受体激动剂：短效维持 4～6 h，长效维持 10～12 h。短效吸入剂型作为治疗哮喘的首选，常用沙丁胺醇和特布他林。应按需间歇使用。注意心悸、骨骼肌震颤、低钾血症等。

长效制剂一般与 ICS 联用作为哮喘控制药物，不单独用于哮喘的治疗。常用沙美特罗、福美特罗。福美特罗属快速起效型长效制剂（数分钟起效），沙美特罗属缓慢起效型（30min 起效）。

（3）白三烯调节剂：主要发挥抗炎作用，尤其适合运动性哮喘、阿司匹林哮喘和伴有过敏性鼻炎哮喘患者。常用有孟鲁司特和扎鲁司特。注意胃肠道反应。

（4）茶碱类药物：口服缓释茶碱适用于夜间哮喘症状的发作。注意恶心、呕吐、心律失常等不良反应,严重者可导致死亡。建议用药中监测其血药浓度,安全有效浓度为 6～15mg/L。

（5）抗胆碱药:支气管舒张作用弱于 β_2 受体激动剂,短效维持 4～6h,长效维持 24h。常用异丙托溴铵,多与 SABA 联合使用。噻托溴铵可用于哮喘合并慢阻肺患者的长期治疗。

（6）抗 IgE 抗体:用于经吸入 ICS 和 LABA 联合治疗后症状仍未控制且血清 IgE 水平增高的重症患者。每两周皮下注射 1 次,持续 3～6 个月。

（7）色甘酸钠:主要预防哮喘发作,起病较慢,数天后起效,如已发病,用药多无效。故提前规律用药非常重要。

8. 哮喘患者在肺功能检查中的表现是什么? 呈阻塞性通气功能障碍表现,用力肺活量（FVC）正常或下降,FEV_1、FEV_1 / FVC%、PEF 均下降;残气量及残气量与肺总量比值增加,缓解期上述指标可逐渐恢复,体现可逆性。

七、模拟病例

患者女性,76 岁,年幼有哮喘病史,今外出活动后突然出现胸闷、咳嗽、气紧,追问病史近 2 年来每年秋冬季均有类似发作。查体:双肺可闻及喘鸣音,心脏听诊无杂音,胸部 X 线片无异常。可考虑诊断:（　　）

A. 慢性支气管炎　　　B. 支气管哮喘　　　C. 慢阻肺急性加重期

解析:依据患者有哮喘病史,接触空气或未知变应原后出现发作性喘息,结合肺部体征及辅助检查阴性结果,初步判断为支气管哮喘。由于无慢支炎反复咳嗽、咳痰、喘息 2 年以上,每年 3 个月的确切病史,暂不考虑,慢支炎在胸片上可表现为肺纹理增粗,条索样改变。慢阻肺患者在胸片上可查见肺气肿表现,病史可鉴别,病情允许时及早完善肺功能检查可进一步明确。

支气管哮喘的本质是（　　）

A. 自身免疫性疾病　　　B. 气道慢性炎症

解析:根据哮喘定义,选 B。

如果急性左心衰和支气管哮喘难以鉴别时,用下列哪种药物（　　）

A. 肾上腺素　　　B. 氨茶碱　　　C. 吗啡　　　D. 呋塞米

解析:哮喘的鉴别诊断中,已明确说明可使用氨茶碱缓解症状,再进一步鉴别。吗啡和肾上腺素忌用。由于气道水分丢失,呋塞米不能缓解甚至可能加重支气管哮喘,不建议使用。

　　如果患者经支气管舒张剂联合应用静脉氨茶碱、激素使用后病情无改善,进一步出现意识不清,二氧化碳潴留加重,下一步措施应该是(　　)

　　A.加用 IgE　　　B.大量补液　　　C.机械通气

　　解析:患者为危重患者,应考虑机械通气。IgE 用于非急性发作期治疗,大量补液可用于重症哮喘体液大量丢失时,而目前患者最危及生命的是呼吸衰竭。

原发性支气管肺癌

一、概念

　　原发性支气管肺癌简称肺癌,为起源于支气管黏膜或腺体的恶性肿瘤。肺癌的发病率为肿瘤的首位,且因为早期诊断不足致使预后差,要提高生存率,有赖于早期诊断和规范治疗。了解病因和发病机制有利于减少肺癌罹患。吸烟是肺癌死亡率进行性增加的首要因素,与不吸烟者相比,发生肺癌的危险性平均高 9～10 倍,甚至可达 10～25 倍,吸烟年龄越小,吸烟累积量越大,发病率越高。被动吸烟或环境吸烟也是肺癌的病因之一。另有接触职业致癌因子如煤焦油、空气污染、电离辐射、较少食用含 β 胡萝卜素的蔬菜和水果、遗传和基因改变等。

二、疾病特点

　　原发肿瘤可致刺激性干咳,伴有感染时有发热、黏液脓性痰;侵蚀动脉会有间歇痰中带血或大量咯血,压迫气管时导致喘鸣、呼吸困难;另体重下降、疼痛表现。胸内转移会有胸痛、声音嘶哑、咽下困难、胸水、上腔静脉综合征、Horner 综合征;胸外转移会有头疼、恶心、癫痫发作、骨痛、锁骨上淋巴结增大。副癌综合征:肥大性骨性关节炎、异位促性腺激素、分泌抗利尿激素、高钙血症等。总之,肺癌的临床表现与肿瘤大小、类型、发展阶段、所在部位、有无并发症或转移有密切关系。医养结合单位常遇到的是治疗后、放弃治疗或者治疗不完全的患者(放化疗不耐受),此类患者以治疗后不良反应(如恶心、呕吐)为主,也常见营养不良、疼痛、呼吸困难、反复肺部感染、血栓为表现,另会有抑郁等精神疾病发生。

三、诊断标准

组织病理诊断是确诊癌症的金标准。可采取痰细胞学、支气管镜肺活检、针吸细胞学检查、开胸肺活检等方式。医养结合单位应注意肿瘤的早期筛查，如胸部 X 线检查、有吸烟等危险因素患者每年的 CT 检查、肿瘤标记物检查、胸腔积液细胞学检查。另特别注意排查可疑征象：（1）刺激性咳嗽治疗 2～3 周未愈；（2）呼吸道疾病咳嗽性质改变或短期内反复咯血、痰中带血无其他原因可解释；（3）反复同一部位发作的肺炎；（4）影像学提示局限性肺气肿或段、叶状肺不张、磨玻璃样结节。

四、分类与分级

1. 按解剖学部位分类：中央型肺癌和周围型肺癌（多见腺癌）。

2. 按组织病理学分类：非小细胞肺癌（鳞癌、腺癌、大细胞癌）和小细胞肺癌。

3. 临床 TNM 分期，T 为原发肿瘤，N 指区域淋巴结，M 指远处转移，具体分期不详述。

五、治疗要点

1. 治疗方案主要根据肿瘤的组织学决定，所以特别强调早期筛查、发现并转上级医院明确组织病理诊断。

2. 小细胞肺癌通常发现时已转移，主要依赖化疗或放化疗综合治疗。非小细胞肺癌可为局限性，外科手术或放疗可根治，对化疗反应较差。

3. 生物调节剂如小剂量干扰素治疗，增加机体对化疗、放疗的耐受性。

4. 中医药治疗：减轻患者对放化疗的反应，提高机体抗病能力。

六、临床疑问

1. 粘膜和黏膜的区别？粘膜和黏膜本质上没有区别，但《现代汉语词典》更新后做了规定，当粘的读音为"zhan"时，如粘贴，可以写作粘；而读音为"nian"时，写作黏。故现在一般写作黏膜。

2. 何为上腔静脉阻塞综合征？上腔静脉被转移性淋巴结压迫或右上肺原发性肺癌侵犯，或腔静脉内癌栓阻塞静脉回流引起。临床可见头面部、上半身淤血水肿，颈部肿胀，颈静脉扩张，前胸壁可见扩张的静脉。一般需处理原发疾病、抗凝等处理。

3. 什么叫副癌综合征？肺癌非转移性的胸外表现，肿瘤产生的某些物质是激素、细胞因子和各种各样的其他蛋白质。这些产物通过它们的化学作用影响器官或组织，因此称为副癌。

4. 什么是化疗？化疗是化学药物治疗的简称，通过使用化学治疗药物杀灭癌细胞达到治疗目的。化疗是目前治疗癌症最有效的手段之一，和手术、放疗一起并称癌症的三大治疗手段，手术和放疗属于局部治疗，只对治疗部位的肿瘤有效，对于潜在的转移病灶（癌细胞实际已经发生转移，但因为目前技术手段的限制在临床上还不能发现和检测到）和已经发生临床转移的癌症就难以发挥有效治疗了。而化疗是一种全身治疗的手段，化疗药物会随着血液循环遍布全身的绝大部分器官和组织。因此，对一些有全身播撒倾向的肿瘤及已经转移的中晚期肿瘤，化疗都是主要的治疗手段。化疗分根治性（单纯化疗可以治愈）、姑息性（控制癌的发展）、术后辅助化疗（预防复发和转移）、术前化疗（利于手术、降低复发转移）等。

5. 什么是放疗？肿瘤放射治疗是利用放射线治疗肿瘤的一种局部治疗方法。放射线包括放射性同位素产生的 α、β、γ 射线和各类 X 射线治疗机或加速器产生的 X 射线、电子线、质子束及其他粒子束，X 刀、伽马刀（γ 刀）属于此类。

6. 什么是靶向治疗？靶向治疗是以肿瘤细胞具有的特异性的分子为靶点，应用分子靶向药物特异性阻断该靶点的生物学功能，从分子水平来逆转肿瘤细胞的恶性生物学行为，从而达到抑制肿瘤生长甚至肿瘤消退的目的。吉非替尼、贝伐单抗都属于此类药物。

7. 我们单位不能做放化疗和手术，为什么还要了解肺癌的病理分类、相关治疗方法？虽然我们医师的主要任务不是给患者行手术和放化疗，但了解相关知识对于患者的病情和预后评估有帮助。比如患者有放疗化疗史，那么可能会需要关注有无胃肠道反应、咽痛、干咳、血白细胞总数降低等。如果有做手术、放疗、化疗，还需要了解是根治性还是姑息性；姑息性提示患者的预后不良，入院检查需特别警惕筛查有无转移征象。另外对于不做上述治疗或不能耐受（部分耐受）上述治疗的患者，应着重做好医患沟通，了解患者及家属的意愿，并请专科会诊，行生存期评估，看是否进入临终关怀。

8. 医养结合单位的主要任务是什么？一个是做好肿瘤筛查工作，按照早期发现的相关措施,尽可能避免漏掉肺癌的诊断,对于高度怀疑的,应及时做好医患沟通,转专科治疗；家属无转院意愿的,患者预期生存期短的,或者未行完全规范化治疗即入院的患者,应以姑息治疗为主,即提高生活质量,缓解症状,维持患者尊严。特别是针对患者的呼吸困难、癌痛、营养不良、血栓、胸水、电解质紊乱等处理,尤为常见和重要。

9. 姑息治疗在晚癌患者治疗中的地位？一般未行根治性手术而明确存在转移风险、已有全身多处转移特别是脑转移而行姑息性治疗或者完全未治疗的患者,我们会认为是晚癌患者。这类患者的预期生存期较短,通常小于 1 年,虽然目前有一些评估方法可以对患者生存期进行评估,但统一的金标准还未有。因此,对于此类患者,往往都会进行姑息治疗。即不以疾病治愈为目的,而以生活质量提高为目标,这其中还有人文关怀,包括对患者及家属。对于生命终末期的治疗,我们称为临终关怀,但具体病程时间还有争议,甚至对于临终关怀这个名词,学术界也有争议。

10. 如何看待姑息治疗？从姑息治疗的含义上讲,确切地说应该从对肿瘤患者诊断开始,姑息治疗就已介入。1998 年,就有学者提出,肿瘤专家以及姑息团队的职责不仅仅在于治疗癌症,而是应该将姑息治疗与标准抗肿瘤治疗贯穿疾病治疗全过程。有学者将姑息治疗分为三个阶段,第 1 阶段：抗癌治疗与姑息治疗相结合,对象为可能根治的癌症患者；姑息治疗主要是缓解癌症及抗癌治疗所致的症状、不良反应,对症支持治疗,保障治疗期间的生活质量。第 2 阶段：当抗癌治疗可能不再获益时,以姑息治疗为主,对象为无法根治的晚期癌症患者；姑息治疗主要是缓解症状,减轻痛苦,改善生活质量。第 3 阶段：为预期生存时间仅几天至几周的终末期癌症患者提供临终关怀治疗及善终服务。我们需要理解姑息治疗的本质,即从疾病治疗到症状治疗,从以病为本转到以人为本。

11. 怎么处理姑息治疗患者的常见症状？需记住以下原则：(1) 评价：治疗前对症状进行诊断。(2) 解释：对患者进行解释,减轻对患者的精神心理影响。(3) 个体化治疗：纠正可逆的病因,使用药物及非药物措施。需注意,治疗持续症状的药物如癌痛,应该规律给药,即按“钟点”给药。按需给药是很多不必要痛苦的原因,也是不人道的治疗方案。(4) 监护：由于个体化差异,常常难以准确掌握每个药物的最佳剂量,不良反应也影响着患者的依从性,故需不断回顾治疗措施及效果,以调整治疗方案。(5)注意细节:不进行无根据的保证和承诺,特别注意防止焦虑和恐惧对症状的恶化作用。

12.如何处理癌痛? (1)评估与评价:疼痛是人体的第五生命体征,主张全面评估疼痛。(2)治疗:既给予药物治疗,也要重视非药物因素可逆病因的治疗。药物分为非阿片类(解热镇痛)、阿片类、辅助药物。强调阿片类药物的核心作用,可用于疼痛治疗的各个阶段。

表 11　常用止痛药物对比表

常用药物		特点	注意事项
非阿片类	对乙酰氨基酚	短期使用胃损伤少	大剂量对肝功能损伤大;使用次数较频繁
	双氯芬酸、布洛芬、美洛昔康	软组织浸润和骨转移等炎性疼痛	血小板功能影响
弱阿片类药物	可待因	止痛强于非阿片类	通常联合非阿片类药物使用;注意精神症状
中枢止痛剂	曲马多	双途径止痛,较少引起便秘	强度为吗啡 1/10～1/5
强阿片类药物	吗啡	强阿片类药物首选;少引起呼吸抑制	通常与非阿片类联用;肾衰竭患者易出现过度镇静、呼吸抑制;常见恶心、呕吐、便秘
——	芬太尼	替代吗啡使用恶心、呕吐、吞咽困难患者	费用高昂

不能耐受吗啡的患者,可以使用药物进行替换。替换要根据相对效能进行换算。

表 12　其他药物与口服吗啡大致相当的镇痛等效能比

其他药物与口服吗啡大致相当的镇痛等效能比		
镇痛剂	与吗啡的效能比	维持持续时间（h）
双氢可待因	1/10	3～6
曲马多	1/5	4～6
羟考酮	1.5～2	5～6
美沙酮	5～10	8～12
芬太尼（经皮）	100	72

13.什么是对疼痛的全面评估？即评估应该包括疼痛的性质、程度,还应包括患者的止痛治疗的预期和目标,对舒适度的要求和功能要求。评估疼痛性质和程度时要了解患者过去 24 h 的疼痛程度、最痛程度、疼痛位置、时间、性质以及就诊时的疼痛程度。重视沟通时的语言和评估方法,以确保疼痛评估的准确性。动态评估应贯穿整个疼痛治疗的过程。

14.疼痛怎么区分程度？一般应用数字评分法（NRS）或视觉模拟法进行疼痛程度的区分。NRS 1～3 分为轻度疼痛；4～6 分为中度疼痛；7～10 分为重度疼痛。建议治疗目标为 4 分以内或患者觉得舒适的目标。再次强调,癌痛是持续性疼痛,应规律给药,而非按需给药。

15.痴呆患者如何进行疼痛程度评估？由于交流存在障碍,可使用脸谱评分法（面部表情量表）。

图 9　疼痛数字评分法

16. 什么是三阶梯用药？世卫组织推荐对于癌痛根据疼痛程度使用镇痛药从第一阶段到第三阶段。第一阶段是非阿片类药 + 辅助用药；第二阶段为非阿片类药物 + 弱阿片类药 + 辅助药；第三阶段药是强阿片类 + 非阿片类药 + 辅助用药。原则是：按阶梯给药、口服、按时给药、个体化、注意细节。三阶梯用药还包括其他原则。目前，卫健委《癌症疼痛诊疗规范》（2018 年版）建议①轻度疼痛：可选用非甾体类抗炎药物（NSAID）。②中度疼痛：可选用弱阿片类药物或低剂量的强阿片类药物，并可联合应用非甾体类抗炎药物以及辅助镇痛药物 (镇静剂、抗惊厥类药物和抗抑郁类药物等)。③重度疼痛：首选强阿片类药，并可合用非甾体类抗炎药物以及辅助镇痛药物 (镇静剂、抗惊厥类药物和抗抑郁类药物等)。

17. 如何处理恶心、呕吐？晚癌患者 80% 的恶心、呕吐是由肠梗阻、胃潴留、药物和生化异常所致。处理原则：（1）非药物治疗：只提供少许辅食；（2）对症处理：胃复安、山莨菪碱、氟哌啶醇（化学原因所致如吗啡），纠正可能逆转的因素如感染、便秘等；（3）需手术的肠梗阻请外科会诊处理。

18. 如何处理便秘？就晚癌患者而言,进食纤维素减少、活动减少、使用药物是便秘的主要原因。原则与一般老年患者便秘处理原则基本相同（详见老年综合征 —— 便秘),对于吗啡所致可使用灌肠剂和手扣。

19. 如何处理呼吸困难？呼吸困难常因虚弱、胸内恶性疾病进展、原有肺部疾病加重、并发感染、贫血等所致。（1）纠正可逆因素：如支气管痉挛使用支气管舒张剂；利尿处理心衰；胸腔引流处理胸腔积液；放疗用于上腔静脉阻塞；（2）阿片类药物（使呼吸频率恢复正常）、抗焦虑药物使用。

20. 如何处理并发或合并的肺部感染？不是所有肺癌患者的肺部感染都无法控制，但晚癌患者的肺部感染常无法控制，即使给予了强力的诸如亚胺培南西司他汀之类的药物。因此,对于肺部感染明确存在而评估生存期较长的,应该积极抗感染治疗，但需注意此类患者病情易恶化进展，故建议抗感染的力度要强,同时注重加强营养支持和痰液引流。临终关怀患者着重处理呼吸困难、呼吸道分泌物增多等症状,维持患者尊严。

21. 如何处理厌食？厌食可因止痛药物使用、恶心、吞咽困难、味觉改变、抑郁、焦虑、恐惧等所致。处理原则：（1）纠正可逆因素：如恶心、疼痛、口腔溃疡；（2）鼓励进食高热量小体积的零食或患者喜欢的食物；（3）促胃动力药物使用；（4）皮质醇药物使用，但1周无效应停用，有效减量到维持量，如甲地孕酮。

22. 如何处理恶病质？恶病质表现为明显的肌肉减少、体重减轻、虚弱、疲乏。处理原则：（1）避免强迫进食，给予粉剂或液体的营养制剂；（2）与厌食相关的原因及处理。

23. 如何处理脱水？随着患者的虚弱和摄水的减少，会出现慢性脱水。治疗上：给予尽职的口腔护理，主要指清洁、湿润，临终关怀患者不再给予静脉输液。

24. 如何处理意识混乱？（1）纠正药物因素，缺氧等；（2）改善环境：家属或亲密朋友的陪伴，舒缓的音乐、柔和的光线；（3）有激越行为给予镇静，常用氟哌啶醇或苯二氮卓类药物（咪达唑仑、安定）。

七、模拟病例

一名47岁男性患者，入院前1年发现肺癌伴多处转移，给予头部伽马刀处理，治疗后颅内肿瘤有减小，目前坐轮椅活动，能自主进食，入院主诉咳嗽、食欲不佳，查体：精神可，问答切题。入院后主要诊疗内容应包括（   ）

A. 医患沟通了解患者及家属治疗意愿　　　B. 只治疗躯体疾病

C. 请专科会诊　　　D. 抗肺部感染治疗　　　E. 营养支持

解析：通过对患者的诊疗经过进行了解，可以判断患者是一名给予姑息性放疗后的晚期癌症患者，此患者目前精神状态可，但生活自理能力已下降，预后不良，应该给予姑息关怀。患者及家属的意愿、对治疗的预期是必须要了解的，医师应与患者及家属进行充分沟通，共同商议入院后治疗方案。如果患者对自己肿瘤病情不知晓，家属也不愿意告知患者，应采用保护性语言进行沟通。现代医学都不应该只关注患者躯体性疾病，对于晚癌患者更是如此，还应注意心理健康、肢体功能状态及关注精神疾病。姑息关怀专科的会诊是必要的，多学科团队的合作对于患者这个"整体"疾病的康复、功能的改善、甚至经济负担的降低都很有帮助。目前无证据显示患者的咳嗽与感染相关，需明确诊断后才能抗感染治疗。有食欲不佳存在，可通过病因寻找，对症处理，参考"厌食"。

入院后10天，患者出现疼痛，以腰痛为主，夜间难以入睡。第二天查房时告知医师想吃止痛药，作为主管医师怎么处理（   ）

A. 给予布洛芬缓释胶囊

B. 给予艾司唑仑促睡眠，告知止痛药伤胃，嘱患者尽量忍

C. 给予吗啡口服

D. 请康复科会诊

解析：患者疼痛多为癌痛，在排除其他如腰椎骨折等导致疼痛的疾病后，应给予患者行疼痛评估，评估患者疼痛的程度，以此按癌痛阶梯治疗原则行止痛处理，不能未评估就直接给药。另外还需与患者进行沟通，解除其对疼痛的恐惧，取得其治疗的配合。由于疼痛为患者的主观感受，且夜间影响睡眠，提示疼痛剧烈，仅给予睡眠药物是不能缓解疼痛的，更不能违反原则，让患者忍痛。很多患者轻度的疼痛甚至不会主动告知医务人员，因此当患者主诉剧烈疼痛时，一定要给予处理。对于癌痛，非药物治疗中有物理疗法、针刺等，故可以请康复科会诊协助诊治。

给予患者止痛治疗的原则是（　　　）

A. 个体化　　　　　　　B. 有效果后按需给药

C. 每天床旁询问疼痛情况，并评估治疗是否有效

D. 观察用药后不良反应

解析：按需给药是不正确的，其余都正确。着重强调动态评估、个体化、注意细节。

肺栓塞

一、概念

以各种栓子阻塞肺动脉或其分支为其发病原因的一组疾病或临床综合征的总称。包括肺血栓栓塞症（PTE）、脂肪栓塞综合征、羊水栓塞、空气栓塞等。其中，肺血栓栓塞症为最常见类型，本节主要讨论的是此病。由于引起PTE的血栓主要来源于深静脉血栓形成（DVT），DVT于PTE实质上为一种疾病过程在不同部位、不同阶段的表现，两者合称为静脉血栓栓塞症。

二、疾病特点

以活动后突发呼吸困难为主要表现,胸痛、胸闷、晕厥、咯血、心慌可见,但无特异性。下肢腘静脉上端到髂静脉段的下肢近端深静脉已查出血栓者,近期行外科手术、髋部创伤、中心静脉插管、长途旅行等危险因素存在者,易发,此病易致猝死。

三、诊断标准

诊断分为三个步骤,疑诊、确诊、求因。

表 13　肺栓塞诊断步骤及对应措施

> 疑诊:当出现不明原因的呼吸困难又有危险因素时,应完善血浆D-二聚体、动脉血气分析、心电图、X线胸片、超声心动图、下肢深静脉超声检查。

> 确诊:疑诊的相关检查有提示时给予安排确诊检查,以下四项任选一项。CT肺动脉造影（最常用）、放射性核素肺通气/血流灌注显像、磁共振成像和磁共振肺动脉造影、肺动脉造影。

> 求因:确诊后还要进一步寻找病因,病史采集回顾有无制动、创伤、肿瘤、长期口服避孕药,年龄小于40岁患者注意有无易栓症。

四、分类与分级

临床分型为:1.急性肺血栓栓塞症;2.慢性血栓栓塞性肺动脉高压。急性肺栓塞又进一步细分为高危（大面积)PTE、中危（次大面积)PTE、低危（非大面积）PTE。

表 14　肺栓塞临床分型及对应特点

急性肺血栓栓塞症	高危 PTE	休克
	中危 PTE	右心室功能障碍和（或）心肌损伤
	低危 PTE	血流动力学稳定,无右心功能不全和心肌损伤
慢性血栓栓塞性肺动脉高压		多部位、广泛肺动脉栓塞,运动耐量下降,右心室壁增厚

五、治疗要点

1. 由于肺栓塞可能导致猝死,建议高度怀疑或确诊肺栓塞的患者尽量转 ICU 治疗。

2. 卧床、吸氧、监护、维持血压,避免用力、活动致血栓脱落。

3. 抗凝,疑诊 PTE 无禁忌就可抗凝。注意抗血小板不能满足要求。普通肝素 80 IU/kg 静脉注射,继以 18 IU/kg·h 持续滴注,使 APTT 维持在正常值 1.5～2.5 倍。或使用低分子肝素,根据体重给药,一般 1～2/d 次,皮下注射。华法林因要频繁监测凝血功能,且受饮食影响,起效慢,不建议使用。新型抗凝药物如利伐沙班、达比加群酯也可使用,但费用贵,凝血监测困难。总之,为了起效快,使用肝素,如果无法做到精确静滴或考虑出血风险性,建议首选低分子肝素。

4. 溶栓治疗：高危患者溶栓,次高危适应证不统一。一般来讲,血流动力学不稳定、右室功能障碍、临床症状重（呼吸困难、胸痛、低氧血症）的考虑溶栓。溶栓最主要的并发症为出血,需密切注意指征。对于致命性大面积 PTE,年龄不是绝对禁忌症。溶栓常用药物为尿激酶和 rt-PA。溶栓期间,不行抗凝治疗。溶栓后 APTT ≤ 60 s 时,可开始抗凝治疗。

5. 其他治疗：肺动脉导管碎解和抽吸血栓、放置腔静脉滤器等,一般转院处理,不赘述。

六、临床疑问

1. 肺动脉内为静脉血,为什么肺动脉的血栓栓塞会如此严重？首先肺动脉的血栓栓塞可以是单一部位的,也可以是多部位的,意味着如果阻塞的部位是供血的关键部位,那么会对血流动力学有较大影响。当阻塞发生后,血管阻力增加,肺动脉压升高,相通的右心室就会负荷增加,进一步恶化为右心功能不全;右心为了代偿,将扩大心室,由于左右心室相邻,右心的扩大会使室间隔左移挤压左心的空间,从而导致左心功能不全,影响心输出量,动脉血压降低。心输出量的降低也会影响冠脉的供血,导致心肌缺血。当上述过程急性出现,机体不能迅速代偿时,即会出现休克。第二个是气体交换障碍,栓塞部位的血流减少,通气/血流比例失调,氧气即使供给充足,也无足够的血流进行交换,故会出现低氧血症,严重者出现呼吸困难,低氧会导致胸闷、心慌等症状。第三是肺组织的氧供来自三个部分,肺动脉、支气管动脉和肺泡内气体,肺动脉栓塞后,约15%的患者会出现肺梗死。因此,栓塞所致病情的严重程度取决于以上机制的综合和相互作用。栓子的大小和数量、多个栓子的递次栓塞间隔时间、是否同时存在其他心肺疾病、个体反应的差异及血栓溶解的快慢对病情都有影响。

2. 是不是所有病例都必须经过疑诊、确诊、求因三个阶段。由于肺栓塞的主要临床表现无特异性,漏诊的比例较高,因此应完善相关检查来抓住疑似病例,比如血气分析提示低氧血症,D-二聚体明显升高、心电图示 S Ⅰ Q Ⅱ T Ⅲ。另外,肺栓塞需要和其他疾病如冠心病、肺炎、主动脉夹层、感染性休克等鉴别,抗凝或溶栓治疗对于老年多基础疾病患者出血风险较大,一旦误用抗凝对患者可能造成灾难性后果,故需谨慎。但对于怀疑次大面积以上的肺栓塞,或者易猝死的肺栓塞,不必按部就班,怀疑并且无绝对禁忌就可以抗凝治疗。仔细分析,疑诊和求因的内容中,有些是相似的,比如下肢血管彩超、制动病史等,因此,临床医师既要遵从治疗原则,又要对于不同的病例个体化诊疗,这依赖于临床经验的累积和业务水平的提高。

3. 怎么预防肺栓塞?目前,由于对肺栓塞的重视程度越来越高,大多数临床医师都有了肺栓塞的预防意识。这里面着重需要提到的是深静脉血栓的预防,肺栓塞的概念里面就提到过,深静脉血栓和肺血栓是同源的,只是部位不同,而肺动脉血栓基本来源于深静脉血栓,包括下肢、上肢等,常见为下肢,因此预防的重点就是下肢深静脉血栓形成的预防。下表列出了易患因素,对应给予了预防建议,可以作为参考。

表 15　针对易患因素可采取的预防措施

髋部骨折未手术	抗凝或气压治疗
髋部骨折手术后	抗凝至下肢自主活动
中心静脉置管	每日观察、规范肝素封管、及早拔管
激素替代治疗	评分量表评估、动态观察
口服避孕药	更改避孕方式
既往静脉血栓栓塞症史	评分量表评估
卧床、制动	抗凝或气压治疗
长时间旅行	定期活动下肢
肿瘤	评分量表评估、动态观察

注：抗凝应用前均应给予患者肺栓塞风险和内科患者出血风险评估，当排除出血高风险且肺栓塞风险较高时，应给予。如果既有出血风险，又有栓塞风险，需评估抗凝是否获益，当获益大于风险，应加强医患沟通，在患者及家属签字同意后给予，并在治疗过程中密切观察，动态评估，有出血倾向时及时停用。另可考虑使用气压治疗、弹力袜、被动按摩等非药物模式预防。使用活血药物的疗效不确切，无其他方式时可试用。抗血小板药物对动脉血栓的形成有预防作用，静脉血栓不适用。

4. 怎么评估肺血栓风险？推荐可用 Wells 肺血栓栓塞临床评分表，为了方便临床，我们使用简化 Wells 评分。

表 16　简化 Wells 评分表

简化 Wells 评分	
既往下肢深静脉血栓或肺血栓栓塞症病史	1.0
近 4 周制动或外科手术	1.0
心率＞ 100 次 /min	1.0

续表

简化 Wells 评分	
咯血	1.0
癌症	1.0
存在下肢深静脉血栓的症状或体征	1.0
有其他诊断,但更可能是肺血栓栓塞症	1.0
非肺血栓栓塞症 ≤ 1 分,疑似肺血栓栓塞症 > 1 分	

对于患者我们可以先行简化 Wells 评分,大于 1 分就按肺栓塞诊断流程:疑诊 - 确诊 - 求因处理。如果确诊,治疗肺栓塞;经确诊不是肺栓塞,但患者 Wells 评分＞ 1 分,就可以采取深静脉血栓的预防措施。

5. 如果发现深静脉血栓,怎么处理? 深静脉血栓的治疗类似肺栓塞的抗凝治疗。如果是新近血栓形成,应休息、抬高患肢、制动,血栓稳定后再活动下肢。抗凝治疗原则同肺栓塞,药物也是肝素、低分子肝素和华法林,住院患者推荐低分子肝素。

6. 抗凝时间需要多少:肺栓塞的抗凝时间一般至少 3 个月,根据溶栓药物不同,溶栓后立即或 APTT ≤ 60 秒后使用,后续使用华法林或新型抗凝剂根据危险因素和获益 - 风险比决定短期或长期抗凝治疗。深静脉血栓形成也是根据血栓形成时间的不同和危险因素存在时间长短而给予不同的抗凝时间。比如小腿肌肉静脉丛血栓形成使用 1～2 周,髂骨静脉血栓形成 3～6 个月。《ACCP-8 抗栓和溶栓指南》指出:对于存在暂时或可逆性危险因素的患者（如手术、外伤导致的卧床),可考虑抗凝 3 个月;对于特发性下肢深静脉血栓患者,可考虑抗凝 6 个月;初次患病抗凝 3 个月, 3 个月后再评获益 - 风险比,获益大继续抗凝;如为复查,长期抗凝,合并肿瘤的下肢深静脉血栓患者,建议长期抗凝。

7. 各种常用抗凝药物的区别?（1）普通肝素:肝素首先从肝脏发现而得名,它也存在于肺、血管壁、肠黏膜等组织中,是动物体内一种天然抗凝血物质,现在主要从牛肺或猪小肠黏膜提取。作为一种抗凝剂,在体内外都有抗凝血作用。机制:增强抗凝血酶Ⅲ与凝血酶的亲和力,加速凝血酶的失活;抑制血小板的粘附聚集；增强蛋白 C 的活性，刺激血管内皮细胞释放抗凝物质和纤溶物质；抑制血小板，增加血管壁的通透性。一次静脉滴注给予负荷量可立即发挥抗凝效应，否则起效时间则取决于滴注速度。肝素的主要不良反应是易引起自发性出血，表现为各种黏膜出血、关节腔积血和伤口出血等，而肝素诱导的血小板减少症是一种药物诱导的血小板减少症，是肝素治疗中的一种严重并发症。应对措施：轻度过量时，停药即可，10d 内血小板可逐渐恢复；重度过量时，除停药外，还需注射肝素特效解毒剂鱼精蛋白，1mg 鱼精蛋白对抗 100IU 普通肝素。（2）低分子肝素：由普通肝素解聚分解而成，平均分子量 4000～6000 道尔顿，对 Xa 因子及凝血酶的抑制作用强于普通肝素，抑制血小板功能弱于普通肝素，不增加微血管的渗透性，相对较少引起出血，无需常规监测。低分子肝素品种多，推荐根据体重给药，不同种低分子肝素的剂量不同，效价不同，不能互相换算，一般 1～2 次 / d，皮下注射。（3）华法林：主要通过抑制维生素 K 依赖的凝血因子 Ⅱ、Ⅶ、Ⅸ、Ⅹ 在肝脏的合成而发挥抗凝作用，已有的无抵抗作用。因此，不能作为体外抗凝药使用，体内抗凝也须有活性的凝血因子消耗后才能有效，起效慢，起效后作用和维持时间亦较长。应用华法林最初的 3～5d 必须与普通肝素重叠使用，当 INR 达到 2～3 时停用普通肝素，长期应用要监测凝血功能。应用华法林必须注意与药物的相互作用，如阿司匹林、广谱抗生素、中药中的当归、丹参、银杏制剂会增强抗凝作用。另需注意绿叶蔬菜等含维生素 K 较多的饮食的影响，如菠菜、油菜、韭菜、花菜、蛋黄、动物内脏、绿茶对抗凝作用的减弱。如果饮食不可避免，应注意摄入量，以保持维生素 K 摄入的相对恒定。

8. D- 二聚体在肺栓塞诊断中的意义？正常人体在凝血和抗凝之间保持着平衡，使之出血时能止血，凝血时血管能畅通。当病理状态下，机体发生凝血时，凝血酶作用于纤维蛋白，同时纤溶系统被激活，降解纤维蛋白形成各种碎片，r 链能把二个含 D 片断的碎片连接起来，形成 D- 二聚体。D- 二聚体水平的上升，代表血块在血管循环系统中形成，是急性血栓形成的一个敏感的标记物，但不具特异性，易受外伤、妊娠、恶性肿瘤、全身感染的干扰。据研究显示，在 D- 二聚体阴性的患者中进行随访，3 个月静脉血栓栓塞症的发生率仅为 0.4%～0.5%，预后是安全的，故 D- 二聚体阴性的价值较大，多以 D- 二聚体＜ 500μg／L 作为排除诊断的阈值。

9. 内科患者出血风险评估怎么做？可用评估表进行评估。

表 17 内科住院患者出血风险评估表

姓名： 性别： 年龄： 床号： 住院号： 病区：	
评估人：	时间：
危险因素	OR 值
活动性胃肠道溃疡	4.15
入院前 3 个月内有出血事件	3.63
血小板计数＜ 50x109/L	3.37
年龄 ≥85 岁	2.96
肝功能不全（INR ＞ 1.5）	2.18
严重肾功能不全（GRF ＜ 30mL·min-1.m-2）	2.14
入住 ICU	2.10
中心静脉置管	1.85
风湿性疾病	1.78
癌症	1.78
男性	1.48
注:有一项 OR ＞ 3,或有 2 项及以上 OR ＜ 3 的因素为出血高危患者。	

10. 我始终担心患者用了抗凝药后出血怎么办？（1）严格掌握适应证，明确患者需要抗凝时再用药。（2）给予获益 - 风险评估，"获益"是指血栓形成风险特别是肺栓塞风险高，经抗凝治疗能降低风险，"风险"是指出血风险；当患者有适应证，且获益大于风险时进行抗凝是安全的；当获益等于风险或小于风险时,抗凝是需要谨慎或不建议抗凝治疗的。（3）无论安全还是谨慎，均需进行凝血功能监测，包括实验室检查和皮肤黏膜、大便等观察，还需做好医患沟通，以防因个体差异出现意外。需注意,凝血功能监测是动态的,不仅仅是初始用药时。

七、模拟病例

1．患者男，80 岁，因"跌倒致右股骨颈骨折"于 2 周前院外行全髋置换手术，手术后给予抗凝治疗，已进入下肢恢复训练。入院时患者轮椅推入病房，可遵嘱扶拐站立，自行活动 20min。请问，入院后如何安排抗凝计划（　　　）

A. 已能活动，停用抗凝药物

B. 继续当前抗凝药物，注意监测凝血功能

C. 仅给予阿司匹林抗血小板聚集，无需抗凝用药

解析：抗凝药物的使用，主要是为了预防深静脉血栓形成，如仅为术后预防，一般在肢体可活动后需评估是否继续使用抗凝药物。由于目前处于恢复中，活动量小，仍有坐轮椅制动因素，故可继续抗凝治疗。如果使用的是华法林，需监测凝血功能；使用的是达比加群酯、利伐沙班或皮下注射的低分子肝素，则不用监测，但需观察皮肤黏膜、大便、饮食情况。阿司匹林不用于抗凝，仅抗血小板聚集是不能预防深静脉血栓形成的。

病史回顾，患者使用的是华法林，华法林使用的注意事项是（　　　）

A. 不能吃蔬菜

B. 入院时及入院后定期监测 APTT

C. 从小剂量开始

解析：蔬菜因含有较多维生素 K，会影响华法林的疗效，但老年人常因老化，进食本来就少，加之合并其他多种疾病，我们通常从人的整体来看，是鼓励多吃蔬菜的。因此，蔬菜不是不能吃，而是要注意定量，避免维生素 K 的较大波动影响华法林效果。除了饮食控制外，由于个体差异性，监测凝血功能是最准确的判定疗效的，可以根据监测结果调整药物剂量及饮食，但需注意，监测的是 PT 和 INR，不是 APTT，肝素需要监测 APTT。建议老年患者的 INR 放在相对低的水平，不是 2～3，而是 1.8～2.0 左右。

当患者因服用抗凝药物华法林而出现消化道大出血时应该（　　　）

A. 立即注射维生素 K　　　B. 大量补液　　　C. 输血　　　D. 使用奥美拉唑

解析：华法林是维生素 K 拮抗剂，当有少量出血或出血倾向时是可以注射维生素 K，以补充凝血酶合成依赖的维生素。但凝血酶合成需要时间，故当大量出血时，注射维生素 K 起效慢，是没有多大止血作用的，此时通过输血以快速补充凝血因子才是正确的，另外输液也能补充血容量。补液可以暂时维

持循环,是可以采取的措施之一。由于是凝血酶缺乏所致,不是消化性溃疡或者胃黏膜损伤,故不建议使用奥美拉唑。

2.患者90岁女性,精神差,目前长期卧床,下肢屈膝僵硬,经评估为老年综合征——衰弱,生活不能自理。对于此患者可能出现的并发症,需要给家属交待的是( )

A.肺部感染　　B.尿路感染　　C.压疮　　D.肺栓塞

解析:患者衰弱,咳嗽乏力、活动量少,下肢无法主动运动,故以上并发症都可能出现。

如果要预防深静脉血栓形成,可使用的方法是( )

A.下肢气压治疗　　B.立即给予低分子肝素皮下注射治疗,1 次/d

C.给予华法林口服

D.安置下肢静脉滤器

解析:患者下肢屈膝僵硬,是不适合做气压治疗的。考虑到90岁,衰弱,生存期可能不长,需评估获益 - 出血风险,并和家属充分沟通,以此来决定是否给予药物抗凝治疗。故对于此患者,评估和沟通是最重要的。安置下肢静脉滤器的适应证相对较窄,为抗凝禁忌或下肢反复血栓出现的,可以考虑,此患者的身体基本情况差,无法耐受,也无必要。

睡眠呼吸暂停低通气综合征

一、概念

是多种原因导致睡眠状态下反复出现低通气和(或)呼吸中断,引起间歇性低氧血症伴高碳酸血症以及睡眠结构紊乱,进而使机体发生一系列病理生理改变的临床综合征(SAHS)。

二、疾病特点

常见肥胖或超重患者,主要表现为睡眠打鼾伴呼吸暂停继而日渐嗜睡、疲乏。鼾声响亮且不规律,夜间或晨起口干是自我发现夜间打鼾的可靠征象。可出现夜间多动与不宁,频繁翻身,肢体舞动甚至因窒息而挣扎,部分老年人夜尿增多。

三、诊断标准

根据患者睡眠时打鼾伴呼吸暂停、白天嗜睡、肥胖、颈围粗、上气道狭窄及其他临床症状可作出初步诊断，PSG（多导睡眠图）AHI（睡眠呼吸暂停低通气指数）≥5次/h，伴有日间嗜睡等症状可确定诊断。

四、分类与分级

1. 中枢型睡眠呼吸暂停：无上气道阻塞，呼吸气流及胸腹部的呼吸运动均消失。

2. 阻塞型睡眠呼吸暂停：最常见。为上气道完全阻塞，呼吸气流消失但胸腹呼吸运动仍存在，为矛盾运动。

3. 混合型睡眠呼吸暂停：兼有两者的特点。

另外，根据 AHI 和夜间最低 SaO_2，可对 SAHS 进行病情程度分级。

表 18　SAHS 病情严重程度分级

病情分度	AHI（次/h）	夜间最低 SaO_2
轻度	5～15	85%～90%
中度	16～30	80%～84%
重度	＞30	＜80%

五、治疗要点

1. 由于常见肥胖患者，需要饮食控制、通过药物或手术等达到减肥。

2. 睡眠体位改变：侧位睡眠，抬高床头。

3. 戒烟酒，慎用镇静促眠药物。

4. 纠正可逆性病因。

5. 无创通气。AHI≥15次/h 的患者、白天嗜睡明显或合并心血管疾病和糖尿病的患者，应给予无创通气，注意根据患者进行压力滴定，即所需要的最适合的吸气压和呼气压，目标是消除睡眠状态时的低氧和睡眠结构的紊乱。初次给予无创通气一定要按规范观察通气量、氧合和患者状态。

6. 口腔矫治器治疗：适用轻中度阻塞型患者或不能耐受其他治疗患者。

7. 手术治疗：主要目标是纠正鼻部和咽部的解剖狭窄，扩大口咽腔的面积，解除上气道阻塞或降低气道阻力。具体遵耳鼻喉或口腔外科专科意见。

六、临床疑问

1. 如何通过多导睡眠监测判定睡眠呼吸暂停低通气综合征的分型？首先需清楚两个概念：低通气和呼吸暂停。低通气是指睡眠过程中口鼻气流较基础水平降低 ≥ 30% 伴动脉血氧饱和度降低 ≥ 4%；或口鼻气流较基础水平降低 ≥ 50% 伴动脉血氧饱和度降低 ≥ 3% 或微觉醒。注意，单纯的气流降低不是低通气，伴有 SaO_2 的降低才是。呼吸暂停是指 SAHS 患者，每夜 7h 睡眠过程中 30 次以上呼吸暂停或 5 次 /h 以上。由于呼吸暂停和低通气的临床后果、诊治相同，故合并称为 SAHS。在多导睡眠图上，各分型的典型波形为：

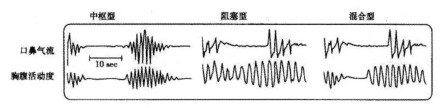

图 10 睡眠呼吸暂停低通气综合征的分类图

2. 各种类型的病因和发病机制是什么？中枢型的病因为脑外伤、脑炎、充血性心衰、麻醉、药物中毒等；阻塞型的病因为鼻、咽部的解剖狭窄如变应性鼻炎、鼻息肉、扁桃体腺样体肥大、软腭下垂松弛、悬雍垂过长过粗、舌体肥大。部分内分泌疾病如甲减、肢端肥大症常合并。

3. SAHS 可发生哪些并发症？主要是夜间间歇性缺氧所致，如高血压、冠心病、心律失常、肺动脉高压和肺源性心脏病、缺血性脑卒中、心理异常和情绪障碍等，可以看出，并发症可以很严重，因此要重视该病。

4. SAHS 与单纯性鼾症的区别是什么？单纯性鼾症的鼾声是规律而均匀的，不易鉴别者可行 PSG 检查，检查结果 AHI 小于 5，睡眠时无明显低氧血症。

七、模拟病例

一名慢阻肺患者，反复检查出现二氧化碳潴留，查体：神志清楚、肥胖、张口不能查见腭咽弓，颈粗、短，听诊双肺呼吸音低，未闻及哮鸣音。为进一步明确是否存在睡眠呼吸暂停低通气综合征，可靠的诊断依据的是（　　）

A. 患者诉夜间睡眠不佳,常有惊醒,晨起头昏、困乏

B. 同室患者告知医师患者夜间持续打鼾,节奏比较规则

C. 多导睡眠图提示呼吸暂停次数为 7/h

解析:A 为 SAHS 的症状,C 为多导睡眠图关于呼吸暂停的判定标准,故可作为诊断依据。SAHS 的患者由于有低通气或呼吸暂停,夜间打鼾是不规律的,声音也不均匀,同室患者的描述不能支持,但可以作为提示,因为患者非专业人员,有时候对患者的症状可能描述不准确。

下一步的处理是(　　　）

A. 嘱夜间侧卧入睡　　　B. 请耳鼻喉科、口腔颌面会诊

C. 无创通气　　　　D. 药物治疗

解析:侧卧入睡是通过体位改变来改善夜间通气情况,请口腔科会诊是请协助明确是否可行矫形等进一步措施解除解剖结构异常;无创通气为主要治疗措施,可以根据患者的病情程度进行评估,如果合并多种疾病或白天困乏经常性存在或夜间低氧明显,可以使用,注意呼吸机参数压力滴定。目前并无推荐药物用于 SAHS。

流行性感冒

一、概念

流行性感冒简称流感,由流行性流感病毒(RNA 病毒)引起,是一种急性呼吸道传染病,通过接触和空气飞沫传播。

二、疾病特点

起病急,发病有季节性,北方常在冬春季,南方全年可以流行。以高热、头痛、肌痛和全身不适起病,眼结膜炎和全身肌肉酸痛等中毒症状明显,而呼吸道卡他症状轻微。流感病毒变异率高,人群普遍易感,其中甲型流感病毒常引起大流行,病情较重。

三、诊断标准

诊断主要结合流行病学史、临床表现和病原学检查。

1.临床诊断病例：出现流感临床表现，有流行病学证据或流感快速抗原检测阳性且排除其他引起流感样症状的疾病。

2.确定诊断病例：有上述流感临床表现，具有以下一种或以上病原学检测结果阳性：

（1）流感病毒核酸检测阳性（可采用 real-time RT-PCR 和 RT-PCR 方法）；

（2）流感病毒分离培养阳性；

（3）急性期和恢复期双份血清的流感病毒特异性 IgG 抗体水平呈 4 倍或 4 倍以上升高。

简记：一般根据临床表现，怀疑流感的行快速抗原检测，阳性即可治疗。因机构条件有限，确诊建议转当地疾控中心进一步明确。

四、分类与分级

分为单纯型、胃肠型、肺炎型和中毒型。常见肺炎型；胃肠型多见于儿童；中毒型指休克、DIC。

五、治疗要点

1.临床诊断和确定诊断病例都要进行隔离治疗。

2.核心为抗病毒治疗：奥司他韦：每次 75 mg，2 次 /d，疗程 5d，重症病例剂量可加倍，疗程可延长，肾功能不全者要根据肾功能调整剂量；并发细菌感染行抗感染治疗。

3.对症处理：补液、降温、止咳祛痰等；中药及中成药也可使用，如银翘散合桑菊饮、连花清瘟胶囊等。

4.并发呼吸衰竭、休克、重症肺炎等重症患者转 ICU 处理（有隔离条件者）或转诊疾控处理。

六、临床疑问

1.接种流感疫苗能否有效预防流感？接种流感疫苗是预防流感最有效的手段，可以显著降低接种者罹患流感和发生严重并发症的风险。推荐老年人每年接种流感疫苗。药物预防不能代替疫苗接种，只能作为没有接种疫苗或接种疫苗后尚未获得免疫能力的重症流感高危人群的紧急临时预防措施，可使用奥司他韦、扎那米韦等。其他预防措施有增强体质和免疫力、勤洗手、保持环境清洁和通风、尽量减少流行季节到人群密集场所活动、避免接触呼吸道感染患者；咳嗽或打喷嚏时，用纸巾遮住口鼻，咳嗽或打喷嚏后洗手，尽量避免触摸眼睛、鼻或口。但需指出的是：第一，全程接种流感疫苗后要在 2 周后才产生抗体；第二，由于流感病毒变异快，只有流行的毒株和疫苗毒株相匹配时才有效，一般接种的疫苗均含有甲 1 亚型、甲 3 亚型和乙型 3 种流感灭活病毒或抗原组份，据研究显示预防有效率约 70%～90%。

2. 流感有哪些并发症？肺炎为最常见的并发症（病毒、细菌、混合性），其他有神经系统损伤（脑炎、脑膜炎），心脏损害（心肌炎、心包炎）、肌炎（肌痛、肌无力），横纹肌溶解综合征（肾衰竭）和脓毒性休克等。

3. 发现流感病例需要上报吗？流行性感冒属于丙类传染病，24h 内网络上报。由于目前流感易感人群广，季节性发病率高，国家每年都会有针对流感的相应指导政策和登记上报规定，医师需按规定上报。最主要的是在流行季节，要有患者可能发生"流感"的意识，做到不漏诊，院感防控"隔离到位"。

4. 流感和普通感冒的鉴别：简单地说，流感的全身症状较重，普通感冒的呼吸道卡他症状较明显，不易区分的行快速抗原检测，为确诊行流感病毒核酸检测。

七、模拟病例

患者 78 岁男性，有发热、四肢酸痛 3d，咳嗽 1d，体温在家测量最高 39℃，来院时听诊双肺可闻及少许湿啰音，未闻及哮鸣音，SpO_2 99%。初步诊断考虑：上呼吸道感染？肺炎？为确诊，进一步措施（　　　）

A. 胸部 X 线片或 CT　　　B. 血常规检查

C. 口咽部体格检查　　　D. 降钙素原检查

解析：胸部 X 线片是诊断肺炎和与其他呼吸道疾病进行鉴别诊断的重要手段，为明确诊断，需安排此项检查。血常规及降钙素原检查是为了协助明确感染病原菌类型，有助于治疗，但无法用于呼吸道感染和肺炎的鉴别和特异性明确，从确诊的角度讲，不是必须，但可以提供更多证据。口咽部体格检查是必须的，可以结合胸部影像学检查明确感染的部位和类型，这也是现代医疗技术发展后，医师容易忽略的基本功。

采集病史，家中多人有发热、乏力、头昏等感冒症状，结合冬季季节性因素，医师怀疑是否为流行性感冒，需进一步措施（　　　）

A. 让患者回家休养,不轻易外出

B. 叫患者家人都来院诊治,明确诊断

C. 安排流感病毒抗原快速检测

D. 给予加强手卫生

解析:目前进一步的措施是尽快确诊,C 答案正确。

慢性阻塞性肺疾病

一、概念

慢阻肺(简称)是一种以持续存在的呼吸系统症状和气流受限为特征的疾病,通常与显著暴露于有害颗粒或气体引起的气道和(或)肺泡异常有关。肺功能检查:吸入支气管扩张剂后$FEV_1/FVC < 70\%$表明存在持续气流受限。

二、疾病特点

以慢性咳嗽、咳痰,活动后气促为主要表现,查体见桶状胸,听诊双肺呼吸音减弱。该病与慢支炎、肺气肿有密切关系,但无持续气流受限的慢支炎和肺气肿不能诊断为慢阻肺。《慢性阻塞性肺疾病全球倡议(GOLD)》2018 版指出:除吸烟外(含电子烟),PM 2.5/10 水平与慢阻肺患病率相关。

三、诊断标准

根据吸烟等高危因素史、临床症状和体征,临床拟诊慢阻肺。肺功能检查确定持续气流受限是慢阻肺诊断的必备条件,吸入支气管扩张剂后,$FEV_1/FVC < 70\%$,若能同时排除其他已知病因或具有特征病理表现的气流受限疾病(如支气管扩张、肺结核纤维化病变、严重的间质性肺疾病、弥漫性泛细支气管炎等),则可明确诊断为慢阻肺。老年患者易过诊,故对于肺功能检查FEV_1/FVC 60%~70% 的患者,可以再次检查明确,如果初次使用支气管舒张剂后 $FEV_1/FVC < 60\%$,则明确。

四、分类与分级

分为稳定期和急性加重期。稳定期和急性加重期均需要对病情严重程度进行评估。急性加重期是指咳嗽、咳痰、呼吸困难比平时加重。

表 19 慢阻肺稳定期病情评估表

慢阻肺稳定期				
（1）肺功能评估		（2）症状评估（呼吸困难问卷 mMRC）		
GOLD1 级 轻度	$FEV_1\% \geqslant 80\%$	0 级	剧烈活动时出现呼吸困难	
GOLD2 级 中度	$FEV_1\% 50\%\sim79\%$	1 级	快步走出现呼吸困难	
GOLD3 级 重度	$FEV_1\% 30\%\sim49\%$	2 级	平地走比同龄人慢或需要停下休息	
GOLD4 级 极重度	$FEV_1\% < 30\%$	3 级	平地走 100m 或数分钟即需停下喘气	
		4 级	因严重呼吸困难而不能离家,穿脱衣即出现呼吸困难	
（3）急性加重风险评估	上一年发生 2 次或以上急性加重,或者 1 次以上需要住院治疗的提示今后急性加重风险增加			

表 20 慢阻肺急性加重期病情评估表

慢阻肺稳定期						
	呼吸衰竭	呼吸频率（次 /min）	动用辅助呼吸机	意识状态改变	低氧血症	高碳酸血症
I 级	无	< 30	无	无	低浓度吸氧可改善	无
II 级	有	> 30	有	无	低浓度吸氧可改善	PCO_2 轻度增高
III 级	有	> 30	有	有	常规氧疗不能改善	$PaCO_2 > 60mmHg$,pH $\leqslant 7.25$

五、治疗要点

分为稳定期治疗和急性加重期治疗。医养结合单位两种情况都常见,都需熟练掌握。

1. 稳定期治疗：除戒烟、脱离污染环境外，主要是依据综合性评估选用推荐用药治疗。另据病情选用祛痰药物和氧疗，氧疗原则为低浓度吸氧至少 15h/d，使患者静息下 $SaO_2 \geqslant 90\%$。

表 21 慢阻肺稳定期分组治疗要点

综合评价分组	特 征	急性加重次数	mMRC	用 药
A 组	低风险，症状少	≤1 次	0～1 级	SAMA 或 SABA
B 组	低风险，症状多	≤1 次	≥2 级	LAMA 或（和）LABA
C 组	高风险，症状少	≥2 次或住院	0～1 级	LAMA 或 LAMA+LABA 或 ICS 加 LABA
D 组	高风险，症状多	≥2 次或住院	≥2 级	LAMA+LABA，或加 ICS

注：SAMA：短效抗胆碱能药物；SABA：短效 β_2 受体激动剂；LAMA：长效抗胆碱能药物；LABA：长效 β_2 受体激动剂；ICS：吸入糖皮质激素。

2. 急性加重期

（1）控制感染，感染为急性加重期最常见的原因，抗感染原则同肺部感染章节，反复急性加重的患者，抗感染力度一定要强，多联合广谱抗菌药物使用。

（2）支气管舒张剂使用，多通过雾化方式给予较大剂量（常规剂量几倍）使用，可持续雾化吸入。

（3）氧疗，原则是低浓度吸氧，呼吸衰竭发生时需要机械通气请参考对应章节。

（4）糖皮质激素：在使用支气管舒张剂后患者喘息仍明显，肺部哮鸣音存在或"沉寂肺"，可以短期静脉使用激素，推荐甲强龙或氢化可的松，不用地塞米松，一般用 3～5d，可直接停用。激素依赖倾向的，缓停或换用口服激素，注意效价换算。

（5）其他措施：痰液引流、水电解质维持（易发低钠血症）、营养支持等。

（6）终末期患者可选择肺移植，北京中日友好医院王辰院士团队每年肺移植手术例数多，可推荐。

六、临床疑问

1. 哪些线索可以考虑慢阻肺？以下线索越多，越应该考虑慢阻肺：呼吸困难进行性加重（通常在活动时加重，持续存在），反复的咳嗽、慢性咳痰，间歇性喘息或反复发作的喘息，反复下呼吸道感染，吸烟、厨房油烟、职业粉尘。临床考虑后还是需要肺功能检查确定，如无肺功能检查明确，可临床诊断。

2. 慢阻肺容易出现哪些并发症？常出现慢性呼吸衰竭、自发性气胸、慢性肺源性心脏病。慢性呼吸衰竭往往需要抗感染和通畅气道处理；单肺压缩＜20% 的气胸可以观察，否则行胸腔闭式引流；肺心病主要控制感染、氧疗，谨慎消肿，一般不强心处理。

3. 激素在慢阻肺治疗中的作用？从慢阻肺的发病机制中来看，炎症机制是其中之一。据研究，中性粒细胞、巨噬细胞、T 淋巴细胞等炎症细胞参与了慢阻肺的发病过程，其中，中性粒细胞的活化和聚集是一个重要环节，通过释放中性粒细胞弹性蛋白酶等多种生物活性物质，引起慢性黏液高分泌状态并破坏肺实质。AECOPD 患者还包括了感染诱发的急性炎症反应，特别是反复喘息的患者，而激素能够干预和遏制上述炎症反应。从结果来看，激素可以降低气道反应性，减轻气道黏膜的炎症、水肿，减少气流受限。

4. 激素中为什么不使用地塞米松？地塞米松是人工合成的水溶性糖皮质激素，难以通过细胞膜与激素受体结合而发挥治疗作用。在雾化中，地塞米松与气道黏膜组织的结合较少，气道内滞留时间短，肺内沉积率低，难以通过吸入而发挥局部抗炎作用。另外，其生物半衰期长，静脉输入在体内容易蓄积，对丘脑下部 - 垂体 - 肾上腺轴的抑制作用也强，因此不推荐。

5. 是否需要使用孟鲁司特等白三烯调节剂治疗慢阻肺？白三烯调节剂通过调节白三烯的生物活性而具有抗炎作用，能舒张支气管平滑肌，有很多研究也把孟鲁司特用在慢阻肺急性加重期患者，并得出了有效的研究结果。但目前在《慢性阻塞性肺疾病全球倡议（GOLD）》以及第九版《内科学》中，均未把白三烯调节剂作为慢阻肺的治疗药物，在孟鲁司特的药品使用说明书中，也是作为哮喘治疗用药。故慢阻肺的抗炎主要还是依赖激素和抗感

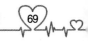

染，如果慢阻肺合并哮喘，可以考虑使用。

七、模拟病例

患者男性，72 岁，因"反复咳嗽、咳痰 15+ 年，气促 7 年，复发加重 2d"入院。既往每年因肺部感染在当地医院抗感染治疗。有吸烟史 20+ 年，入院时神志清楚，精神差，咳黄黏痰，R25 次 /min，SPO_2 91%，听诊肺部可闻及干湿性啰音，双下肢不肿，实验室检查：WBC $12×10^9$/L，N85%，血气分析：pH7.31，PCO_2 65mmHg，PO_2 61mmHg，BE -8mmol/L，胸片提示右下肺炎，双肺肺气肿。目前考虑慢阻肺急性加重期，肺部感染，拟给予抗感染治疗，目前抗菌药物可以使用的是（　　）

A.阿莫西林克拉维酸钾　　　　B.亚胺培南西司他汀

C.哌拉西林他唑巴坦　　　　　D.左氧氟沙星片口服

E.头孢拉定　　　　　　　　　F.伏立康唑

解析：为老年患者，病程长，病情反复且急性加重，入院时呼吸频率快，氧合下降，存在酸中毒，血氯增高，提示病情较重，因既往反复抗生素使用史，多为耐药菌或产酶菌感染，建议广谱抗菌药物治疗，并应该覆盖革兰阴性菌为主。真菌感染需警惕，进一步寻找证据后再考虑是否使用。药物静脉使用，以迅速控制感染，缓解病情。因此，B、C 均建议使用。

患者入院后其他治疗方案可选（　　）

A.持续氧气吸氧 2L/min　　　　B.给予氨溴索联合溴己新祛痰

C.可拉明静滴促二氧化碳排出　　D.雾化沙丁胺醇

解析：患者目前 SPO_2 91%，在目标氧合 90% 以上，故氧疗方案可选低浓度吸氧；氨溴索不建议和溴己新联用，任一药物单用即可，推荐氨溴索，联用属于重复用药；在目前痰量多且黏稠的情况下，首选通畅呼吸道和平喘，而不应该使用可拉明，可拉明反而会增加耗氧。沙丁胺醇雾化平喘可选，使用正确。

入院后拟给予静脉激素使用，依据为（　　）

A.肺部有哮鸣音　　B.为慢阻肺患者　　C.院外长期吸入激素治疗

解析：A、B、C 均不是静脉激素使用指征，如果院外有吸入激素使用史，而入院时并无静脉激素使用指征，可以继续吸入激素或改用雾化使用。患者如果经支气管舒张剂使用后仍气促明显，肺部哮鸣音体征不改善，或者入院时病情急重，呼吸困难明显，可以考虑静脉激素使用。

患者治疗好转后拟出院，需注意什么（　　）

A. 饮食　　　　　B. 活动及康复计划

C. 家庭氧疗方案　　　D. 支气管舒张剂使用方案

解析：以上均正确，但需注意，D 选项是最容易忽略的。对于所有慢阻肺患者，在急性期，我们需要对病情严重程度进行评估，在治疗好转后的稳定期，需要对预后及急性发作次数进行风险评估，并行 A、B、C、D 分组，据此给予推荐用药。

患者诉平素走路 5min 就感觉累，吃饭、穿衣无异常，据病史，综合评估患者稳定期分组为（　　）

A. A 组　　　B. B 组　　　C. C 组　　　D. D 组

解析：根据患者去年发病次数为反复发病并因此住院，应分到高风险 C、D 组，根据呼吸困难问卷，评分为 3 级，分到 D 组，综合评估为 D 组。根据评估结果，出院后应给予长效支气管舒张剂联合激素吸入使用，或两种长效支气管舒张剂联合使用，以减轻院外症状和预防急性发作。

原发性高血压病

一、概念

高血压是以体循环动脉压升高为主要临床表现的心血管综合征，可分为原发性和继发性。原发性高血压，又称高血压病，因医养结合单位常见原发性，故为本节讨论的重点。

二、疾病特点

高血压病患者多因头昏不适就诊，也常无任何不适而体检时发现血压增高；对于老年患者，以收缩压增高为主，并因中心动脉硬化，脉压差通常较大。高血压病是心脑血管疾病最重要的危险因素，常与其他危险因素共存，并可导致心脏、脑、肾脏、视网膜等靶器官受损，需高度重视血压水平的控制。另注意老年人的血压控制水平需结合年龄、生存期、基础疾病、机体功能等因素综合考虑，并要避免低血压对组织供血的不良影响。

三、诊断标准

高血压的诊断标准是根据临床及流行病学资料界定的。定义为未使用降压药物的情况下诊室收缩压≥140mmHg 和（或）舒张压≥90mmHg。

四、分类与分级

根据血压水平进行分级，根据危险因素和病史进行危险分层。

表 22　高血压分级

	收缩压		舒张压
1 级高血压	140～159	和（或）	90～99
2 级高血压	160～179	和（或）	100～109
3 级高血压	≥180	和（或）	≥110
单纯收缩期高血压	≥140	和	＜90

注：当收缩压和舒张压属于不同分级时，以较高的级别作为标准。

表 23　高血压危险分层

其他危险因素和病史	高血压		
	1 级	2 级	3 级
无	低危	中危	高危
1～2 个其他危险因素	中危	中危	很高危
≥3 个其他危险因素或靶器官损害	高危	高危	很高危
临床合并症或合并糖尿病	很高危	很高危	很高危

五、治疗要点

1. 高血压病无根治方法，主要通过血压控制，来降低脑卒中、心血管病、心衰等发生率和死亡率。

2. 生活方式干预：建议控制体重指数到 24kg/m² 以内，摄入食盐 6g/d 以内，多吃蔬菜、水果，减少脂肪摄入，戒烟限酒，增加活动，减轻精神压力，必要时补充叶酸制剂。

3. 高血压 2 级或以上患者，高血压合并糖尿病或者已经有心、脑、肾靶器官损害或并发症病人，血压持续升高通过改善生活方式后血压仍未获得有效控制者，高危和很高危患者需要使用降压药物治疗。

4. 降压药物选择：分为五大类，包括利尿剂、β- 受体拮抗剂、钙通道阻滞剂、血管紧张素转换酶抑制剂和血管紧张素 II 受体拮抗剂。其他药物如利血平、可乐定，因易导致直立性低血压，不建议使用，特拉唑嗪等 α- 受体拮抗剂因副作用多，也不建议首选，但某些合并前列腺增生或多重用药的特定患者，可据病情谨慎使用。

5. 降压方案：（1）无并发症患者可单用其中一类药物；（2）一般 2 级高血压及以上患者开始时采用两种降压药物联合治疗；（3）联合治疗应采用不同降压机制的药物，推荐 ACEI/ARB 合并二氢吡啶类钙通道阻滞剂，或 ACEI/ARB 合并噻嗪类利尿剂，或二氢吡啶类钙通道阻滞剂合并利尿剂，或二氢吡啶类钙通道阻滞剂合并 β- 受体阻滞剂：除 β- 受体阻滞剂外的四类药物可两两联合，β- 受体阻滞剂与二氢吡啶类钙通道阻滞剂联合，ARB/ACEI 中只任选一种；（4）三种降压药物联用一般必须含利尿剂；（5）降压方案个体化，从小剂量开始，3～6 个月达标，老年患者调整药物后需观察 1～2 周再考虑是否调整；（6）降压过程应逐步，避免过快过度降压。

6. 降压目标：老年人血压在能耐受的情况下控制在 140/90 mmHg 以内，如有靶器官受损或合并糖尿病，可考虑降至 130/80 mmHg 以内，80 岁以上患者降压目标值一般为 150/90 mmHg 以内。

7. 难治性高血压：建议专科会诊治疗，警惕继发性高血压存在。

六、临床疑问

1. 健康教育在高血压病治疗中的意义？临床工作中，有部分患者对高血压病的危害认识不足，比如存在血压高而无不适症状、教育程度低、经济条件差、因患多种慢病而服用较多种药物、高学历且对疾病常有自主见解、经常挂所谓"专家号"咨询等。这类患者的用药依从性差，表现为拒绝服药、

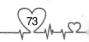

不用医师推荐药物而选用"专家"开的已被证明副作用多的药物、自行停药、自行加减药物剂量，不规律或按要求监测血压等。由于规范用药和血压监测对于患者血压水平的达标从而远期获益和减少不良反应至关重要，因此需要患者充分了解高血压的危害和降压达标的重要性等，积极配合医师治疗。健康教育是重要的内容，应经常性对患者进行健康教育，内容包括高血压的危害、饮食调控、活动指导、生活习惯改良、药物服用指导、药物常见不良反应告知、血压自测培训等。健康教育形式和频次依据患者依从度进行个性化调整。

2. 怎么理解高血压的诊断标准？高血压的诊断标准实际是在不断变化的，20世纪60年代，我国曾根据年龄对应的血压关系，通过统计学方法来划定高于普通人群2个标准差的为高血压阈值，后有研究通过病理学方法寻找血压增高导致的病损点，以此来确定高血压的诊断标准。由于影响血压的因素很多，且还需考虑合并症的问题，因此，很难把正常血压和高血压做清楚的划界，目前多根据血压升高程度所致的不良预后（主要指心血管事件）相较，通过临床及流行病学资料界定高血压的诊断阈值。2017年，美国提出了新的高血压诊断标准为≥130/80 mmHg，如果采用此标准，全球高血压人群无疑将大幅度扩增，对高血压的早防早治也许有积极意义。但同时，对血压的更积极干预措施能否使患者从中获益，干预后的风险是否急剧增加，社会经济效益是否能提高，会不会增加很多人的精神负担等一系列问题还未有明确答案。因此，我国目前还未采纳此标准，有待更多的证据分析和研究。

3. 什么是老年高血压病？根据中国老年学和老年医学学会心脑血管病专业委员会、中国医师协会心血管内科医师分会制定的《老年高血压的诊断与治疗中国专家共识（2017版）》，年龄≥60岁、血压持续或3次以上非同日坐位收缩压≥140 mmHg和（或）舒张压≥90 mmHg为老年高血压。不同测量方法的血压正常值：诊室血压＜140/90 mmHg，家庭自测血压＜135/85 mmHg，24 h平均动态血压＜130/80 mmHg，24 h动态血压清醒时平均血压＜135/85 mmHg。

4. 高血压的发病因素有哪些？有遗传因素（家族聚集性），环境因素（高盐饮食、精神应激、吸烟），体重增加、长期服用避孕药物、患有睡眠呼吸暂停低通气综合征。

5. 高血压的发病机制有哪些？神经机制：最终交感神经系统活性亢进、血浆儿茶酚胺浓度升高，阻力小动脉收缩增强而导致血压升高；肾脏机制：通过血压增高达到维持体内水 - 钠平衡的一种代偿方式；激素机制：肾素 - 血管紧张素 - 醛固酮系统激活；血管机制：大动脉和小动脉结构与功能的变化；胰岛素抵抗：继发高胰岛素血症使肾脏水钠重吸收增强，交感神经系统活性亢进，动脉弹性减退，血压升高。

6. 我国人群高血压的特点是什么？（1）高钠低钾膳食是主要危险因素之一；（2）超重和肥胖是又一重要因素；（3）叶酸普遍缺乏。

7. 高血压的主要靶器官受损临床表现为？心脏：长期压力负荷增加，刺激心肌细胞肥大和间质纤维化引起左心室肥厚和扩张；冠脉血流储备下降，在耗氧增加时，导致心内膜下心肌缺血。肾脏：急慢性肾衰竭。脑：脑出血、促使脑动脉粥样硬化，版块破裂致脑血栓形成。视网膜：渗出和渗血。

8. 各降压药物的特点是什么？以下为五大类药物的举例，具体需根据患者情况和说明书，个体化治疗。

表 24　常用降压药物特点

分　类	代表药物	主要特点	注意事项
利尿剂	氢氯噻嗪	起效平稳,作用持久	电解质紊乱,影响血脂、血糖、尿酸代谢
β 受体拮抗剂	美托洛尔	起效强、迅速,合并心绞痛和心率快者推荐	心动过缓、撤药综合征,增加胰岛素抵抗
钙通道阻滞剂	左旋氨氯地平维拉帕米	起效迅速,疗效强,对血脂、血糖无明显影响	心率增快、下肢水肿抑制心肌收缩和传导
血管紧张素转化酶抑制剂	卡托普利福辛普利	起效缓慢, 3～4 周达最大作用特别适用心衰、心梗、房颤、蛋白尿、糖耐量减退或糖尿病肾病的高血压病人	刺激性干咳、血管性水肿,高钾血症、双侧肾动脉狭窄忌用

续表

分　类	代表药物	主要特点	注意事项
血管紧张素Ⅱ受体拮抗剂	厄贝沙坦 缬沙坦	起效缓慢,疗效持久而平稳	高钾血症、双侧肾动脉狭窄忌用

9. 长期降压治疗的必要性？降压治疗的益处主要是通过长期血压控制所达到的，因此高血压患者需要长期降压；当血压控制平稳后，仍需继续治疗，如若停药，多数患者在半年内血压会回复到原有水平。需注意健康教育，让病人和家属参与治疗计划的制订，鼓励患者家中自测血压。

10. 什么是患者能够耐受？指降压治疗的达标过程中，患者在血压下降到目标血压前不因服药或血压水平的下降产生不能接受的不适感。如给予卡托普利治疗的过程中，患者出现了刺激性咳嗽，经减量也不能缓解，不得不换药，这就是不耐受。还比如当血压下降到 140/82mmHg 患者就出现了头昏不适，无法继续降压达到 130/80mmHg 目标血压，这也叫不耐受。

11. 电子测压计可以使用吗？目前绝大多数的电子血压计都是采用示波法来测量血压的。示波法测血压是通过建立收缩压、舒张压、平均压与袖套压力震荡波的关系来判别血压的。这种算法的取得大多都是依靠大规模人群测量取得的数据进行的统计分析，且不同的生产厂商算法也并不统一，所以，同一患者使用不同品牌的电子血压计，其测量的数值会有所不同，长期使用后因腕带的粘黏性降低，测压敏感性下降。但因电子血压计携带、使用方便，经简单培训就可由患者自测，也能减轻医护人员负担，是较为理想的血压监测工具。根据 WHO 减少汞污染的倡议，电子血压计将是未来主要的血压测量工具。需注意，高血压的诊断标准是以肘部肱动脉处的血压为依据，因此处于诊断目的的血压监测应使用袖带式电子血压计测肱动脉部位血压。

12. 什么是动态血压监测？由仪器自动定时测量血压，连续 24h 或更长时间。正常人血压呈"双峰一谷"昼夜规律，上午 6～10 时及下午 4～8 时各有一高峰，夜间血压明显降低。老年高血压患者节律常消失。动态血压监测可鉴别白大衣高血压，发现隐蔽性高血压，评估治疗效果等。

13. 血压测量的注意事项？（1）诊断主要以诊室血压为参考；（2）测压

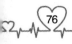

工具要定期校准；（3）测量时患者为安静休息坐位，测量部位为上臂肱动脉处；（4）测非同日三次血压或持续监测的血压；（5）左、右上臂的血压一般相差 10～20mmHg 以内，通常右侧高于左侧，建议首次测量应测双侧，以最高血压为诊断标准。

14. 什么是餐后低血压和体位性低血压？餐后低血压是指进餐后 2h 内测量收缩压下降≥ 20mmHg。体位性低血压是指从卧位到站位时分别测量站立和站立后 2min 患者血压，收缩压下降≥ 10mmHg 或舒张压下降＞ 10mmHg 称为体位性低血压。两种低血压均可导致患者头昏、心慌、黑矇、跌倒。

15. ARB 能常规替代 ACEI 吗？ ACEI 和 ARB 均为降压的一些药物，循证医学已有充分证据表明两者的在降压上的强效、安全和有效性，也都有靶器官保护作用。但两者的机制有所区别，（1）ACEI 通过抑制血管紧张素转换酶减少血管紧张素Ⅱ合成，而 ARB 选择性拮抗血管紧张素Ⅱ受体 -AT1 亚型，两者都能通过影响血管紧张素而发挥降压作用，但 ACEI 不能抑制旁路合成血管紧张素Ⅱ；（2）ACEI 可防止缓激肽分解（缓激肽有扩血管和抗内皮细胞凋亡作用），而由于 ARB 不能影响缓激肽水平，因此在心血管保护方面和 ACEI 有差异；（3）ACEI 易致干咳，影响患者生活质量，而由于 ARB 不影响缓激肽水平，无刺激性咳嗽不良反应，所以推荐用于 ACEI 不耐受的替代，但 ARB 存在粒细胞减少和横纹肌溶解可能。综上，ARB 和 ACEI 降压效果和禁忌症类似，但因机制不同，目前各种指南均不推荐 ARB 直接替代 ACEI 使用，而更多的是当 ACEI 不能耐受时才使用 ARB，一般情况下两者也不联用。

七、模拟病例

患者女性，78 岁，因"鼻出血半小时"就诊。入院时测血压 190/110mmHg，未诉不适，平素未体检。考虑需要降压，可选用的药物有（　　　）

A. 硝苯地平片　　　 B. 呋塞米

C. 马来酸依那普利　　　 D. 比索洛尔

解析：患者鼻出血原因可能与血压增高相关，应立即降压，以减少鼻出血。上述药物中，硝苯地平片应选用。呋塞米和马来酸依那普利降压起效相对慢，不适用；心脏情况暂不清楚，比索洛尔也不适用。

给予降压、鼻腔纱布填塞等综合治疗后，1h 复测患者血压下降至

175/89mmHg，鼻出血停止，拟给予长期血压控制，下一步的处理措施
（　　）

A. 健康教育

B. 单用利尿剂

C. 给予苯磺酸左旋氨氯地平

D. 硝苯地平缓释片联合马来酸依那普利使用

E. 监测血压

F. 筛查眼、脑、肾并发症，测血糖、血脂

解析：患者经评估为高血压 3 级、极高危，应该起始给予两联降压治疗，根据药物推荐，可选用二氢吡啶类药物联合 ACEI 类药物，故 D 合适，B、C 单用不合适。健康教育和监测血压是基础，对于每一个高血压患者均适用。由于患者测血压高，无症状，既往无血压监测史，因此评估患者可能存在较长时间的高血压病史而未行任何干预，有出现靶器官受损的可能性，应给予主要靶器官情况筛查，以明确、协助治疗。由于高血压病常合并血脂、血糖异常，建议排查。

经检查，患者有颈动脉斑块形成，未发现患者有其他靶器官受损表现，降压目标为：（　　）

A. 150/90mmHg　　　B. 140/90mmHg　　　C. 130/80mmHg

解析：降压目标根据患者年龄，有无靶器官受损，合并症等情况综合拟定，患者年龄 78 岁，有血管动脉硬化，可考虑降压目标为 140/90mmHg，如能耐受，可降至 130/80mmHg。

降压的原则是（　　）

A. 为减少心血管不良事件，要求 1 月内血压达标

B. 给予药物治疗后，第二天根据血压情况进行药物剂量调整

C. 注意观察有无咳嗽、心慌、下肢水肿等不良反应

D. 为保证疗效，药物需从较大剂量开始使用，出现不良反应或不耐受后减量

解析：老年高血压需平稳降压，不能过快过度治疗，一般 3～6 个月达标，用药从小剂量开始。

冠状动脉粥样硬化性心脏病 —— 总论

一、概念

指冠状动脉发生粥样硬化引起管腔狭窄或闭塞，导致心肌缺血缺氧或坏死而引起的心脏病，简称冠心病，旧称缺血性心脏病。

二、疾病特点

冠心病是动脉粥样硬化导致器官病变的最常见类型，也严重危害人的健康，根据缺血程度的不同，临床会有不同的表现。如胸骨后疼痛、心律失常、心力衰竭、恶心、呕吐，隐匿性的冠心病还表现为无症状而仅有心肌缺血的证据。在老年患者中，冠心病的比例高于高血压性心脏病、肺心病，另需注意，很多患者自诉有冠心病，但仔细询问病史，冠心病的诊断并没有通过冠状动脉造影，而仅仅依靠其他部位动脉发现斑块和临床表现等综合诊断，需注意鉴别。

三、诊断标准

明确有冠状动脉硬化的原因为粥样硬化，且因此导致了管腔狭窄或闭塞的证据，再根据临床有相应表现，排除其他冠脉疾病，可诊断。

四、分类与分级：

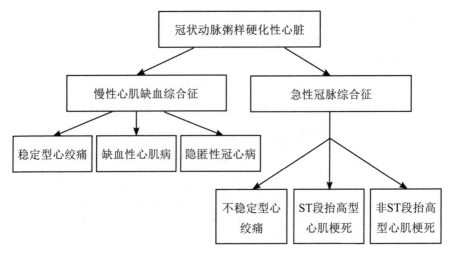

图11 冠状动脉粥样硬化性心脏病分类图

五、治疗要点

1. 冠状动脉粥样硬化性心脏病为动脉粥样硬化在冠脉的表现，治疗上特别是预防上整体与动脉粥样硬化相似，根据分类的不同，有不同治疗倾向。

2. 治疗高血压、糖尿病、肥胖症等危险因素；合理膳食，维持体重指数 $20 \sim 24kg/m^2$，适量活动，生活规律，戒烟戒酒。

3. 药物：调脂（推荐他汀类），抗血小板（阿司匹林、氯吡格雷），改善心脏重构和预后（ACEI 或 ARB）；降低心肌耗氧（β- 受体阻滞剂、钙通道阻滞剂）。

4. 处理症状：据病情使用硝酸甘油、曲美他嗪、尼可地尔、伊伐布雷定、中医中药活血化瘀等。

5. 据病情行溶栓、抗凝或介入、外科手术。

六、临床疑问

1. 动脉粥样硬化的危险因素有什么？由于冠心病与动脉粥样硬化密切相关，故需了解动脉粥样硬化的危险因素。如下：老年、绝经后女性、低密度脂蛋白胆固醇增高、高血压、吸烟、糖尿病和糖耐量异常、肥胖（超过标准体重 20% 或 $BMI > 24kg/m^2$）、早发冠心病家族史、A 型性格、长期口服避孕药、高热量高脂高糖饮食。年龄和性别是不可改变的危险因素，其他因素应尽可能去除。

2. 冠心病的发病机制是什么？心肌细胞对氧的需求巨大，未发病时通过摄取血液中的氧来供应，摄取量基本接近最大可摄取量，当氧需求增加时，只能通过增加血流量来提高氧的供应。冠脉循环有很大的储备，能在需要时适当扩张，血流量可增加到休息时的 6 倍左右。当冠脉出现固定狭窄、痉挛或血栓形成等导致阻力增加时，循环调节能力受限，血流量减少，氧供不能得到满足而导致心肌缺血缺氧。缺血缺氧后心肌内堆积的代谢产物如乳酸、丙酮酸等刺激心脏内自主神经的传入纤维末梢，经一系列过程传至大脑产生疼痛感觉，痛觉反应在与自主神经进入水平相同脊髓段的脊神经所分布的区域，即胸骨后及两臂的前内侧与小指，尤其在左侧。严重贫血时血液携氧量的减少，也会导致心肌的缺氧。总之，当冠脉的供血与心肌的需血之间发生矛盾，冠脉血流量不能满足心肌代谢的需要，就可引起心肌缺血缺氧，缺血缺氧程度不同导致了不同的临床表现，而病理基础是动脉粥样硬化。

3. 怎么理解动脉粥样硬化的斑块？从病理上，动脉粥样硬化的演变分为 6 型，其中纤维粥样斑块形成为最具特征性的改变。从临床上看，斑块常分为两类，一类是纤维帽较厚而脂质池较小的斑块即稳定型，另一类是纤维帽薄而脂质池较大的斑块即易损型。易损型的破裂导致了急性心血管事件的发生。

七、模拟病例

1. 一门诊复诊的冠心病患者，长期口服阿司匹林、瑞舒伐他汀治疗，目前未诉不适，有糖尿病、高血脂、高血压基础疾病，为评估防治措施是否有效，应进行哪些项目检查（　　　）

A. 血脂，主要看总胆固醇水平

B. 糖化血红蛋白和指尖血糖

C. 测血压

D. 心电图

E. 胸部 X 线片

解析：主要是评估可控制的危险因素是否达标，血脂方面应主要关注 LDL-C 而不是总胆固醇，当然总胆固醇指标也很重要；血糖、血压需控制在合适范围；心电图主要根据既往冠心病情况，如果有不适或是心绞痛、心梗起病，应该复查；胸部 X 线片不是常规。

2. 患者 82 岁，因高血压病入院，有间断活动后胸闷病史，行血管彩超检查发现全身多部位血管动脉斑块形成，胸部 X 线片提示心影左下扩大，血脂提示总胆固醇水平和低密度脂蛋白胆固醇水平升高。目前支持患者冠心病的依据有（　　　）

A. 主动脉斑块形成　　　B. 扩大的心腔

C. 高脂血症　　　D. 合并高血压

解析：动脉粥样硬化会累及全身的动脉，以冠脉和脑动脉最多，因此当发现其他血管斑块的时候，即使没有冠脉造影，也要想到冠脉也可能出现了粥样斑块，特别是患者还有高血脂、高血压、高龄等危险因素。冠心病发生后，往往心肌细胞会代偿性增大，表现为心室腔的扩大，在 X 线片也会有所表现，故以上证据均对冠心病有支持。

稳定型心绞痛

一、概念

属于慢性心肌缺血综合征，又称劳力性心绞痛。

二、疾病特点

典型表现为劳力负荷增加（如体力劳动、情绪激动、饱食等）时（当时，而不是之后）出现胸骨后阵发性前胸压榨性疼痛或憋闷感觉，可放射至心前区、左手或至颈、咽、下颌部，持续时间一般数 min 内，休息或服用硝酸酯制剂后疼痛消失。在数个月内，疼痛重复发生。

三、诊断标准

根据典型心绞痛发作特点，结合年龄和存在冠心病危险因素，排除其他原因引起的心绞痛，可诊断。当心绞痛发作时心电图 ST-T 改变，症状消失后 ST-T 改变逐渐恢复，支持心绞痛诊断；如无法捕捉到发作时心电图可行心电图负荷试验。

四、分类与分级

按严重程度分为四级。Ⅰ级：一般体力活动不受限，在强、快或持续用力时发生心绞痛；Ⅱ级：一般体力活动轻度受限，平地步行 200m 及以上或登楼一层以上受限；Ⅲ级：一般体力活动明显受限，平地步行 200m 内或登楼 1 层引起心绞痛；Ⅳ级：轻微活动或休息时即可发生心绞痛。

五、治疗要点

1. 立即休息。

2. 舌下含服硝酸甘油片或硝酸异山梨酯片。

3. 未发作期主要是动脉粥样硬化的防治，基本原则同冠心病总论章节。注意，阿司匹林剂量范围为 $75\sim150\,mg/d$，支架植入术后或阿司匹林不能耐受的患者可用氯吡格雷 $75\,mg/d$。

六、临床疑问

1. 什么是心电图负荷试验？常指运动负荷试验，通过增加心脏负担以激发心肌缺血，运动方式采用分级活动平板。患者迎着转动的平板就地踏步，以达到按年龄预计可达到的最大心率或 85%～90% 最大心率为负荷目标，运动前、运动中每当运动负荷量增加一次均应记录心电图，运动终止后即刻以及此后每 2min 重复心电图记录，直至心率恢复至运动前水平。运动中出现心绞痛图形改变，即为阳性。注意，本试验有一定比例的假阳性和阴性，不能单独作为诊断或排除冠心病的依据。

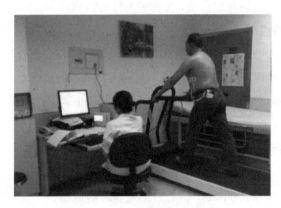

图 12　运动负荷试验示意图

2. 硝酸酯类药物在心绞痛治疗中的药理作用？硝酸酯类药物可以通过扩张冠脉、降低阻力来增加冠脉循环的血流量，另通过对周围血管的扩张作用，减少静脉回心血量，降低心脏的前负荷；心脏做功减少，需氧减少，从而缓解心绞痛。使用硝酸酯类药物最好通过舌下，因为药物通过口服会有"首关消除"作用，舌下含化可通过舌下静脉丛直接吸收。硝酸甘油起效时间 1～2min，约半小时后作用消失；硝酸异山梨酯起效时间约 2～5min，作用持续 2～3h，使用硝酸酯类药物注意保持无药间期以防止耐药。

3. 心绞痛发作时心电图表现为？一般表现为暂时性心肌缺血引起的 ST 段移位，即 ST 段压低 ≥ 0.1mv，缓解后恢复，T 波也可与平时心电图相较有差别。

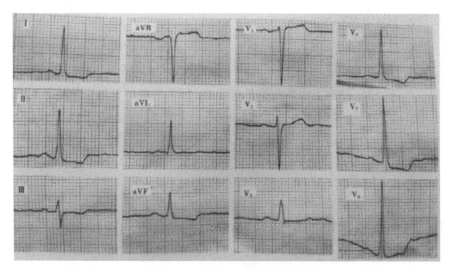

图 13　心绞痛发作时的图形表现

4. 心绞痛的鉴别诊断？由于心绞痛疼痛部位的不固定性，应注意与反流性食管炎、消化性溃疡、肋间神经痛、肋软骨炎等相鉴别。心脏神经症患者常伴用力呼吸，多于疲劳后而非疲劳时发生，服用硝酸甘油无效或延迟起效。另外，急性冠脉综合征患者胸痛性质多剧烈而持久，口服硝酸酯类药物一般无效，心电图有动态演变，心肌酶学指标普遍升高。

七、模拟病例

患者男性，80 岁，有冠心病病史，近一年来反复胸闷发作，每次持续时间 1～2h，有时有胸痛感，今夜间睡觉时再发胸闷不适，自服"速效救心丸"8 粒，略有缓解。值班医师应该给予以下哪些措施（　　　）

A. 床旁心电图　　　B. 再次给予硝酸甘油口服

C. 急查心肌酶谱　　　D. 胸部重点查体

解析：根据冠心病史和症状特点，应考虑不稳定型心绞痛，常规给予心电图和心肌酶学检查，以排除急性心梗。不稳定型心绞痛口服硝酸甘油常无效，且患者已服用速效救心丸，短时间内也不必再用，如考虑使用，应静脉使用。需注意和胸闷、胸痛相关疾病鉴别，胸部查体是必要的。

结果回示心肌酶学 CK 增高，肌红蛋白及肌钙蛋白 I 值均正常，心电图提示有 ST 压低，下一步处理措施（　　　）

A. 动态心电图观察

B. 静脉单硝酸异山梨酯使用

C. 给予布洛芬缓释胶囊

解析：据心电图和心肌酶学结果，暂排除急性心梗发作，继续按不稳定型心绞痛处理。动态心电图观察是必要的，因为心肌酶学指标最早也要 2h 出现升高反映，加之老年患者症状、体征不一定典型，需要密切观察。静脉使用硝酸酯类药物是合理的，不必使用布洛芬。

不稳定型心绞痛及非 ST 段抬高型心肌梗死

一、概念

急性冠脉综合征（ACS）是一组由急性心肌缺血引起的临床综合征，包括不稳定型心绞痛（UA）和非 ST 段抬高型心肌梗死（NSTEMI）、ST 段抬高型心肌梗死（STEMI）。前两者预后和治疗相似，合并描述，ST 段抬高型心肌梗死预后不良，治疗有特异性，单独成章描述。

二、疾病特点

胸痛较稳定型心绞痛剧烈、持久，且难以自行或服药后缓解，可在无负荷活动时发作，可伴恶心、呕吐、心慌、呼吸困难。斑块破裂或糜烂导致了急性血栓的形成，血小板激活在发病过程中起着非常重要的作用。

三、诊断标准

根据典型的心绞痛症状、典型的缺血性心电图改变（新发或一过性 ST 段压低 $\geq 0.1mv$，或 T 波 $\geq 0.2mv$）以及心肌损伤标志物测定（CK/CK-MB 升高，NSTEMI 时 cTn 阳性），可以作出 UA/NSTEMI 诊断。

四、分类与分级

有 Braunwald 分级和危险分层，主要评估患者发生心肌梗死或死亡的几率。

五、治疗要点

1. 评估患者，如有心电图缺血性动态改变或药物治疗反应差、血流动力学不稳定，应转 ICU 治疗。

2. 休息、监护、吸氧，据病情镇静（可用小剂量咪达唑仑、安定），减少焦虑，同时处理合并症如感染、发热、甲亢、低氧血症、快速型心律失常、严重缓慢型心律失常等。

3.静脉使用硝酸酯类药物，硝酸甘油5μg/min起始，至症状缓解后口服；β受体拮抗剂口服，调整患者心率至50～60次/min，已长期服用者不停用；以上两类药物使用后仍有缺血表现，可使用钙通道阻滞剂。

4.阿司匹林75～150mg/d，长期服用，未使用过的患者，起病时给予150～300mg负荷量。无出血高风险患者，起病时联用氯吡格雷，持续12个月。负荷剂量300～600mg，维持剂量75mg/d。GPI（血小板糖蛋白Ⅱb/Ⅲa受体拮抗剂）替罗非班在中高危患者中选用。

5.抗凝：无禁忌症，均应抗凝，建议低分子肝素，根据体重和肾功能调整剂量。

6.调脂：选用他汀类药物，使LDL-C < 70mg/dL，大多数人需要低或中等强度的降脂治疗。

7.非低血压患者和无其他禁忌患者使用ACEI，不能耐受者ARB替代。

8.血运重建：包括经皮冠状动脉介入治疗和冠状动脉旁路移植术，建议专科（胸痛中心）会诊后处理，根据病情程度不同，时限在2～72h内。

表25 UA/NSTEMI 分期治疗药物选用参考

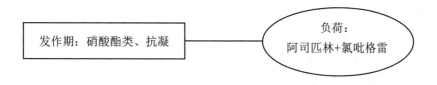

长期：β-受体拮抗剂、口服硝酸酯类、钙阻滞剂、ACEI/ARB、他汀类、抗血小板

六、临床疑问

1.他汀类药物在此病中的主要作用是什么？他汀类药物在急性期应用可促使内皮细胞释放一氧化氮，有类硝酸酯的作用，远期有抗炎和稳定斑块的作用，能降低冠状动脉疾病的死亡和心梗发生率。

2.UA和NSTEMI的区别？ UA和NSTEMI的临床症状类似，心电图可以都表现为ST-T改变。UA往往为一过性改变，NETEMI为ST压低的动态改变；心脏标志物检查 cTn 阴性，可考虑为 UA，阳性时提示出现心肌坏死，此时应考虑 NSTEMI。

3.血运重建治疗的具体指征？冠状动脉旁路移植术（搭桥）用于在多支血管病变的症状严重和左心室功能不全的病人。而经皮冠状动脉介入治疗（PCI、支架）用于血流动力学不稳定、药物治疗无效的反复胸痛、致命性心律失常或心脏骤停、心梗合并机械并发症、急性心衰等。了解上述指征，有利于在患者出现急性冠脉综合征时判断转院条件，准确评估预后，充分医患沟通。

4.阿司匹林和氯吡格雷为什么要给负荷剂量？负荷剂量是指单次给予高于常规剂量数倍的药物剂量，阿司匹林的负荷剂量是 150～300 mg，氯吡格雷是 300～600 mg，目的是迅速使血液中的药物浓度达到稳态浓度。当急性冠脉综合征发生时，为了迅速使抗血小板药物达到作用，应给予负荷剂量，由于肠溶阿司匹林在使用后约 3～4h 才达血浆峰浓度，因此使用肠溶片的，为了迅速发挥药效，应嚼碎服用。另外，对于平时已长期服用抗血小板药物的，因血液中的药物已持续发挥抗血小板作用，故急性起病时是不用给予负荷剂量的。年龄大于 75 岁的老年人，氯吡格雷负荷剂量需酌情减量或不给予负荷剂量。

5.如何规范使用阿司匹林和氯吡格雷？（1）阿司匹林用于预防缺血性脑卒中的最低有效剂量为 50 mg/d，预防冠状动脉硬化性心脏病的最低有效剂量为 75 mg/d，不同患者对同等剂量抗血小板药物的反应存在差异，高龄患者（大于 80 岁）可个体化决定剂量。（2）在冠心病中，常规剂量阿司匹林为 75～150 mg/d，氯吡格雷为 75 mg/d。（3）稳定型心绞痛，可单用阿司匹林，不能耐受使用氯吡格雷；UA/NSTEMI 给予两联负荷剂量后，阿司匹林和氯吡格雷联用至少 12 个月。（4）介入术后患者阿司匹林联合氯吡格雷 12 个月。（5）双联抗血小板时，阿司匹林不超过 100 mg/d。（6）合并消化道出血危险因素时，使用 PPI（质子泵抑制剂）。（7）肌酐清除率＜30 mL/min 的肾功能不全患者，需格外警惕出血风险。（8）双联抗血小板治疗的患者应常规评估出血风险，推荐使用 CRUSADE 出血风险评分表，高危以上患者需采取措施预防出血。（9）阿司匹林的服用时间无特异性，有学者认为清晨血小板更活跃，阿司匹林应该早上服用，但常规剂量阿司匹林服用后要 3～4h 达浓度高峰，起不到最佳保护；也有研究认为，夜间服用阿司匹林有助于降血压，但进一步的研究显示，夜间服用并未更多的降低心血管事件发生率。由于阿司匹林对于血小板的抑制作用是不可逆性的，虽然该药的血浆半衰期只有 15～20min，但其抗血小板作用却可以持续 7～10d（即血小板的整个生命周期），从此角度来讲，每天任何时间服用阿司匹林的作用都是相同的，关键是坚持每天服药。（10）肠溶和缓释片有一层耐酸包衣，保护它通过胃内酸性环境不被溶解，到达小肠碱性环境缓慢释放吸收，建议空腹服用，肠溶技术不过关的产品，餐后服用减少胃肠道反应，详见各厂家药品说明书。（11）体内每天约有 10%～15% 的新生血小板，漏服阿司匹林体内仅 15% 的血小板具有活性，对于抗栓作用影响不大，如仅漏服一次，无需补服，也无需下次加量。（12）高血压患者建议先控制血压在 150/90mmHg 以内，再使用阿司匹林。（13）服用阿司匹林期间喝酒会增加胃黏膜损伤、肝损害、酒精中毒风险，建议戒酒，不能戒酒者，错开阿司匹林服用时间。（14）阿司匹林会减少尿酸排泄，需监测尿酸水平。

表 26　CRUSADE 出血风险评分表

评估内容	评分	评估内容	评分
红细胞压积（%）		性别	
<31	9	男性	0
31～33.9	7	女性	8
34～36.9	3		
37～39.9	2	是否有心衰	
≥40	0	否	0
血肌酐清除率（ml/min）		是	7
≤15	39	既往血管疾病	
>15～30	35	否	0
>30～60	28	是	6
>60～90	17		
>90～120	7	糖尿病	
>120	0	否	0
心率（次/分钟）		是	6
≤70	0	收缩压（mmHg）	
71～80	1	≤90	10
81～90	3	91～100	8
91～100	6	101～120	5
101～110	8	121～180	1
111～120	10	181～200	3
≥121	11	≥201	5

★既往血管系统疾病史定义为外周动脉疾病史或卒中史。

积分＞50分,为出血极高危,出血风险为19.5%

积分41-50分,为出血高危,出血风险为11.9%

积分31-40分,为出血中危,出血风险为8.6%

积分21-30分,为出血低危,出血风险为5.5%

积分＜20分,为出血极低危,出血风险为3.1%

肌酐清除率按Cockcroft-Gault公式推算：$Co = \dfrac{(140-年龄)\times 体重}{72\times Ser}$。

女性按计算结果×0.85；Cer：肌酐清除率(mL/min)；Scr：血清肌酐(mg/dL)；体重以公斤为单位。

风险分级	评分
极高危	＞50
高危	41～50
中危	31～40
低危	21～30
极低危	≥20

七、模拟病例

患者65岁,男性,因"间断胸闷胸痛3个月"于1周前上级医院心内科就诊,行冠脉造影示：右冠及左前降支近段管腔重度狭窄,明确冠心病,建议行PCI治疗,患者及家属拒绝。回家后上述症状间断发作,自服硝酸甘油片略有缓解。今因胸痛复发加重1h来我院就诊,入院时心电图提示下壁导联ST压低0.1mv,未见Q波,心肌酶学指标cTn阳性,考虑诊断为(　　)

A.稳定型心绞痛　　　　　B.不稳定型心绞痛

C.非ST段抬高型心肌梗死　　D.ST段抬高型心肌梗死

解析：据反复发作胸痛病史、服药缓解不明显,心电图ST压低≥0.1mv及肌钙蛋白升高,考虑为非ST段抬高型心肌梗死,院外冠脉造影提示双支病变,重度狭窄,支持诊断。

下一步处理措施（　　）

A. 运动负荷试验 　　　　　　B. 静脉硝酸甘油使用

C. 反复心电图及心肌酶学检查 　D. 阿司匹林 75mg 嚼服

E. 氯吡格雷 300mg 口服 　　　 F. 倍他乐克 25mg po

G. 肝素 80IU/kg 静推

解析：运动负荷试验是用于未捕捉到心电图缺血性改变的患者，患者已发生心梗，不能使用运动负荷试验；为评估疗效和病情观察，需继续动态心电图观察和心肌酶学检查。药物方面，静脉使用硝酸甘油是合理的，建议阿司匹林和氯吡格雷联合负荷剂量使用，阿司匹林至少 150mg，氯吡格雷 300mg。如无出血禁忌，使用肝素抗凝是合理的，同时在 24h 内给予 β 阻滞剂和 ACEI、他汀类药物。

使用药物治疗的注意事项（　　）

A. 双联抗血小板需使用至少 6 个月，注意出血风险

B. 倍他乐克使用后的心率必须控制在 50～60 次/min

C. 肝素使用后换用华法林长期使用

D. 厄贝沙坦使用常见干咳等不良反应

E. 阿司匹林必须清晨使用

解析：双联抗血小板药物使用应至少 12 个月；倍他乐克使用后如果症状无缓解，可逐渐加量，但心率不应低于 40 次/min，最好在 50～60 次/min，可加用钙通道阻滞剂，如果症状改善，不一定非要控制心率在 50～60 次/min；抗凝一般短期内使用，不必要长期抗凝，长期抗血小板是必要的；干咳是 ACEI 类药物的不良反应；阿司匹林服用早上或晚上都可，关键是每天坚持服用。

急性 ST 段抬高型心肌梗死

一、概念

急性 ST 段抬高型心肌梗死（STEMI）是指急性心肌缺血性坏死，大

多是在冠脉病变的基础上，发生冠脉血供急剧减少或中断，使相应的心肌严重而持久地急性缺血所致。少许是冠脉痉挛所致，可无严重的粥样硬化病变。

二、疾病特点

大多数患者起病前有类似心绞痛或心绞痛近期加重的前驱表现，且对常规治疗疗效变差，起病时无明显诱因出现长时间剧烈胸痛，可伴低热（无菌性坏死）、恶心、呕吐（迷走神经刺激、组织灌注不足）、心律失常（室性心律失常），少数以腹痛、牙痛等不典型部位疼痛起病，并可首发休克、急性左心衰，老年患者突发上述疾病原因不明者应考虑到心梗可能。听诊心尖区第一心音减弱，可闻及奔马律及收缩期病理性杂音，几乎所有患者都有血压降低，原高血压患者血压降至正常，并不再恢复到起病前水平。

三、诊断标准

根据典型的临床表现，特征性心电图改变以及实验室检查发现诊断。短时间无法明确心梗的（如实验室检查暂未回），先按急性心肌梗死（AMI）处理，再鉴别。

四、分类与分级

急性 ST 段抬高型心梗容易在病程中出现心衰，根据有无发生和心衰血流动力学改变严重程度，有 Killip 分级。

Ⅰ级：尚无明显心衰；

Ⅱ级：有左心衰，听诊肺部啰音＜50% 肺野；

Ⅲ级：有急性肺水肿，全肺大、小、干、湿啰音；

Ⅳ级：有心源性休克等不同程度或阶段的血流动力学变化。

五、治疗要点

1. 原则是尽快恢复心肌的血液灌注，及时处理严重心律失常、心脏衰竭等并发症，保留尽可能多的有功能的心肌。行 PCI 或搭桥手术者转院，非转院患者建议转 ICU 治疗。

2. 再灌注心肌治疗：（1）首选直接 PCI（经皮冠状动脉介入治疗）策略。考虑或确诊 STEMI 应立即转院至就近的胸痛中心，从转运到胸痛中心至胸痛中心完成 PCI 不应超过 120min，最好 90min 内。建议医养结合单位与上级医院的胸痛中心建立日常工作联系，对怀疑 STEMI 但未确诊的患者可请求胸痛中心通过网络等方式指导诊断,确诊且有 PCI 指征(除医学指征外,还需包括家属同意意见)时通过绿色通道转送患者至心导管室。

(2)溶栓:当预计 PCI 不能在 120min 内完成时,则给予溶栓治疗,建议确定溶栓后,10min 内给予溶栓药物。可选用尿激酶、链激酶或 rt-PA 中的一种,尿激酶给予 150～200 万 U 静滴,30min 内完成。

(3)溶栓无效,根据手术指征选用紧急冠状动脉旁路移植术。

3. 一般治疗:(1)绝对卧床休息、防打扰,病情好转后可逐渐增加活动量;心电监护,吸氧。

(2)在 PCI 或溶栓前,可使用以下治疗改善心肌耗氧。吗啡 2～4mg 静脉注射解除疼痛(5～10min 后可重复);收缩压＞90mmHg(非下壁或右室心梗)可静脉使用硝酸酯类药物;高心脏选择性 β 受体拮抗剂应用,由于受限较多(心衰、休克、房室传导阻滞),建议有经验医师指导下使用。

(3)抗血小板治疗,同 UA/NSTEMI

(4)常规抗凝治疗。计划行 PCI 全用肝素抗凝;计划溶栓用磺达肝葵钠抗凝,一般静脉注射 2.5mg,随后每天皮下注射 2.5mg,最长 8d。

(5)ACEI、他汀类药物使用同 UA,注意 ACEI 从小剂量开始,以免发生低血压。

(6)可使用心肌极化液:推荐氯化钾 1.5g、胰岛素 10U 加入 10% 葡萄糖液 500mL,静滴,1～2 次 /d,疗程 7～14d,作用:促进心肌细胞摄取和代谢葡萄糖,并使钾离子进入细胞内,恢复细胞膜的极化状态,以利心脏的正常收缩,减少心律失常。

4. 常见症处理:(1)心律失常:同步直流电复律处理多形性室速或药物治疗效果不佳的单形性室速,非同步直流电除颤处理室颤;室早给予利多卡因 50～100mg 静脉注射,继以 1～3mg/min 静滴,疗效不佳使用胺碘酮;室上速可用西地兰或胺碘酮;缓慢型心律失常给予阿托品静推;房室传导阻滞伴血流动力学障碍建议安置人工起搏器。

(2)休克:补充血容量、升压(多巴胺、去甲肾上腺素、多巴酚丁胺)、纠正酸中毒等;当心梗患者肺动脉嵌顿压高而周围循环不良时,可使用血管扩张剂;病情危重者可行心室辅助装置处理。

(3)心衰:早期主要是坏死心肌间质充血、水肿引起顺应性下降所致,可使用多巴酚丁胺和吗啡,非右室梗死用利尿剂,洋地黄制剂不建议使用。

（4）右室梗死:大量补液 1～2L,血压未升者加用多巴酚丁胺。

六、临床疑问

1. STEMI 的常见诱因有哪些?心梗发作常因斑块破裂出血及血栓形成阻塞血管,以下因素可诱发:清晨交感神经活动增加,饱餐后血黏稠度增加,用力活动耗氧增加;血容量大量丢失致冠脉灌注量骤减.

2. STEMI 的病理特点为?冠脉粥样斑块的基础上有血栓形成,致管腔闭塞,闭塞后 20～30min,受闭塞血管供血的心肌即有少数坏死,1～2h 之间绝大部分心肌凝固性坏死（心肌间质充血、水肿）,伴多量炎症细胞浸润,远期坏死的心肌纤维逐渐溶解,形成肌溶灶,后有肉芽组织形成。在心腔内压力的作用下,坏死心壁向外膨出,可导致心脏破裂或形成心室壁瘤;陈旧性心肌梗死是指坏死组织在 6～8 周后形成瘢痕愈合。因此,对于心梗患者要强调早恢复灌注,以保留更多有功能的心肌。

3. STEMI 的病理生理特点为?依据病情程度表现为心脏收缩力下降、顺应性降低、心肌收缩不协调;射血分数减低,心排量下降,心率增快或心律失常,血压下降;急性心梗后会出现心室重塑,包括左心室体积增大、形状改变,对心室的收缩效应及电活动均有持续不断的影响,因此,推荐在急性心梗患者中使用 ACEI 制剂。

4. 何为 STEMI 的心电图特征性改变?（1）在面向坏死区周围心肌损伤区的导联上出现 ST 段抬高呈弓背向上型;（2）在面向透壁心肌坏死区的导联上出现宽而深的 Q 波（病理性 Q 波）;（3）T 波倒置,在面向损伤区周围心肌缺血区的导联上出现;（4）背向心梗区的导联出现相反改变,ST 压低和 T 波直立增高。

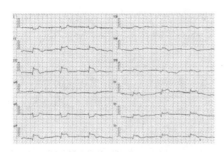

图 14　心肌梗死时心电图表现 1

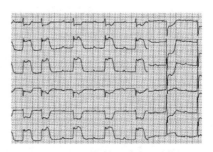

图 15　心肌梗死时心电图表现 2

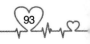

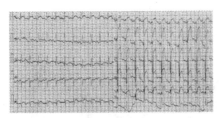

图 16　心肌梗死时心电图表现 3

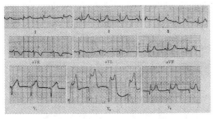

图 17　心肌梗死时心电图表现 4

备注：R 波之前的向下波形为 Q 波，正常走纸速度下宽度＜0.04s（Ⅲ和 aVR 除外），深度不超过 R 波振幅的 1/4，当超过正常值称为病理性 Q 波。T 波在正常情况下Ⅰ、Ⅱ、V4～V6 导联直立，aVR 向下，ST 段指 QRS 波群的终点至 T 波起点间的线段，一般 V2～V3 抬高不超过 0.3mv，其他导联抬高不超过 0.1mv。

5. 何为 STEMI 的心电图动态性改变？当发生 STEMI 时，无干预下通常呈以下进行性表现：（1）超急性期：起病数小时内，无异常或出现高大两肢不对称的 T 波。

（2）急性期：ST 段开始明显抬高，弓背向上，与直立的 T 波连接，形成单向曲线。2 天内出现病理性 Q 波，同时 R 减低。

（3）亚急性期：2 周内 ST 持续抬高，逐渐回到基线水平，T 波则变为平坦或倒置。

（4）慢性期：数周或数月后，T 波呈 V 形倒置，两肢对称，波谷尖锐，T 波倒置可逐渐恢复，也可永久存在。

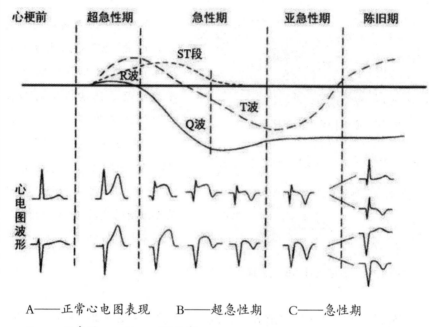

A——正常心电图表现　　B——超急性期　　C——急性期

D——亚急性　　E——慢性期

图 18　心肌梗死时心电图动态性改变示意图

6.如何根据心电图对STEMI进行定位和定范围？诊断参考如下表所示：

表 27　STEMI 的心电图定位诊断参考

导联	前间壁	局限前壁	前侧壁	广泛前壁	下壁	下间壁	下侧壁	高侧壁	正后壁
I		±	+	±	-	-	-	+	
II					+	+	+	-	
III					+	+	+	-	
aVL		±	+	±	-	-	-	+	
avF					+	+	+	-	
aVR									

续表

导联	前间壁	局限前壁	前侧壁	广泛前壁	下壁	下间壁	下侧壁	高侧壁	正后壁
V1	+			+		+			
V2	+			+		+			
V3	+	+		+		+			
V4		+		+					
V5		+	+	+			+		
V6			+						
V7			+				+		+
V8									+

注："+"指典型 ST 段抬高，Q 波及 T 波变化；"－"表示反面改变，QRS 波主波向上，ST 段压低及与"+"部位的 T 波相反的 T 波；"±"可能有典型改变。

7. 超声心动图的检查意义？由于心梗时会出现心功能不全和心衰、室壁瘤等并发症，因此超声心动图应常规检查，可以了解心室壁的运动和左心室功能，诊断室壁瘤和乳头肌功能失调，心包积液及室间隔穿孔等。

8. 血清心肌坏死标志物在 STEMI 中如何综合评价？在 STEMI 发作时，最重要的检查之一就是血清心肌坏死标志物检查，其增高水平与心肌坏死范围及预后明显相关。

图 28　STEMI 时血清心肌坏死标志物增高时限及临床意义参考表

名　称	时　限	意　义
肌红蛋白	2h 内升高，2d 内恢复正常	诊断心梗的敏感指标
肌钙蛋白 I 或 T	3h 内升高，10～14d 内恢复正常	诊断心梗的特异性指标

续表

CK-MB	4h 内升高,16~24h 达高峰,4d 内恢复正常	增高程度反映梗死范围,高峰是否提前助于判断溶栓是否成功

9. STEMI 常见并发症？乳头肌功能失调或断裂,发生率约50%,可引起心衰,重症迅速出现肺水肿而死亡；心脏破裂少见,发生后可因急性心脏压塞猝死；栓塞发生率1%~6%,可为左心室附壁血栓脱落所致,也可因下肢静脉血栓脱落所致,一般导致肺栓塞而死亡；室壁瘤发生几率约5%~20%,可致心功能不全、栓塞、室性心律失常；心肌梗死后综合征,发生率1%~5%,表现为心包炎、肺炎或胸膜炎等自身免疫反应。

10. 心源性休克的血流动力学变化是什么样的？心源性休克整体表现为肺循环阻力增加,心输出量降低,外周阻力增加。如果能安置肺动脉漂浮导管,会测得肺动脉嵌顿压大于18mmHg,CI（心排指数）小于 2.2L/min·m² 。结果是肺淤血、外周循环不足,出现肺水肿、四肢冷、心率快等休克表现。

11.PCI 有哪些方式？常用三种,直接 PCI、补救性 PCI 和溶栓治疗再通者的PCI。

（1）直接 PCI 适应证：症状发作12h 以内并且有持续新发的 ST 段抬高或新发左束支传导阻滞的病人,2d 内若患者仍有胸痛和 ECG 变化,亦可尽早接受介入治疗。

（2）补救性 PCI：溶栓治疗后仍有明显胸痛,抬高的 ST 段无明显降低者,应尽快进行冠状动脉造影,如显示 TIMI（冠状动脉血流分级）0~Ⅱ级血流（提示没有灌流或仅部分灌流）,宜行补救性 PCI。

（3）溶栓治疗再通者的 PCI：溶栓成功后有指征实施急诊血管造影,必要时进行梗死相关动脉血运重建治疗,可缓解重度残余狭窄导致的心肌缺血,降低再梗死的发生；溶栓成功后稳定的患者实施血管造影的最佳时机是2~24h。

12. 溶栓的适应证和禁忌证有哪些？

适应证包括：（1）两个及以上相邻导联 ST 抬高,或病史提示急性心肌梗死伴左束支传导阻滞,起病时间＜12h,病人年龄＜75 岁；（2）ST 显著抬高的患者即使年龄＞75 岁也可考虑；（3)STEMI 发病时间在12~24h 内,仍有进行性缺血性胸痛、广泛 ST 段抬高者也可考虑。进行性是指越来越重。

禁忌证包括：（1）曾发生过出血性脑卒中，6 个月内发生过脑血管事件；（2）中枢神经系统受损、颅内肿瘤或畸形；（3）2～4 周内有活动性内脏出血、头部外伤、创伤性或＞10min 的心肺复苏；（4）未排除主动脉夹层；（5）血压＞180/110mmHg 未控制或慢性严重高血压病史；（6）正在使用治疗剂量的抗凝药或已知有出血倾向；（7）3 周内外科大手术；（8）2 周内曾有在不能压迫部位的大血管行穿刺术。

总之，需要权衡溶栓的获益与出血的风险，患者心肌坏死的病情越重，溶栓的指征越强烈。

13. 溶栓再通的判断标准？医养结合单位主要根据 2h 内心电图和临床表现来判断：如心电图 ST 段回降＞50%，胸痛消失，出现再灌注心律失常；CK-MB 峰值提前到 14h 以内。

14. 使用吗啡出现呼吸抑制或低血压如何处理？一般治疗剂量的吗啡不易出现呼吸抑制和低血压，特别是在剧烈疼痛时，老年患者可以先小剂量即 2mg iv 使用，无效 5～10min 后 4mg iv。如果出现呼吸抑制，可以行球囊通气，低血压出现时给予补液和升压处理，必要时使用纳洛酮 0.4mg iv 拮抗。

15. 什么叫缺血心肌再灌注损伤？急性心肌缺血后，当通过溶栓、手术等方式恢复了缺血区的血流，组织损伤反而较前加重的现象，即为再灌注损伤。据研究，自由基的损伤和白细胞聚集释放炎症因子、钙超载等起了主要作用，可以简单理解为缺血时堆积大量的坏死物质，血流再通时坏死物质被带出，对心肌细胞产生了二次损伤。临床表现为快速和缓慢型心律失常，一般为一过性非阵发性室性心动过速，不必特殊处理。

16. 十八导联心电图怎么做？十八导联心电是指在常规十二导联心电Ⅰ、Ⅱ、Ⅲ、aVR、aVL、aVF、V1、V2、V3、V4、V5、V6 导联基础上，增加了 V3R、V4R、V5R、V7、V8、V9 导联，右胸导联 V3R～V5R 的放置与相应左胸导联关于胸骨轴对称，右胸后壁导联的放置位置 V7～V9 依次为右侧第五肋间腋后线、肩胛下角线和脊柱旁。下壁心梗时一般加做十八导联，主要助于正后壁及右室心梗的判断。正后壁 V7、V8 导联 ST 抬高，右室梗死时 V4R 导联的 ST 抬高有参考意义。右室梗死冠脉造影右冠脉闭塞更有意义，心电图只能参考。

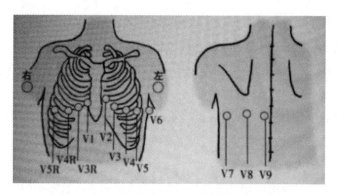

图 19　十八导联心电图各导联放置位置示意图

肌钙蛋白异常是否就是心肌梗死？首先了解下肌钙蛋白。肌钙蛋白 (Tn) 是组成横纹肌细丝的结构蛋白，由 3 个亚基组成：肌钙蛋白 C(TnC)、肌钙蛋白 T(TnT) 和肌钙蛋白 I(TnI)。TnT 有三种亚型：心肌肌钙蛋白 T(cTnT)、慢骨骼肌肌钙蛋白 T(ssTnT) 和快骨骼肌肌钙蛋白 T(fsTnT)。成年后，cTnT 只在心肌中出现。TnI 也有心肌肌钙蛋白 I(cTnI)、慢骨骼肌肌钙蛋白 I(ssTnI) 和快骨骼肌肌钙蛋白 I(fsTnI)3 种亚型，分别定位于心肌、慢骨骼肌和快骨骼肌中。cTnI 只在心肌组织中表达，具有高度的器官特异性。所以可以看到，临床上检测的 cTnT 和 cTnI 具有心肌的高度特异性，正常人血清中含量极少，当心肌损伤时肌钙蛋白 T 和 I 呈阳性，换句话说，只要 cTnT 和 cTnI，就有心肌的损伤。但心肌损伤不等于心肌梗死，临床上，病毒性心肌炎、肾衰竭、重症感染等也可导致心肌损伤，也会对应出现 cTnI 或 cTnT 的升高，但不能诊断心肌梗死，也不是心肌梗死，治疗上可能完全不同。心肌梗死是冠心病的分类之一，是在冠脉粥样硬化基础上由于血管血栓形成或痉挛所致的急性严重缺血所导致的坏死，2012 年国际上对于心梗的分型中，也有 5 个分型，分别是冠脉斑块相关、搭桥手术相关、PCI 相关、疑似心肌缺血的突然死亡、冠脉痉挛相关，可以看出，心梗的定义有其特异的病理、临床基础。因此，当实验室检查提示肌钙蛋白阳性时，一定要结合心电图特征性改变和临床症状、体征，才能诊断心梗，如果没有，很可能是其他疾病导致的心肌损伤。但不管什么原因，只要出现了心肌损伤，均提示预后不良。心梗中肌钙蛋白值越高，提示病情越重，预后越差。再次强调，诊断心肌梗死的核心仍然是完整和详细的病史、心电图和 cTn 的结合，心梗是临床诊断。

浓度：μg/L

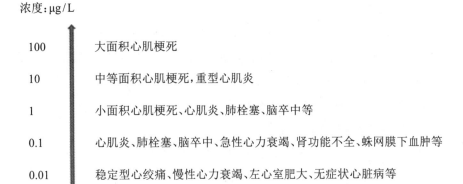

100	大面积心肌梗死
10	中等面积心肌梗死，重型心肌炎
1	小面积心肌梗死、心肌炎、肺栓塞、脑卒中等
0.1	心肌炎、肺栓塞、脑卒中、急性心力衰竭、肾功能不全、蛛网膜下血肿等
0.01	稳定型心绞痛、慢性心力衰竭、左心室肥大、无症状心脏病等
0.001	健康人群

图 20　血液 cTn 水平与可能病因的关系图

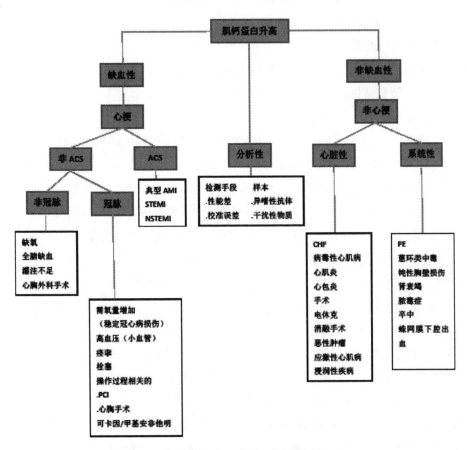

图 21　导致肌钙蛋白升高的可能疾病汇总图

七、模拟病例

患者男,60 岁,因"持续胸痛 2h"入院,入院前 2h 无明显诱因出现胸骨后持续性疼痛,疼痛性质不能描述,范围约手掌大小,自服硝酸甘油无缓解。两年前于外院诊断"冠心病、心绞痛型",诊疗不详。入院行心电图检查,提示下壁心梗。心电图可能的表现为(　　)

A. V1~V5 导联 ST 弓背抬高

B. Ⅰ、AVL 导联 T 波倒置,ST 抬高>0.2mv

C. Ⅱ、Ⅲ、aVF 导联 ST 弓背抬高

D. Ⅱ、Ⅲ、aVFST 抬高 0.05mv,未见病理性 Q 波

解析:根据心梗的特征性心电图表现,为 ST 弓背抬高,病理性 Q 波及 T 波倒置,范围定位下壁为Ⅱ、Ⅲ、aVF;正常情况下,肢体导联 ST 可以呈斜上型,但抬高不超过 0.1mv,故 C 正确。

进一步检查重点为(　　)

A. 血常规　　　　　B. 心肌酶谱(含肌钙蛋白)

C. 仅查肌钙蛋白　　D. 心脏彩超

E. 血气分析　　　　F. 凝血分析

解析:心电图提示心梗的情况下,为确诊心梗,除了持续胸痛的病史,还需心肌酶学的检查,包括但不限于肌钙蛋白。由于患者发病时间短,肌钙蛋白存在未升高可能,故查肌红蛋白等指标也是必要的,CK-MB 可以用于评估梗死的范围;在心梗患者中,由于无菌性坏死,血常规可以升高,但对于诊断和治疗无特异性帮助;心脏彩超用于评估患者心脏活动包括收舒张功能,还能发现一些如乳头肌断裂等并发症,建议安排;血气分析用于判断患者酸碱失衡、电解质水平、氧的代谢、呼吸状态等;由于心梗确立后,需尽快安排 PCI 或溶栓等处理,同时负荷量抗血小板治疗,因此,对于出血风险的评估是必要的,凝血分析有助于对凝血机制是否正常进行评估。

是否还需进一步心电图检查(　　)

解析:需要。一是要动态观察,即以小时为间隔单位,根据病情不断复查心电图,以观察 Q 波、ST-T 动态改变情况,评估疗效和病情,指导下一步治疗方案。如果患者心电图 ST 持续性抬高,临床胸痛改善不明显,需加强治疗或更换措施。二是下壁心梗,常规做十八导联心电图,助诊有无正后壁及

右心室梗死。

患者入院后确诊为急性下壁 ST 段抬高型心肌梗死，经与家属沟通，其不转院，不做手术，要求本院治疗，下一步主要治疗措施是（　　）

A. 给予肝素钠抗凝治疗　　　B. 给予溶栓治疗

C. 给予华法林抗凝　　　　　D. ACEI

解析：心梗首选直接 PCI，在家属拒绝的情况下，应考虑立即给予溶栓治疗，其他治疗都没有溶栓紧急，溶栓药物需在 10min 内尽快给予，以最快速度恢复冠脉血流。

患者出现哪些情况不能溶栓（　　）

A. 年龄＞ 75 岁

B. 2 周前曾有跌倒病史，致右腕软组织损伤

C. 长期使用阿司匹林

解析：根据溶栓禁忌证，以上都不是禁忌，年龄＞ 75 岁的需根据病情，如果患者进行性加重，经硝酸甘油、抗血小板等治疗疗效不佳，也可权衡利弊后使用，不是绝对禁忌。

致命性心律失常

一、概念

心律失常是指心脏冲动的频率、节律、起源部位、传导速度或激动次序的异常，其中易导致猝死的，称之为致命性心律失常。本节不讨论心肺复苏所见类型。

二、疾病特点

据研究显示，在室颤或心脏停搏前，常出现一些心脏自律性或传导性的异常，这类心律失常往往起病迅速，来势凶猛，出现后，往往短时间持续即可导致血流动力学障碍，影响重要器官的血供，患者即刻出现意识障碍、休克等表现，甚至猝死。因此，对于此类致命性心律失常，必须要能正确识别，立刻有效处理，避免患者死亡。

三、诊断标准

凡是已经或有高风险导致患者血流动力学紊乱直至猝死的心律失常，均为致命性心律失常，根据心脏基础疾病等病史、心电图特征性表现及临床症状诊断。

四、分类与分级

（1）宽 QRS 心动过速；（2）危险性室性早搏；（3）室速；（4）尖端扭转型室性心动过速；（5）严重室内传导阻滞或完全性房室传导阻滞；（6）QT 间期延长综合征；（7）病态窦房结综合征。

五、治疗要点

（1）原则是以纠正或控制心律失常，达到稳定血流动力学状态为核心。

（2）各种心律失常特点及处理原则

图 29　常见致命性心律失常特点及紧急处理原则

类型	特点	紧急处理
宽 QRS 心动过速	QRS > 0.12s，频率 > 100 次 /min	血流动力学不稳定，直接电复律；稳定者室性给予胺碘酮、利多卡因，先负荷量，再维持剂量；室上性给予胺碘酮
危险性室性早搏	室性早搏频发，往往 >10 次 /min，或为多源性，RonT 型	纠正电解质紊乱、β 受体阻滞剂、胺碘酮
室速	连续室性早搏，心室率 100～250 次 / min，节律基本规则	非洋地黄中毒的血流动力学不稳定患者行电复律；稳定者利多卡因、胺碘酮
尖端扭转型室速	QRS 波宛如围绕等电位线扭转的室速	注射硫酸镁
严重室内传导阻滞	右束支、左前分支、左后分支中出现两个以上分支阻滞	心脏起搏治疗

续表

类型	特点	紧急处理
完全性房室传导阻滞	P波与QRS波群互不相关,心房率快于心室率,心率慢,小于60或40次/min	非急性心梗患者,可短期应用异丙肾上腺素,症状明显心脏起搏治疗
病态窦房结综合征	小于50次/min的心动过缓;窦性停搏;房室阻滞;心动过缓与房性快速型心律失常交替发作	心动过缓致晕厥等症状建议安置起搏器,安置起搏器后处理快速型心律失常安全

注:无论哪种心律失常,去除电解质紊乱、感染、低氧等原因都是必要的,既可能消除心律失常,也会降低使用心律失常药物的危险性。部分致命性心律失常反复发作的,还可据病情进一步考虑手术、射频消融等处理。

六、临床疑问

1. 正常心电活动顺序? 正常心电活动的顺序是冲动在窦房结形成后,由结间束和普通心房肌传递,抵达房室结及左心房,冲动在房室结内传导速度极为缓慢,抵达希束支后传导再度加速,束支与浦肯野纤维的传导速度极快,使全部心室肌几乎同时被激动,最后冲动抵达心外膜,完成一次心动周期。正常心电活动的任一环节受影响,均可导致心律失常。

2. 电复律怎么做? 电复律机制:将一定强度的电流通过心脏,使全部或大部分心肌在瞬间除极,然后心脏自律性最高的起搏点重新主导心脏节律,纠正原有心律失常。使用方法基本同电除颤,选择"同步",放电在"R波降支",能量选择与电除颤不同。单向波能量:心房颤动100～200J,房扑50～100J,室上性心动过速100～150J,室性心动过速100J。双向波能量为单向波能量一半,目前医院常备的是双向波除颤仪。注意:以电极板中心点为要求,心底部放置在胸骨右缘第2、3肋间,心尖部为左腋前线第5肋间(大致乳头位置),电极距离＞10cm。一般阳极电板STERNUM放心底部,阴极电板APEX放心尖部,双向波电极放反对电流的影响不大。

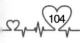

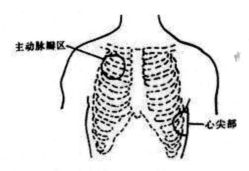

图22　电复律操作时电极板放置位置示意图

3. 什么是危险性室性早搏？有心脏基础疾病，出现频发室性期前收缩、多源性室性期前收缩者可能出现室速，此类患者考虑为危险性室性早搏；多源性是指同一导联内形态不同者。

4. 致命性心律失常常见原因？脑血管意外、甲亢、电解质紊乱（低钾低镁）、洋地黄中毒、心肌炎、缺氧、冠心病、心瓣膜病、二尖瓣脱垂基础疾病等。尽早处理或逆转已知病因等降低或预防致命性心律失常发生，应给予足够重视。

七、模拟病例

1. 62 岁男性患者，住院期间发生急性心肌梗死，夜间给予心电监护，发现如下心电波形，考虑为何种心律失常（　　　）

　A. 室性早搏　　　B. 房颤　　　C. 预激综合征　　　D. 室性心动过速

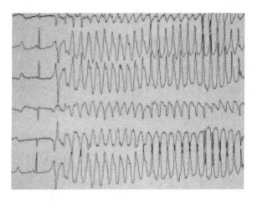

图23　模拟病例心电图（室速）

解析：单个 QRS 波宽大畸形的提前出现，T 波倒置，后有完全性代偿间歇，为室性早搏，连续三个以上的为室速。此心电波形为室速。

查体：神志清楚，问答切题，有心慌不适，BP 132/66mmHg，考虑给予（　　）

A. 电复律　　　B. 注射胺碘酮　　　C. 注射利多卡因　　　D. 腺苷注射

解析：无血流动力学障碍，可考虑给予药物纠正，利多卡因和胺碘酮都可选择，腺苷用于阵发性室上性心动过速。

2. 78 岁女性患者，因慢阻肺急性加重期入院，伴有重症肺炎，入院时心电图提示为窦性心动过速，治疗三天后病情无明显好转，面罩吸氧下 SpO_2 86%。今夜间吃饭后感气促，心电监护提示如下，给予什么处理（　　）

A. 倍他乐克 25mg　　　　　　B. 胺碘酮静推

C. 提高氧合，纠正低氧　　　D. 颈动脉窦按摩

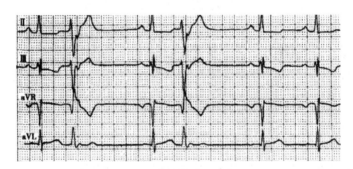

图 24　模拟病例示意图（室性早搏）

解析：患者由窦性心律出现室性早搏，无基础心脏疾病，多为缺氧导致，应给予纠正低氧，氧合改善后心律失常可自行消失。

急性心力衰竭

一、概念

心力衰竭是指各种心脏结构或功能性疾病导致心室充盈和（或）射血功能受损，心排血量不能满足机体组织代谢需要，以肺循环和（或）体循环淤血，器官、组织血液灌注不足为临床表现的一组综合征。核心是心排量不能满足机体需求，原因为多因素导致的心脏收舒张功能受损，表现为体循环、肺循环淤血，组织灌注不足。

急性心力衰竭：心力衰竭急性发作和（或）加重的一种临床综合征，可以表现为急性新发，也可以表现为慢性心衰急性失代偿。

二、疾病特点

急性心力衰竭有严重的心肺基础疾病，然后在感染、心律失常等诱因下发作。如左心衰常见急性冠脉综合征、高血压急症、急性心瓣膜功能障碍、急性重症心肌炎和严重心律失常等，医源性过度补液也可导致；急性右心衰常由慢性左心衰、右心室梗死、急性大面积肺栓塞、右心瓣膜病所致。急性心衰发作时为严重的呼吸困难，呼吸频率常 > 30 次 / min，伴有心率增快，烦躁，患者往往被迫端坐，查体急性面容，双肺满布干湿性啰音。可出现意识障碍、咳粉红色泡沫痰、低血压、心脏杂音。胸部 X 线片示蝶形肺门。

三、诊断标准

根据心脏基础疾病等病史，急性起病、端坐呼吸、咳粉红色泡沫痰、双肺满布湿啰音、体循环淤滞等症状和体征、辅查心脏结构和（或）功能异常可以诊断。脑钠肽（BNP）及脑钠肽前体（NT-proBNP）检测有助于鉴别，阴性者一般可排除急性心力衰竭诊断。

四、分类与分级

分为急性左心衰竭和急性右心衰竭。心梗后心衰分级参照 STEMI 章节。急性左心衰最常见，为心脏负荷加重，心肌收缩力明显降低，造成急性心排量骤降，肺循环压力突然升高、周围循环阻力增加；急性右心衰竭为右心室的心肌收缩力急剧下降或右心室的前后负荷突然加重，引起右心排出量急剧减低的临床综合征。一般急性左心衰多见。

五、治疗要点

1. 急性左心衰的处理：（1）呋塞米静推快速利尿减轻心脏负荷和肺水肿。

（2）有支气管痉挛时使用氨茶碱静滴，能增强心肌收缩、扩张外周血管。

（3）快心室率的房颤伴急性左心衰给予西地兰 0.2～0.4 mg 缓推。

（4）在监护下据病情使用正性肌力药物和血管扩张剂，如硝酸酯类、多巴胺和多巴酚丁胺、米力农、去甲肾上腺素等；由于血管扩张剂有致低血压，正性肌力药物亦可增加心肌负荷作用，故需慎用。

（5）无创机械通气：可减轻心脏前后负荷，改善氧合，注意可致低血压。

（6）血液净化：可将多余的容量脱出，通常在药物脱水无效时使用。

（7）其他治疗：高枕或坐立体位，吸氧，心电监护、出入量管理，吗啡肌注镇静。

总之，先给予利尿剂减轻容量负荷，如果利尿效果佳，后续药物甚至可以不使用；当利尿效果不佳时，特别是出现心源性休克时，据病情选用其他方案。

2. 急性右心衰的处理：（1）基本原则同左心衰。

（2）注意肺动脉高压所致右心衰和右室梗死所致右心衰竭，前者不建议使用血管扩张剂、不使用 ACEI、ARB、β 受体阻滞剂，后者不建议利尿，相反要补液。

（3）控制症状后要注重对原发病的处理，如肺动脉高压。

六、临床疑问

1. 心衰是不是心功能不全？心功能不全是一个更广泛的概念，伴有临床症状的心功能不全称之为心力衰竭。心力衰竭不是心排量下降、收缩力下降，而是心排量骤降，收缩力明显下降，因此，心力衰竭可以看作是心功能不全的一种严重状态。

2. 利尿剂使用的注意事项？由于急性心衰时需立即减轻心脏负荷，使用利尿剂时应该静脉使用，起效快，不使用口服药物。如果既往有慢性心衰，且长期服用利尿剂，医师应询问口服药物疗效，并结合肾功能情况，综合判定利尿剂的起始剂量，通常需加倍剂量使用。使用利尿剂后，一定要观察尿量，必要时留置导尿,不能给了利尿剂后就当任务完成。如果给了利尿剂而尿量无增加,等于是补液,无法达到减轻容量负荷的作用。通常半小时内尿量会增加,对利尿剂不敏感患者可能延迟至 1～2 h,但只要起效,患者症状一般会减轻。尿量多时需注意维持电解质平衡。

3. 心衰常见病因? 有原发性的心肌损害如心肌梗死、心肌炎、扩张型心肌病;继发性心肌损害如糖尿病、甲状腺疾病、结缔组织病、心脏毒性药物等;压力负荷过重所致如高血压、瓣膜狭窄性疾病;容量负荷过重所致如动静脉分流的先天性心脏病、慢性贫血;心脏充盈受限所致如心脏压塞、缩窄性心包炎等。左心能耐受更高的压力负荷,而不能耐受较高的容量负荷;右心相反,能耐受较高的容量负荷,而不能耐受较高的压力负荷。

4. 急性心衰常见诱因? 感染是最常见、最重要的诱因,其次有心房颤动、钠盐摄入过多或静脉输液过多、过快,不恰当地停用利尿剂等。

5. 什么是心室功能曲线? 将相对应的心室舒张末期压力(或容积)作横坐标,将搏出量(搏动或室内峰压值)作纵坐标,绘制成的坐标图称为心室功能曲线,即 starling 曲线。其反映了每搏功和心室舒张末期压力两者的关系。starling 曲线具有重要意义,了解其意义可以更好地理解心衰的处理。

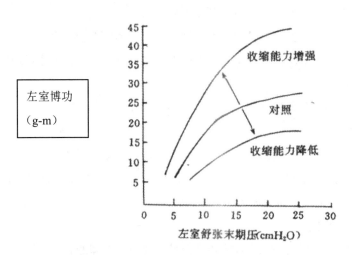

图 25　心室功能曲线(starling 曲线)图

如图所示,正常心功能曲线(中间)呈上升段、平台段(上升缓慢段)。在上升段,给予增加容量,那么心输出量会明显增加,而继续增加容量到了平台段，心输出量增加的并不明显。由于临床目标是增加心输出量，并不因过量补液导致肺水肿等不良后果，因此，根据这个关系图，临床上的补液范围一般在上升期而不是平台期，这提示我们临床补液不是越多越好。当心肌收缩能力增强时，可以补更多的液；而当收缩能力下降时，补液范围明显缩窄，意味着补液更需精细调控，但精细调控不等于不能补液。不能因为害怕心衰而在患者容量不足时不补液，只要在上升期，补液是安全的，此时在没有血流动力学监测技术的时候，可以边补边看，即 $100\sim200\,mL$ 的液体输入后观察心输出量是否增加（心率下降、血压上升），有效即可以补，否则停止补液。

七、模拟病例

患者因"乏力、双下肢水肿"3 年入院，有慢性心功能不全病史，长期服用卡托普利、螺内酯、呋塞米片，入院时双下肢水肿，查电解质血钠 133mmol/L，BNP140pg/mL，心脏彩超双室扩大。入院后 2d，夜间突发气促，查看端坐位，双肺可闻及湿啰音，未闻及哮鸣音，急查 BNP1432pg/mL，考虑诊断（ ）

A. 急性心力衰竭

B. 慢性心力衰竭急性加重

C. 呼吸衰竭

解析：患者有慢性心衰病史，此次出现急性心衰的表现，应诊断急性心力衰竭。急性心力衰竭包括新发和慢性的失代偿，一般不用慢性心衰急性加重，只作为原因分析。呼吸衰竭依赖血气分析诊断，暂无依据。

立即给予的处理是（ ）

A. 吗啡肌注镇静

B. 螺内酯及呋塞米片加量口服

C. 呋塞米静推

D. 氨茶碱静滴

E. 多巴胺持续泵入

F. 立即安排患者行心脏彩超检查

解析：虽然在心衰的一般治疗中，可以使用吗啡镇静、减轻焦虑等，但对于老年患者，还是建议慎用，如果心梗可以静推，心衰需要时可以肌注，以降低呼吸抑制、低血压等不良反应。建议给予静脉呋塞米利尿，口服药物起效慢，效果相对弱，可用于慢性心衰的治疗；强心、升压一般对于利尿效果不佳或并发心源性休克的患者使用；在病情急、重时，建议休息，减少搬动，尽量床旁安排检查。

慢性心力衰竭

一、概念

心力衰竭是指各种心脏结构或功能性疾病导致心室充盈和（或）射血功能受损，心排血量不能满足机体组织代谢需要，以肺循环和（或）体循环淤血，器官、组织血液灌注不足为临床表现的一组综合征。

慢性心衰是一个缓慢的发展过程，一般有代偿性心脏扩大或肥厚。通过治疗，心衰可以延缓，但无法逆转，慢性心衰常因诱因导致急性加重住院。

二、疾病特点

冠心病、高血压是慢性心衰最主要的病因，肺心病具有一定的地域高发性。临床上以左心衰常见，病程时间长，多有左心继发右心衰竭而致全心衰竭。症状表现为不同程度的呼吸困难，乏力疲倦、运动耐量减低，少尿及肾功能损害，查体：心界扩大，肺部啰音；右心衰竭表现为体循环淤血，如恶心、呕吐、食欲不佳、低垂部位的肢体对称性凹陷性水肿，查体：肝颈静脉反流征阳性。

三、诊断标准

慢性心衰的诊断根据综合病史、症状、体征及辅助检查作出。完整诊断应包括①病因学诊断②心功能评价③预后评估。综合病史主要指心脏基础疾病；症状主要指不同程度的呼吸困难；体征主要指肺部啰音、心脏杂音、双下肢对称性水肿、肝颈静脉反流征阳性；辅助检查主要指心脏彩超对心脏结构、功能的评价、BNP 测定。

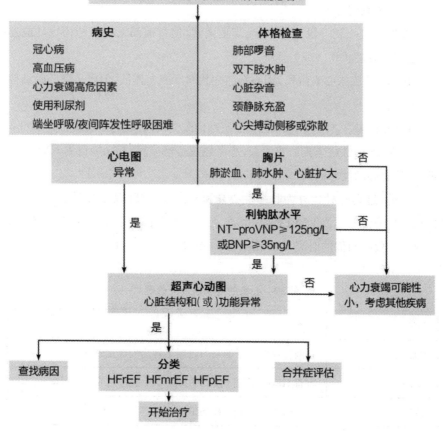

图26　慢性心衰的诊断示意图

四、分类与分级

有心衰的严重程度分级（NYHA—美国纽约心脏病学会）和心力衰竭分期。

1. 心衰的严重程度分级（NYHA）

Ⅰ级：日常活动不受限制，一般体力活动不引起乏力、呼吸困难等心衰症状；

Ⅱ级：体力活动轻度受限，一般体力活动下可出现心衰症状；

Ⅲ级：体力活动明显受限，低于平时一般活动即可引起心衰症状；

Ⅳ级：不能从事体力活动，休息状态下也存在心衰症状，活动后加重。

2. 心力衰竭分期

A 期：前心衰阶段，存在心衰高危因素，但目前尚无心脏结构或功能异常，也无心衰症状和（或）体征；

B 期：前临床心衰阶段，无心衰的症状和（或）体征，但已出现心脏结构改变；

C 期：临床心衰阶段，患者已有心脏结构改变，有心衰的症状和（或）体征；

D 期：难治性终末期心衰阶段，患者经规范治疗后，心功能仍为 NYHA Ⅳ期，常伴有心源性恶病质，须反复长期住院。

另外，过去心衰还分为收缩性心衰和舒张性心衰，现在根据 LVEF 分为射血分数降低性心衰（LVEF ＜ 40%）、射血分数保留性心衰（LEVF ≥ 50%）和射血分数中间值的心衰（LVEF40% ～ 49%）。

图 30 心衰的药物治疗汇总表

药物	推荐
利尿剂	有液体潴留证据的心力衰竭患者均应使用利尿剂
ACEI	所有 HFrEF 患者均应使用，除非有禁忌证或不能耐受
ARB	不能耐受 ACEI 的 HFrEF 患者推荐用 ARB
β - 受体阻滞剂	病情相对稳定的 HFrEF 患者均应使用，除非有禁忌证或不能耐受
醛固酮受体拮抗剂	LVEF ≤ 35%，使用 ACEI/ARB 和 β - 受体阻滞剂后仍有症状的慢性 HFrEF 患者；急性心肌梗死后 LVEF ≤ 40%，有心力衰竭症状或合并糖尿病的患者
伊伐布雷定	LVEF ≤ 35% 的窦性心律患者，已使用 ACEI/ARB、β - 受体阻滞剂、醛固酮受体拮抗剂，β - 受体阻滞剂已达到目标剂量最大耐受量，心率仍 ≥ 70 次 /min；窦性心律，心率 ≥ 70 次 /min，对 β - 受体阻滞剂禁忌或不能耐受的 HFrEF 患者
地高辛	应用利尿剂、ACEI/ARB、β - 受体阻滞剂、醛固酮受体拮抗剂后，仍持续有症状的 HFrEF 患者

五、治疗要点

1. 健康教育，规范药物服用，体重管理，饮食管理（平衡钠盐摄入与利尿的关系）。

2. 休息与活动：症状重时卧床休息，好转后到床边活动，逐渐增加活动量。

3. 病因治疗，消除呼吸道感染等诱因。

4. 药物治疗

1）核心是利尿剂使用，注意根据病情行剂量调整，避免严重的电解质紊乱和容量不足；常用呋塞米、氢氯噻嗪、螺内酯，螺内酯利尿作用弱，常与氢氯噻嗪联用；2）ACEI 制剂：由于心衰有心室重塑机制，故适用；ACEI 不能耐受，选用 ARB；3）醛固酮受体拮抗剂：神经体液机制在心衰中有重要作用，故可使用醛固酮受体拮抗剂，可选螺内酯和依普利酮，螺内酯也是弱利尿剂，多重用药患者优选；4）β - 受体阻滞剂：可抑制交感神经激活，可用美托洛尔、比索洛尔、卡维地洛，注意忌用于支气管痉挛性疾病、二度以上房室传导阻滞和重度急性心衰，长期使用后不能突然停药；5）谨慎使用地高辛，老年患者宜减量，如 0.125mg qod，正性肌力药物长期应用将加重心肌损害，增加死亡率，故需严格掌握指征，谨慎使用。

5. 非药物治疗：往往在专科会诊意见指导下进行，如心脏再同步化治疗、植入型心律转复除颤器、左室辅助装置、心脏移植等。

射血分数保留性心衰的治疗要点基本同射血分数降低性心衰，主要区别点是注重使用 β- 受体阻滞剂和非二氢吡啶类钙通道拮抗剂降低心率，延长舒张期，另不用正性肌力药物。

六、临床疑问

1. 呼吸困难的不同程度表现？从相对轻到重，依次为劳力性呼吸困难、夜间阵发性呼吸困难、端坐呼吸、急性肺水肿。劳力性呼吸困难是因运动后回心血量增加加重肺淤血而致；夜间入睡后突然憋醒为阵发性呼吸困难，阵发性呼吸困难往往采取端坐呼吸缓解；端坐呼吸是为了缓解因平卧导致的膈肌上抬和回血血量增加；急性肺水肿为最严重的呼吸困难，重症可有哮鸣音。根据患者呼吸困难程度的描述，可以辅助判断心衰的严重程度。

2. 神经体液机制在心衰中的作用？当心排量不足时，心腔压力会升高，机体通过神经体液机制进行代偿。包括释放精氨酸加压素和交感神经兴奋性增强，肾素 - 血管紧张素 - 醛固酮系统激活等，总体是使得心肌收缩力增强、心率增加，从而提高心排量，同时外周血管收缩，调节血液再分配，保证心、脑等重要脏器的血供，增加水钠潴留，增加体液量。另外，内皮素、一氧化氮、缓激肽以及一些细胞因子、炎症介质等也参与了慢性心衰的病理生理过程。需要注意的是，上述代偿结果会使得心肌的耗氧量增加，有促心律失常不良后果。

3. 心室重塑在心衰中的表现？在心脏功能受损、心腔扩大、心肌肥厚的代偿过程中，心肌细胞、胞外基质、胶原纤维网等均发生相应变化，即心室重塑。当代偿能力不足时，心肌细胞的能量供应和利用障碍会导致心肌细胞坏死、纤维化。结果是心肌细胞的数量减少，心肌整体收缩力下降，心室顺应性下降，重塑更趋明显，形成恶性循环，最终导致不可逆的终末阶段。

4. 心衰中常用的检查及意义？（1）脑钠肽（BNP）：属于利钠肽中的一种，由心室肌细胞分泌，其水平随心室壁张力而变化并对心室充盈存在负反馈调节作用，NT-proBNP 是脑钠肽前体分裂后没有活性的 N- 末端片段，与 BNP 相比半衰期更长、更稳定，其浓度可反映短暂时间内新合成的而不是贮存的 BNP 释放，因此更能反映 BNP 通路的激活；未经治疗者若 BNP 正常，可基本排除心衰，已接受治疗者 BNP 升高则预后不良；（2）肌钙蛋白和甲功：心衰可能合并急性冠脉综合征，也可能因甲状腺功能亢进或减退导致，因此应注意这两个指标的检测；（3）超声心动图：能够准确地评价各心腔大小、变化及瓣膜结构和功能，方便地评估心功能和判断病因，是最主要的检查；LVEF 值用于心衰分类，结合临床表现，非房颤患者 E/A 小于 1.2 评判为舒张功能不全；（4）胸部 X 线：可以用于判定心源性肺水肿，急性肺泡性肺水肿时肺门呈蝴蝶状，肺野可见大片融合的阴影，也可根据心影大小及形态为心脏病的病因诊断提供依据；（5）心脏磁共振：主要评价心室容积、室壁运动，增强磁共振能为心肌梗死、心肌炎、心包炎、心肌病、浸润性疾病提供诊断依据；（6）肺动脉漂浮导管：为有创检查，一般在 ICU 使用，可用于判定全身氧代谢，计算心脏指数（CI，正常时大于 2.5L/min·m^2）及肺毛细血管楔压（正常值小于 12mmHg）。

5. 低钠血症的鉴别？慢性心衰中常见低钠血症，既可能是以缺钠为主的容量不足即真性低钠血症，也可能是难治性水肿导致的稀释性低钠血症。

表31　真性低钠血症及稀释性低钠血症区别

	真性低钠血症	稀释性低钠血症
原因	长期利尿后、低钠饮食	心衰进行性加重
容量	低容量	高容量
尿	尿量少，比重高	尿量少，比重低
治疗	减少利尿剂使用，补钠	控制入量，按利尿剂抵抗处理

6. 何为利尿剂抵抗？利尿剂抵抗即对利尿剂治疗反应不佳，是指在使用足量袢利尿剂的情况下，心衰患者体内水钠潴留的状态未得到改善而不能达到钠水摄入和排泄平衡的状态。

包括：（1）慢性心衰患者，每天使用呋塞米 80mg 以上仍然持续性水肿；（2）钠排泄分数＜ 0.2%；（3）呋塞米 160mg 口服，2 次／d,钠排泄量少于 90mmol；（4）静脉使用袢利尿剂,体重不减少或不出现液体负平衡。大约有三分之一的急性失代偿性心力衰竭患者存在利尿剂抵抗。利尿剂抵抗的病理生理机制包括：（1）胃肠道水肿导致口服药物吸收减少，GFR 下降导致分泌到肾小管腔内的药物减少，利尿剂无法到达肾小管作用部位；（2）代偿机制：RAAS、SNS 激活导致钠在近曲小管的重吸收增加；（3）利尿后钠潴留；（4）肾小管改变：长期使用袢利尿剂导致 RAAS 激活进一步引起远曲小管肥厚增生；（5）集合管的醛固酮分泌增加。利尿剂抵抗的处理：（1）严格限制钠的摄入＜ 6g／d；（2）增加袢利尿剂的剂量或更换种类，如增加呋塞米到 600mg／d，先静推，再给予持续泵入；更换呋塞米为托拉噻米、布美他尼；（3）为避免胃肠淤血对药物吸收的影响，需将口服药物改为静脉制剂；（4）联合利尿剂使用,通过不同作用机制来增强效果，推荐托伐普坦；（5）使用小剂量多巴胺改善肾血流（小于 3μg/kg·min),但需注意，多巴胺无肾脏保护作用；（6）上述方法无效,给予血液净化治疗。

七、模拟病例

1.一冠心病合并慢性心衰的老年患者，入院时需完善的检查（　　　）

A.心电图　　　　B.电解质　　　　C.血常规

D.心脏彩超　　E.BNP　　　　F.胸部 X 线片

解析：以上检查均需。对于了解患者机体情况，并发症情况，评估心衰水平和预后均有帮助。

查患者长期服药有卡托普利、氢氯噻嗪，目前双下肢水肿，需要注意的是（　　　）

A.全面评估用药合理性，包括药物种类、药物剂量，根据病情增加 β 受体阻滞剂、醛固酮受体拮抗剂

B.追踪电解质检查结果，特别注意有无低钾低钠

C.测量体重，评估利尿效果

D.对心衰分期和对心功能水平进行评价

解析：由于心衰患者，均应进行心衰分期和心功能程度分级，目的是为了根据病情的不同使用不同的药物治疗方案，按照药物推荐，可包括利尿剂、β- 受体阻滞剂、ACRI/ARB、醛固酮受体拮抗剂、地高辛等。另外，由于是新入院患者，需对既往用药情况进行梳理，以明确患者是否存在不规范用药，这包括用药的种类是否合适，剂量是否恰当，有无因用药出现并发症，既往使用药物本院有没有替代等。

2.患者 78 岁女性，慢性心衰急性加重，四肢、背部水肿，近几日尿量少，查血钠 123 mmol/L，尿比重 1.01，给予的措施是（　　　）

A.呋塞米 80 mg 静脉注射，随后 1mg/min 持续泵入，总剂量不超过 600 mg

B.给予呋塞米，氢氯噻嗪、螺内酯联用

C.给予多巴胺 8 μg/kg·min 持续泵入增加尿量

D.给予 10% 氯化钠 30 mL 静滴补钠

E.限制水钠摄入，水的入量约为前日尿量 +500 mL

解析：据病史及实验室检查，患者为心衰加重的稀释性低钠血症，按利尿剂抵抗处理。多巴胺使用的剂量 8 μg/kg·min 主要为强心和缩血管，不是扩血管，应该使用小剂量多巴胺即 3 μg/kg·min。高渗性盐水联合利尿剂仍

需前瞻性研究来明确其改善利尿作用的效用，不建议补钠。

心肌炎

一、概念

心肌炎是指心肌的炎症性疾病。常见为病毒感染，柯萨奇 B 组病毒常见，约占 30%～50%；流感病毒、巨细胞病毒等也可导致。非感染性因素可见药物、毒物、放射、结缔组织病等。

二、疾病特点

起病可急可缓，多呈自限性，可进展为扩张型心肌病，少数呈暴发性，导致急性心衰或猝死。起病前有发热、四肢酸痛等病毒性感染的症状，随后出现心悸、胸痛、呼吸困难、水肿、晕厥等。对于有前驱"感冒"症状的心律失常患者，要警惕此病。

三、诊断标准

根据典型的前驱感染史、相应的临床表现及体征、心电图、心肌酶学检查或超声心动图、CMR 显示的心肌损伤证据，可临床诊断，确诊有赖于 EMB（心内膜心肌活检）。

四、分类与分级

主要区分轻症和重症患者，轻症患者有自限性，重症患者可猝死。

五、治疗要点

1. 无特异性治疗，主要是对左心功能的支持治疗。

2. 休息、避免劳累。

3. 针对继发的心衰、心律失常按对应原则处理；可使用改善心肌代谢的药物如辅酶 A、三磷酸腺苷等。

4. 如能通过 EMB 查到特定病毒感染，给予对应抗病毒治疗。

5. 暴发性心肌炎和重症心肌炎往往需要使用机械辅助或体外循环支持治疗，但死亡率仍高。

六、临床疑问

病毒性心肌炎的常用检查？主要用于发现合并症和心肌损伤的证据，如心电图 ST-T 改变、心律失常；超声心动图显示心室增大、收缩功能降低、存在心包积液；心脏磁共振提示心肌水肿、充血，心肌酶学指标提示 CK-MC 或肌钙蛋白增高；心内膜心肌活检（EMB）检出心内膜、心肌或心包组织内病毒、病毒抗原、病毒基因片段或病毒蛋白。注意，行病毒血清学检测查到病毒，只能提示可能为感染的病因，但不能以此诊断心肌炎，需在心内膜、心肌或心包组织内持续检测出才能明确诊断。工作中，非重症患者一般不做 EMB，依靠临床诊断。

七、模拟病例

冬季，一老年患者诉不慎感冒，心慌不适，怀疑自己得了心肌炎，前来就诊，如考虑临床诊断病毒性心肌炎，需要完善的措施是（　　　）

A. 病史询问，查找有无发热、四肢酸痛等典型症状和感染病程

B. 安排心电图检查，看是否存在心律失常

C. 行病毒血清学检查，明确导致心肌炎的病因

D. 建议上级医院查心脏磁共振以明确心肌损伤

解析：根据病毒性心肌炎的临床诊断标准，ABD 均可，病毒血清学检测即使出现阳性结果，也不能说明就是此病毒导致了心肌炎，也不能单以此结果诊断心肌炎，还是要结合病史、心肌损伤的证据等来临床综合考虑。

心脏瓣膜病

一、概念

多原因引起的心脏瓣膜狭窄和（或）关闭不全所致的心脏疾病。

二、疾病特点

心脏瓣膜的狭窄和（或）关闭不全可导致经过心脏的血液其血流动力学发生变化，从而致心脏结构、功能改变，最终出现心力衰竭、心律失常等。老年患者常因瓣膜钙化、退行性变导致，又称老年退行性瓣膜病，最常累及主

动脉瓣，其次是二尖瓣。临床上心脏彩超检查，多见二尖瓣、三尖瓣等轻度、中度反流，常无需特殊处理。

三、诊断标准

以心脏听诊对应部位杂音为诊断线索，超声心动图确诊。

四、分类与分级

现将常见单瓣膜病病变归类如下。

表 32 常见单瓣膜病疾病特点

瓣膜部位	诊断相关杂音特点	症 状	听诊区
二尖瓣狭窄	心尖区舒张期隆隆样杂音	呼吸困难、咳嗽、咯血（瓣口面积＜ 1.5 cm²）	心尖部
二尖瓣关闭不全	心尖区收缩期吹风样杂音	劳力性呼吸困难至心力衰竭	心尖部
主动脉瓣狭窄	主动脉瓣区收缩期射流样杂音	劳力性呼吸困难、心绞痛、晕厥（瓣口面积＜ 1.0 cm²）	胸右 2 肋间
主动脉瓣关闭不全	主动脉瓣区舒张期杂音	心悸、心前区不适、呼吸困难	胸右 2 肋间

五、治疗要点

1. 轻度的瓣膜病变而无临床症状者（如体检、入院心脏彩超检查发现），通常无需特殊治疗。

2. 急性的心脏瓣膜病常致血流动力学障碍，主要给予并发症处理，如心衰时利尿，房颤时控制心室率、抗凝等。

3. 有指征或内科治疗疗效不佳时行手术处理。

六、临床疑问

1. 什么是联合瓣膜病？联合瓣膜病是指两个或两个以上瓣膜病变同时存在，又称多瓣膜病。老年人常见多瓣膜病，由于血流动力学的相互影响，内科治疗疗效不佳，需手术干预，但手术风险也很高。有临床症状或血流动力学障碍时需仔细评估患者生存期、预后、患者及家属意愿等，多学科讨论确定诊疗方案。

2. 老年人心脏结构会出现哪些生理性老化？随着年龄的增加，老年患者的心脏会出现一些老化表现，这些表现是生理性的，在不引起心功能恶化时是不需要特殊处理的，临床医师应仔细鉴别。如左房容积会最大增加50%，左室逐渐肥厚，平均厚度增加10%，主动脉瓣和二尖瓣环均有增厚，并有钙盐沉积；瓣膜轻度反流。

3. 瓣膜疾病合并房颤需要抗凝吗？原则上均需要抗凝和控制心室率以预防血栓形成，抗凝目标值为华法林INR2～3，需根据出血风险调整INR值。不适宜抗凝的，可抗血小板聚集，通常房颤不需要复律。

七、模拟病例

患者80岁男性，因"腰痛3d"以腰椎间盘突出症收治入院。入院行心脏彩超检查示：主动脉瓣少量反流，目前患者无咳嗽、呼吸困难，建议处理（　　）

A. 有瓣膜疾病，给予卡托普利预防心室重塑

B. 原发病处理

C. 利尿

D. 外科会诊明确是否具有手术指征

解析：主动脉瓣少量反流，且无因瓣膜疾病所导致的临床心功能恶化情况，无需特殊处理，继续处理原发病即可。

闭塞性周围动脉粥样硬化

一、概念

动脉粥样硬化致下肢或上肢动脉血供受阻，从而产生肢体缺血症状与体征。

二、疾病特点

在老年患者中，男性多于女性，下肢病变远多于上肢病变，常累及股-

腘动脉，其次为胫 - 腓动脉。典型表现为小腿疼痛间歇性跛行和静息痛，体征为患肢皮温较低，狭窄远端的动脉搏动减弱或消失。

三、诊断标准

动脉粥样硬化的危险因素（详见冠心病总论章节），典型症状,肢体动脉搏动不对称、减弱或消失体征，加上可提示对应动脉存在血供受阻的检查结果（常用踝肱指数测定 ABI），可诊断。

四、分类与分级

多使用 Fontaine 分期，Ⅰ期 ABI 正常，患肢怕冷、皮温稍低、易疲乏或轻度麻木。Ⅱa 期:轻度间歇性跛行,较多发生小腿肌痛；Ⅱb 期:中重度间歇性跛行，ABI 0.7～0.9。Ⅲ期:静息痛，ABI 0.4～0.7。Ⅳ期:溃疡坏死,皮温低,色泽暗紫，ABI < 0.4。

五、治疗要点

1. 处理动脉粥样硬化的危险因素；清洁、保湿、防外伤，对有静息痛者抬高床头，增加下肢血流，减少疼痛。

2. 适量锻炼，以少量多次为原则，促进肢体侧肢循环的建立。

3. 抗血小板治疗，原则同动脉粥样硬化。

4. 急性血栓形成时抗凝，严重肢体缺血者可试用前列腺素。

5. 内科治疗后仍有静息痛、组织坏疽或严重生活质量降低致残者经专科会诊后可做血运重建术治疗。

六、临床疑问

1. 可提示对应动脉存在血供受阻的检查有哪些？（1）踝肱指数（ABI）测定：为踝动脉收缩压与肱动脉收缩压的比值，正常值≥1,正常值< 0.9 为异常，正常值< 0.5 为严重狭窄（侧支循环尚未良好形成时）；（2）多普勒血流速度曲线分析及多普勒超声显像：主要观察对应动脉的血流曲线，如果趋于平坦，提示狭窄加重，多联合超声判定；（3）磁共振血管造影和 CT 血管造影:具有确诊价值。

2. 如何测量踝动脉血压？取仰卧位，安静状态，露出小腿下三分之一，用测肱动脉血压的袖带松紧适宜地缠于小腿下部，使其下缘在内踝上 2cm 左右测量，一般情况下踝动脉血压测值高于肱动脉测值。

2. 本病与多发性大动脉炎的鉴别？多发性大动脉炎多见于年轻女性，全身炎性症状如发热、血沉增高明显,病变部位多发,可伴肾性高血压。

3. 本病与血栓栓塞性脉管炎的鉴别?多见于青年男性重度吸烟者,累及全身的中、小动脉,常有反复发作浅静脉炎和雷诺现象。

4. 本病与下肢静脉曲张的鉴别?下肢静脉曲张常有家族史、长期站立或使腹内压升高的病史,查体可见站立时下肢迂曲扩张的静脉,超声多普勒或静脉造影示大隐静脉迂曲扩张。

七、模拟病例

患者 78 岁男性,因"活动后双下肢疼痛、乏力 1 年"入院,诉活动时疼痛加剧,休息后逐渐缓解,查体:双下肢踝部以下皮温稍低,足背动脉搏动弱,有冠心病史。为进一步确诊,需行的检查(　　)

A. 血沉　　　　　　　B. 血脂

C. 踝肱指数测定　　　D. 下肢动脉多普勒超声显像

解析:根据诊断标准,考虑患者为闭塞性周围动脉粥样硬化,有明显的症状和体征,需寻找动脉粥样硬化危险因素存在,患部血供受限证据,以上检查均可。

如确诊后,根据 Fontaine 分期,患者分期为(　　)

A. Ⅰ期　　　B. Ⅱ期　　　C. Ⅲ期　　　D. Ⅳ期

解析:有间歇性跛行表现,为Ⅱ期,可进一步根据疼痛程度和缓解程度,踝肱指数分为Ⅱa 和Ⅱb 期。

静脉血栓症

一、概念

血液在静脉内不正常凝结而引起的病症。

二、疾病特点

静脉血栓症有临床重要性的深静脉血栓形成及肺栓塞,肺栓塞已有专门章节描述,本章节着重深静脉内血栓形成引起的病症。主要表现为患肢肿胀、疼痛,活动后加重,通过抬高患肢等改善局部血供方式可以缓解症状,多见下肢。查体皮肤可见发白或瘀血甚至青紫色，局部色素沉着、溃疡等。

三、诊断标准

通过临床症状、体征获得线索，采用血管超声检查可明确。

四、分类与分级

按部位分为肺栓塞和深静脉血栓形成。按解剖分浅静脉血栓形成和深静脉血栓形成，重点是深静脉血栓形成。

五、治疗要点

1. 卧床，抬高患肢直至水肿及压痛消失，防肺栓塞；浅静脉血栓形成需停止输注刺激性液体，适当止痛、局部热敷。

2. 抗凝：使用肝素、低分子肝素抗凝，华法林与肝素重叠后长期使用。

3. 较严重的髂 - 股静脉血栓患者可考虑溶栓治疗；有抗凝禁忌的，可考虑下腔静脉滤器放置术。

4. 保守疗法可选择弹力袜、早期起床活动。

六、临床疑问

1. 静脉血栓症的发病机制有哪些？本病的凝血发病机制主要由三因素导致，静脉壁损伤、血流淤滞和血液高凝状态。其他包括制动、肥胖、骨折、长期口服避孕药、S 蛋白缺乏、抗凝血酶缺乏、长途旅行等。

2. 主要检查在静脉血栓症中的意义？超声为首选，敏感性及准确性较高；金标准为深静脉造影，已不常用；D- 二聚体敏感性高，但特异性差，用于筛查、疗效评估等。

3. 抗凝治疗的原则和时间？总体原则同肺栓塞，主要注意各种不同抗凝药物的使用时限、出血风险和监测目标值。需注意，抗凝的时限总体和血栓形成风险或危险因素是否解除相关，可逆性因素去除即可考虑停用抗凝药物，如制动；如果危险因素持续存在，可长期抗凝。有禁忌或出血风险高的，采取非药物方式处理。需注意发现深静脉血栓形成，要想到排除肺栓塞。

七、模拟病例

患者 75 岁男性，因"突发头痛伴呕吐 2h"于 10d 前急诊入外院，确诊为脑室出血，治疗后意识未恢复，卧床，需生活照料，今下转至本院治疗。查体：四肢软瘫，足背动脉搏动好，双下肢皮温可。经评估患者有发生深静脉血栓高风险，建议措施为（　　　）

A. 给予华法林抗凝　　B. 给予活血化瘀中药

C. 给予阿司匹林　　D. 双下肢气压治疗

解析：患者为脑血管意外后遗症，有深静脉血栓形成高风险，目前暂无血栓已形成表现，预期危险因素短期不能解除，需给予预防措施。由于脑出血 10d，有再发脑出血可能，出血风险大于获益，不建议给予药物抗凝，可暂给予双下肢气压治疗、被动活动等措施。阿司匹林主要用于动脉血栓，静脉血栓有效的是抗凝。活血化瘀疗效不确切，在有抗凝禁忌或保守治疗时，可试用。

急性胃炎

一、概念

胃炎是胃黏膜对胃内各种刺激因素的炎症反应，急性胃炎是指各种病因引起的胃黏膜急性炎症。

二、疾病特点

常有上腹隐痛或不适，饱胀、恶心、呕吐、食欲不振等，在其他慢性疾病的急性加重过程中，容易因应激性因素导致急性胃炎发作。由于胃黏膜修复较快，此病相对预后良好，老年人常有多重用药，且常用阿司匹林，需注意持续存在胃黏膜的损伤可能。

三、诊断标准

具有急性胃炎的临床表现及应激、非甾体抗炎药物使用等相关因素等应疑诊，确诊依靠胃镜发现糜烂及出血灶，未发现或难以鉴别时行病理组织学检查。医养结合单位如未开展胃镜，可以临床诊断。

四、分类与分级

根据病因可分为急性糜烂出血性胃炎、急性幽门螺杆菌胃炎和其他急性感染性胃炎。一般急性糜烂出血性胃炎常见。

五、治疗要点

1. 治疗可纠正的病因，如停止服用非甾体类抗炎药，治疗原发病减少应激等。

2. 抑酸，可用质子泵抑制剂，需注意短疗程。

3. 胃黏膜保护剂，如硫糖铝，但需注意其便秘不良反应。

六、临床疑问

1. 老年患者长期吃阿司匹林，需如何防止出现急性胃炎？由于阿司匹林是环氧合酶抑制剂，其在减轻炎症反应的同时，也会导致前列腺素 E 不足，黏膜修复障碍，出现糜烂和出血。肠溶性阿司匹林虽可减轻在胃局部的损伤作用，但经小肠吸收通过血液循环后抑制黏细胞的 COX-1，仍可导致急性胃炎。由于正常情况下，胃黏膜修复很快，老年患者使用治疗剂量的阿司匹林，一般是安全的，大多数患者能长期使用而无明显胃炎临床表现，可能存在慢性胃炎。少数患者一开始服用，即会出现胃部不适，此类患者可以再次评估服用阿司匹林的必要性，如可替换，可选用氯吡格雷；如果不能替代，可考虑餐后服药或加用抑酸剂，但需注意抑酸剂不能长期使用。

2. 急性糜烂出血性胃炎的发病机制是什么？应激、药物、酒精、创伤可导致急性胃炎。应激是指严重的创伤、手术、重症感染等，这些应激因素会因神经 - 体液调节致胃黏膜胃循环障碍，但需注意，普通的肺部感染、感冒，这些相对轻症通常不会导致应激；药物常见非甾体抗炎药，如阿司匹林、布洛芬、双氯芬酸钠等，临床常用刺激性药物也可导致，如 10% 氯化钾注射液、铁剂；酒精因素在医养结合单位中不常见，多为长期饮酒患者；创伤如大关节处骨折等。

3. 消化系统的组成？口腔、食管、胃、十二指肠、空肠、回肠、结直肠、肛门、肝、胆囊、胆道及胰腺构成，还包括咽、阑尾、唾液腺。

4. 胃的相关生理？胃黏膜上皮向内凹陷，形成胃腺，胃的内分泌由主细胞分泌胃蛋白酶，壁细胞分泌胃酸，贲门腺分泌黏液，G 细胞分泌胃泌素，D 细胞分泌生长抑素。胃液 pH 约 0.9 ~ 1.5，正常情况下每日胃液分泌量为 1.5 ~ 2.5L/d。胃黏膜具有屏障机制以保护自身在频繁接触病原微生物、刺激性物质等后不受损。屏障包括：（1）黏膜上皮细胞表面约 0.5mm 厚的黏液凝胶层及碳酸氢盐层，维持酸性胃液与中性黏膜间高 pH 梯度；（2）上皮细胞顶面膜及细胞间的紧密连接，约 2 ~ 3d 可快速修复，其间还有上皮间淋巴细胞，有黏膜免疫功能；（3）丰富的毛细血管网能不断为胃黏膜提供营养，并加强盐酸代谢；此外，前列腺素 E、一氧化氮等也参与了胃黏膜屏障功能的调节。

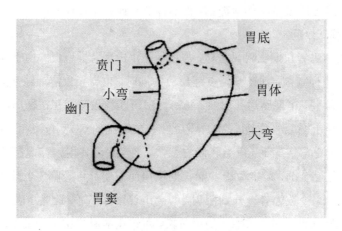

图 27　胃的解剖、生理示意图

七、模拟病例

患者因"肺部感染"收治入院，有糖尿病、高血压基础疾病，住院 4d 后病情无好转，出现感染性休克，考虑重症肺炎，因 ICU 无床，经与家属沟通后继续留本病区治疗。患者目前未诉腹痛、腹胀，有食欲不佳。对于抑酸剂的使用下列说法正确的是（　　）

A. 没有胃镜检查明确存在急性胃炎，可不用抑酸剂

B. 有重症肺炎应激因素，存在食欲不佳，考虑存在应激性胃黏膜损伤，应该给予抑酸剂

C. 在重症患者中，常见应激性消化道溃疡，应该给予预防性抑酸治疗

D. 抑酸剂使用直到正常饮食

解析：应激是导致急性胃炎的常见因素，在重症感染患者中，常因应激出现应激性胃黏膜糜烂甚至溃疡，因此，既可以在应激因素存在时预防性使用抑酸药物，也应该在有急性胃炎表现时给予抑酸药物，胃镜是确诊手段，但不能因为没有胃镜检查而耽误治疗。抑酸剂长时间使用也有导致萎缩性胃炎、消化不良，导致胃酸不能发挥"杀菌"作用等，因此应特别注意使用时限，对于应激性导致的胃黏膜损伤，在应激因素减除，进食改善后即可停用，不必等到正常饮食。

慢性胃炎

一、概念

慢性胃炎是指由多种病因引起的慢性胃黏膜炎症病变。

二、疾病特点

随年龄增加，患病率增加，Hp 感染为最常见的病因。表现为中上腹不适、饱胀、食欲缺乏、嗳气、恶心等，可有上腹部压痛，病程长而导致恶性贫血时可出现明显的厌食、体重减轻。

三、诊断标准

和急性胃炎不同，胃镜和组织学检查时慢性胃炎诊断的必要条件，仅依靠临床表现（无特异性），不能确诊。诊断慢性胃炎后，还应该进行病因诊断，如 Hp 检测、血清抗壁细胞抗体、内因子抗体及维生素 B_{12} 水平测定等。

四、分类与分级

根据有无 Hp 感染可分为 Hp 胃炎和非 Hp 胃炎；根据内镜和病理诊断可分为萎缩性胃炎和非萎缩性胃炎；根据炎症部位分为胃窦为主胃炎、胃体为主胃炎和全胃炎。

五、治疗要点

1. 非萎缩性胃炎（浅表性胃炎）常见，如无 Hp 感染且无糜烂和临床症状，可不予药物治疗。

2. Hp 相关胃炎，给予含铋剂的四联方案。即 1 种 PPI+2 种抗生素 +1 种铋剂，疗程 10～14 d。可根据当地抗生素耐药情况选择不同的抗生素和适宜的疗程，抗生素剂量见药品说明书。

表 33　四联方案可选药物一览表

可选用抗生素	克拉霉素、阿莫西林、甲硝唑、喹诺酮类抗生素、呋喃唑酮、四环素类
PPI	埃索美拉唑、奥美拉唑、兰索拉唑、泮托拉唑、雷贝拉唑、艾普拉唑
铋剂	枸橼酸铋钾、果胶铋

3. 胃黏膜保护、中和胃酸剂、改善胃肠动力药物、补充维生素 B_{12} 等。

4. 癌前情况：异型增生，建议专科处理。

六、临床疑问

1. 如何预防慢性胃炎？提倡分餐制减少感染 Hp 的机会，食物多样化，不吃霉变食物，少吃熏制、腌制、多亚硝酸盐食物，避免过于粗糙、辛辣食物，戒烟酒，保证充足睡眠。

2. 抑酸剂、胃黏膜保护剂、中和胃酸剂的区别？抑酸剂常用 PPI 制剂，作用机制是特异阻断胃壁细胞分泌胃酸的最终环节，抑制 H^+-K^+-ATP 酶的活性，作用效果强于 H_2 受体阻滞剂。胃黏膜保护剂是指预防和治疗胃黏膜损伤，保护胃黏膜，促进组织修复和溃疡愈合作用的药物，该类药物使用后常见机制是在胃黏膜表面形成一层牢固的保护膜，增强胃黏膜的屏障功能，有的胃黏膜保护剂还兼有抗酸作用、杀灭 Hp 作用，常用铋剂、硫糖铝等。中和胃酸药物也称抗酸药，是一类弱碱性化合物。口服后能中和过多的胃酸，降低胃内酸度和胃蛋白酶活性，解除胃酸对胃黏膜及溃疡面的侵蚀和刺激，从而缓解疼痛，促进溃疡愈合，同时，因胃内酸度降低，还可促进血小板聚集而加速凝血，有利于止血和预防再出血。此外，有的抗酸药在中和胃酸的同时，可形成胶状物，覆盖于溃疡面上，起保护和收敛作用。常用碳酸氢钠、氢氧化铝等。可以看出，虽然总的效应都是为了保护胃黏膜，但从机制上讲，几类药物还是有所区别，应该注意区分。

3. 哪些慢性胃炎患者需警惕癌变？胃镜病理发现异型增生在临床上考虑为癌前病变，发现后需格外重视。对有胃癌家族史、食物营养单一、常食熏制或腌制食品的病人，需警惕肠上皮化生、萎缩及异型增生向胃癌的进展。

七、模拟病例

患者因冠心病入院，长期口服阿司匹林治疗，近期诉上腹不适，食欲减退，无恶心、呕吐、便血，初步考虑为药物导致的慢性胃炎，为进一步明确诊断可行（   ）

A. X 线钡餐　　　　　　　　B. 胃镜

C. 24h 胃 pH 值测定　　　　D. 腹部 B 超

解析：由于慢性胃炎的表现无特异性，故慢性胃炎的确诊依赖于胃镜下组织学检查，胃镜是必要的。

诊断慢性胃炎后，还需要做（　　）

A. 健康教育　　　　　　　　B. 克拉霉素合并奥美拉唑治疗

C.14C- 尿素呼气试验　　　　D. 维生素 B_2 测定

解析：慢性胃炎确诊后，还应该进行病因诊断，如 14C- 尿素呼气试验和维生素 B_{12} 的测定，当有 Hp 感染后，根据病情给予抗感染治疗，但需采取四联方案，健康教育有利于慢性胃炎的治疗和减少危险的因素。

健康教育的内容可以包括哪些（　　）

A. 戒烟戒酒　　　　　　　　B. 定时进餐，少量多餐

C. 注意补充维生素　　　　　D. 不吃熏制食品

解析：关于食物中是"少吃熏制食品"，即注意量的问题，而不是绝对禁止。其他都正确。

急性胆囊炎

一、概念

胆囊炎是胆囊出现的炎症性反应，有无胆结石均可发生。

二、疾病特点

多数为进食油腻食物或饱餐后出现上腹部隐痛，伴嗳气、呃逆，也可为右上腹阵发性剧烈疼痛伴恶心、呕吐，查体有发热，墨菲征阳性。一般有细菌性感染，常见革兰阴性杆菌致病菌。老年患者多有胆囊结石病史，且因各种原因导致年轻时未行手术切除。

三、诊断标准

有典型右上腹痛或上腹部疼痛，发热及白细胞增多炎症表现，查体墨菲征阳性或扪及右上腹包块，可考虑诊断急性胆囊炎，确诊可通过腹部超声检查，简单方便，可发现胆囊结石、胆囊肿大、胆囊壁水肿等。

四、分类与分级

主要是通过检查明确有无胆囊结石存在，按病程可出现无症状性胆囊结石、有症状和出现并发症，急性胆囊炎为胆囊结石的并发症，如果非胆囊结

石出现急性胆囊炎，往往病情较重。

五、治疗要点

1. 暂禁食，静脉营养支持，维持水电解质平衡。

2. 解痉，常用山莨菪碱，一般在给予治疗后疼痛可逐渐缓解，疼痛难以忍受者可止痛处理。

3. 给予抗革兰氏阴性菌治疗，可选哌拉西林他唑巴坦、头孢哌酮舒巴坦、头孢曲松、环丙沙星，重症考虑酶抑制剂或碳青霉烯类药物，怀疑厌氧菌感染可加甲硝唑；常见致病菌为大肠埃希菌、肺炎克雷伯杆菌、铜绿假单胞菌。

4. 反复发作的伴有胆囊结石的胆囊炎或非结石性胆囊炎，可专科会诊，考虑外科切除。

六、临床疑问

1. 胆囊结石形成的危险因素有哪些？女性、妊娠、口服避孕药、雌激素替代治疗、肥胖、体重快速减轻、糖尿病、肝硬化等。

2. 哪些因素对预防胆囊结石可能有益？他汀类药物、维生素 C、咖啡、植物蛋白和坚果、多不饱和脂肪和单不饱和脂肪摄入等。

3. 结石性胆囊炎发生进食后剧烈疼痛的病理生理基础是什么？当进食后，胆囊收缩，结石会发生移位而导致胆汁排出受阻，胆囊内压力增高，胆囊平滑肌强力收缩而发生胆绞痛。

4. 急性胆囊炎的鉴别诊断？急性胆囊炎属于急腹症，但由于老年患者不同于年轻人，往往有营养不良、衰弱、痛觉敏感性下降等因素存在，可导致临床症状不典型，应特别注意出现轻微腹痛、消化不良表现或发热时，及时作出鉴别。腹部 B 超为方便、快捷、准确的检查方法，CT/MRI 胆胰管成像也可据条件选用。

5. 急性胆囊炎时的超声表现如何？用超声探头压迫胆囊处会有疼痛，在不伴有慢性肝病、腹腔积液或右心衰时出现胆囊壁增厚＞4mm，胆囊增大（长轴＞8cm，短轴＞4cm），胆囊颈嵌顿，胆囊周围积液，胆囊壁双边征等。

七、模拟病例

1. 患者 90 岁男性，夜间出现上腹部疼痛不适，测量体温 38.5℃，追问病史，晚餐进食家属带的鸡汤，平素很少喝，有胆囊结石基础疾病。可以根据

临床表现诊断为急性胆囊炎吗（　　）

A.有进食后发作＋临床症状＋炎症反应，可以诊断

B.还需和其他消化道疾病如急性胰腺炎（胆源性）相鉴别

解析：建议完善查体及 B 超检查以明确诊断。

可以立即给予的处理是（　　）

A.明确急性结石性胆囊炎后，立即安排外科会诊，行腹腔镜手术治疗

B.暂减少进食，多饮水，腹部冷敷

C.给予止痛处理，明确急性胆囊炎后再进一步处理

D.行禁食、解痉治疗，尽快明确诊断，给予抗感染、营养支持等处理

解析：腹腔镜手术需要消炎后择期手术，故现不适宜采取；建议禁食而不是减少进食；在不明确诊断前，一般解痉处理缓解症状而不是止痛。

2.患者 82 岁女性，有胆囊结石病史，平素体健，未有食欲不佳、腹痛等不适，此次因急性胃炎入院，已排除结石性胆囊炎，对于胆囊结石的处理是（　　）

A.饮食规律，不暴饮暴食

B.多进食新鲜蔬菜补充维生素

C.给予消炎利胆片

解析：目前胆囊结石无症状和并发症，可无特殊处理，给予饮食控制对预防有益。

急性胰腺炎

一、概念

多种原因导致胰腺组织自身消化所致的胰腺水肿、出血及坏死等炎症性损伤。

二、疾病特点

胆石症是老年患者急性胰腺炎常见病因，常见急性中左上腹疼痛，可向背部放射，伴有发热、恶心、呕吐，查体中上腹压痛，肠鸣音减少。重症患者

疼痛可累积全腹，肠鸣音消失，脱水貌。检验示淀粉酶或脂肪酶升高。

三、诊断标准

可以判断：在发病 48h 内明确诊断，符合以下 3 条标准中的任意 2 条可以判断：①急性、持续中上腹痛；②血淀粉酶或脂肪酶升高至正常值上限 3 倍以上；③有急性胰腺炎的典型影像学表现。诊断后应该对病情程度进行分级，并寻找病因（推荐磁共振胰胆管造影）。

四、分类与分级

主要根据急性胰腺炎是否并发器官衰竭、胰腺坏死及胰腺感染情况，分为 4 种程度，轻症、中度重症、重症、危重急性胰腺炎。

表 34　急性胰腺炎病情严重程度分级

	轻症	中度重症	重症	危重
器官衰竭	无	＜ 48h 内恢复	＞ 48h	＞ 48h
	和	和（或）	或	和
胰腺坏死	无	无菌性	感染性	感染性

注：器官衰竭根据改良 Marshall 评分 ≥ 2 分确定。

五、治疗要点

1. 一般治疗：加强监护治疗，注意实验室检测和影像学的变化，关注病情是否呈持续加重；治疗后疼痛无缓解者，使用哌替啶 50 ～ 100mg 肌注。

2. 轻症急性胰腺炎给予短期禁食、胃肠减压、芒硝 40g+ 温开水 600 mL 分次饮入导泄、乳果糖保持大便通畅；行静脉补液治疗；生长抑素有利于减少胰液分泌，并减轻全身炎症反应，给予 250μg/h，疗程 3d。虽然急性胰腺炎是化学性炎症，但病程中极易受肠道细菌感染。可采取导泄、口服左氧氟沙星片联合甲硝唑 4d 或有效治疗 2d 后尽早恢复肠内营养。

3. 重症胰腺炎合并器官功能障碍，需进行器官功能维护，如液体复苏、呼吸支持，肠功能维护，连续血液净化清除有害的代谢产物；生长抑素使用疗程为 4 ～ 5/d，起始剂量加倍，3d 后减至常规量。抗感染力度要强，有胰腺感染时主要针对革兰阴性菌和厌氧菌选用碳青霉烯类或三代头孢 + 抗厌氧

菌或喹诺酮 + 抗厌氧菌，疗程 7～14/d。

4. 并发症处理：胰腺假性囊肿，大于 6 cm 且 6～8 周后无吸收的给予手术引流，胰腺脓肿给予腹腔引流或灌洗，疗效不佳的行坏死组织清除和引流手术；

5. 病因处理：胆源性胰腺炎应在病情允许时尽早行胆囊切除、取石等微创手术，避免胰腺炎复发，不建议行造成较大创伤的外科手术。

六、临床疑问

1. 影像学检查在急性胰腺炎中的意义？早期常用腹部 B 超检查，可了解胆囊及胆管情况，发现胆石症、胰腺癌等病因，因常受胃肠道积气干扰，对胰腺形态的观察多不满意；腹部 CT 有助于确定胰腺炎、胰周炎性改变；增强 CT 有助于确定胰腺坏死程度。但注意，在早期一周内，影像学征象和临床严重程度相关性差，5-7/d 后，局部并发症出现，坏死组织易于辨认，此时影像学检查更有意义。

2. 什么是急性胰腺炎典型的影像学表现？ CT 表现为胰腺体积，多为弥漫性增大；坏死性胰腺炎为胰腺密度的不均匀等。

3. 什么是改良 Marshall 评分？根据主要器官的生理和实验室指标，进行评分分类，评分 ≥ 2 分则认为存在器官功能衰竭。

表 35 改良 Marshall 评分表

评分	0	1	2	3	4
氧合指数	> 400	301～400	201～300	101～200	< 101
收缩压（mmHg）	> 90	< 90	< 90	< 90	< 90
肌酐（mmol/L）	< 134	134～169	170～310	311～439	> 439

4. 胰腺坏死、感染如何判定？腹部增强 CT 可以在一周左右确定胰腺坏死程度，而超声或 CT 引导下的胰腺或胰周穿刺，抽取物涂片查细菌或培养可以明确胰腺感染。

5. 为什么不能使用吗啡止痛、阿托品解痉？吗啡可增加 Oddi 括约肌压力，不适合胰腺炎止痛；阿托品会拮抗胆碱能受体，诱发或加重肠麻痹，也不适用。

6. 液体复苏在急性胰腺炎中的意义？急性胰腺炎发生时，特别是重症患者，胰腺大量渗液，加之导致全身炎症反应，有大量炎性渗出，很容易导致血管内有效血容量不足，此时给予补液，是为了维持血容量，继而改善水电解质平衡，纠正组织缺氧。可以补晶体液，为防止过多晶体液输入导致高氯血症，可以给予平衡液。

7. 急性胰腺炎发生后的进食时机？轻症胰腺炎往往给予 2 d 的禁食即可逐渐恢复正常饮食，起始给予少量碳水化合物食物（比如谷类、糖类、水果），逐渐增加食量和蛋白质。重症患者肠道通畅、腹胀明显减轻后可给予逐步进食；并发上消化道梗阻的患者，给予空肠营养管行肠内营养。

8. 血清淀粉酶和脂肪酶的区别？在急性胰腺炎的血清检查中，淀粉酶和脂肪酶都能用于诊断急性胰腺炎，淀粉酶的起病时间为 $2 \sim 12\,h$，早于脂肪酶的 $24 \sim 72\,h$，但持续时间约 $3 \sim 5\,d$，短于脂肪酶的 $7 \sim 10\,d$，脂肪酶的敏感性和特异性均略优于淀粉酶。

9. 为什么要求淀粉酶高于正常上限 3 倍才能用于诊断？淀粉酶是胰腺分泌的一种消化酶，但也可来源于唾液腺或肿瘤，另外，非胰腺疾病导致的继发性胰腺损伤也可导致淀粉酶升高，所以当仅有淀粉酶升高且未达正常值上限 3 倍以上时，可能是唾液腺分泌过多或者非胰腺疾病。

七、模拟病例

患者 82 岁女性，因上腹部疼痛 2 h 入院，放射至肩部，既往有冠心病、心绞痛病史，近期无明显胸闷、胸痛发作，长期药物二级预防。入院时生命体征平稳，上腹部轻压痛，无腹肌紧张，心电图提示 $V_1 \sim V_6$ 导联 ST 段低平。诊断考虑（　　）

A. 慢性冠脉病、稳定型心绞痛

B. 缺血性心肌病

C. 腹痛待诊：急性胃炎？急性胰腺炎？胃肠痉挛？急性胆囊炎？

解析：仅凭症状和病史以及心电图检查，不能明确心绞痛发作，也不能确诊腹痛原因。

为明确急性胰腺炎诊断，下一步处理是（　　）

A. 查尿淀粉酶　　　　B. 查血淀粉酶

C. 腹部 CT 检查   D. 腹部 B 超检查

解析：根据诊断标准，上腹痛＋淀粉酶／脂肪酶高于正常值上限 3 倍＋影像学表现，3 项中有 2 项符合即可诊断。注意尿淀粉酶不能用于诊断胰腺炎，因为轻度的肾功能改变都会影响尿淀粉酶检测的准确性和特异性，所以应该用血清淀粉酶。

胃食管反流病

一、概念

是由胃十二指肠内容物反流入食管引起不适症状和（或）并发症的疾病。

二、疾病特点

以餐后或夜间反流和烧心为典型症状，部分患者以胸骨后疼痛为表现，易被误诊为冠心病，还可出现间歇性吞咽困难或胸骨后异物感。反流物刺激或损伤食管以外的组织或器官可引起慢性咳嗽，与支气管变异性哮喘等共为慢性咳嗽的主要原因之一。反流也会导致误吸，在老年患者中应高度重视。

三、诊断标准

对于临床表现典型的，可拟诊，给予抑酸治疗后症状明显改善的，给予初步诊断；确诊依据症状＋胃镜检查＋食管 24h pH 监测 +PPI。

四、分类与分级

根据是否导致食管黏膜糜烂、溃疡，分为反流性食管炎和非糜烂性食管炎。

表 36　反流性食管炎和非糜烂性反流病区别

反流性食管炎标准	非糜烂性反流病标准
①反流和（或）烧心症状 ②胃镜下发现食管黏膜的糜烂、溃疡	①反流和（或）烧心症状 ②胃镜检查阴性 ③24h 食管 pH 监测表明食管存在过度酸、碱反流 ④PPI 治疗有效

五、治疗要点

1. 健康教育：进食后不要立即卧床，睡前 2h 不进食，发病期间睡眠时床头抬高 15～20cm；避免腹内压增高和进食巧克力、咖啡、浓茶等降低食管下括约肌压力的食物，尽量不使用抗胆碱能药物和钙通道阻滞剂。

2. 抑酸：首选 PPI，疗程 4～8 周，重度食管炎可延长疗程和增加 PPI 剂量。

3. 促胃肠动力药：与抑酸药联用，减少胃十二指肠内容物反流，缩短其在食管暴露的时间。

4. 抗酸药：临床缓解症状。

5. 按需和长期治疗：按需是指在症状发作时用药，消失后停药；长期治疗是对于停药后很快复发且持续的患者，给予患者无症状的最低 PPI 剂量治疗。

6. 疗效不佳者可考虑行抗反流手术治疗。

六、临床疑问

1. 什么是反流、烧心？反流是指胃十二指肠内容物在无恶心和不用力的情况下涌入咽部或口腔的感觉，含酸味时称反酸；烧心是指胸骨后或剑突下烧灼感，常由胸骨下段向上延伸。老年患者烧心描述多于反流。

2. pH 监测表明食管存在过度反流的具体指标？一般行 24h 动态监测 pH 值，正常食管内 pH 值约 5.5～7.0，以 pH ＜ 4 为酸反流指标，主要监测 pH ＜ 4 的次数，总时间和占比，持续 5min 以上的时间，pH ＜ 4 最长持续时间，酸反流指数等。病理性反流以 pH ＜ 4 的占比为主要参考。病理性反流是指 24h pH ＜ 4.0 的次数大于 50 次，总持续时间大于 1h。

3. 临床轻、中、重度是如何分级？根据症状进行分级，轻度是有症状但不明显；中度稍重但不影响工作；重度指难以坚持工作，另还有根据胃镜下表现分级，主要用于反流性食管炎，详见洛杉矶分级法。

4. 胃食管反流病的发病机制是什么？胃食管反流病随年龄增长而患病率增加，主要病因和机制有三个，分别为抗反流屏障结构与功能异常、食管清除作用降低、食管黏膜屏障功能降低。抗反流屏障结构与功能异常主要是指手术、腹内压及胃内压增高、内分泌激素、食物等因素导致食管下括约肌功能障碍或一过性松弛延长，使得食管黏膜受反流物损伤；食管清除作用降低是指食管蠕动异常，对反流物的清除作用降低等，多见于干燥综合征、食管裂孔疝；食管黏膜屏障功能降低是指长期饮酒、吸烟、食用刺激性食物使得食管黏膜抵御反流物损害的屏障功能降低。

5. 胃食管反流病的常见并发症有哪些？可见上消化道出血、食管狭窄和 Barrett 食管。正常食管黏膜为复层鳞状上皮，胃镜下呈均匀粉红色，当其被化生的柱状上皮替代后呈橘红色，多位于胃食管连接处的齿状线近端，当环形、舌形或岛状病变≥1cm 时，应考虑为 Barrett 食管。

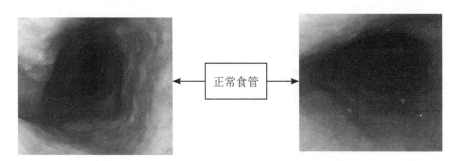

正常食管

图 28　正常食管的镜下表现图

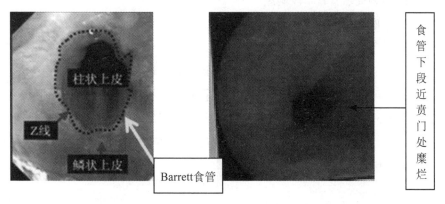

柱状上皮

Z线

鳞状上皮

Barrett食管

食管下段近贲门处糜烂

图 29　Barrett 食管镜下表现　　图 30　食管下段近贲门处糜烂的镜下表现

七、模拟病例

患者 76 岁男性，因间断胸闷不适 1 月入院，诉夜间起病，与饮食无明显关系，有冠心病、心绞痛病史，长期口服单硝酸异山梨酯缓释胶囊及阿司匹林、阿托伐他汀等，值班医师在患者夜间起病时多次给予床旁心电图，未发现异常，给予硝酸甘油舌下含服，症状略有缓解。患者诊断考虑（　　）

A. 急性胃炎　　　　　　　B. 冠心病、不稳定型心绞痛

C. 冠心病、稳定型心绞痛　D. 反流性食管炎

E. 肺炎　　　　　　　　　F. 功能性消化不良

解析：由于患者主诉为胸闷不适，无典型心绞痛症状和服用硝酸酯药物后无明显好转，提示稳定型心绞痛可能性不大，由于有冠心病史，需首先排除心源性胸闷，怀疑不稳定型心绞痛是可以的，但多次心电图并未见异常，而且患者平素采取了二级预防措施，故不稳定型心绞痛可能性低，可行动态心电图和查心肌酶指标进一步鉴别；急性胃炎和反流性食管炎的表现不典型，且病因不明确，可考虑进一步行胃镜检查鉴别；肺炎往往在病情较重或引起频繁、用力咳嗽或累及胸膜时引起胸痛不适，病史不符，可完善胸部 X 线片排除；功能性消化不良多为餐后饱胀不适，病程一般 6 个月以上，还需先排除与症状相关的器质性疾病，故需排除其他疾病后才考虑此诊断。

如果考虑为胃食管反流病，下一步诊断依据是（　　　）

A. 胃镜未提示食管糜烂性炎症

B. 胃镜提示食管下段糜烂

C. 24h 食管 pH 值测定 pH < 4 的次数为 39 次

D. 给予雷尼替丁治疗无效

解析：胃镜见食管糜烂可用于诊断反流性食管炎，而胃镜阴性表现结合其他指标可以诊断非糜烂性食管病，故胃镜阴性或阳性结果均有诊断意义；24h 食管 pH 值测定 pH < 4.0 的次数大于 50 次有病理性意义，可用于诊断；治疗中，雷尼替丁为 H_2 受体拮抗剂，强度弱于 PPI，故一般用 PPI 的治疗来诊断反流性食管病。

上消化道出血

一、概念

上消化道出血是指屈氏韧带以上的消化道，包括食管、胃、十二指肠、胆管和胰管等病变引起的出血。

二、疾病特点

常见消化性溃疡和急性糜烂出血性胃炎导致，老年患者还可因不正确使用抗凝药物，重症感染导致的应激性出血或肝硬化等原因。少量出血者临床表现为黑粪；急性大量出血者有呕血；大量活动性出血者可见血红蛋白值持续快速下降和休克表现，即心率增快，血压下降，皮肤冷，尿量减少。上消化道出血多于下消化道出血。

三、诊断标准

根据临床呕血、黑粪、休克等表现，实验室检查有呕吐物隐血阳性，血红蛋白浓度、红细胞比容、红细胞计数下降等证据，可诊断消化道出血；胃镜可明确是否上消化道出血，主张在出血后 24～48 h 内进行检查。

四、分类与分级

主要是分清出血程度，病情严重度与失血量呈正相关。每日消化道出血＞5mL，粪便潜血试验阳性；出血＞50mL 可出现黑便；胃内积血量＞250mL，可引起呕血；出血＞1000mL 可有休克表现。临床上不必纠结于准确的出血量，重要的是患者是否出现循环障碍或者血色素的快速连续下降，比如第一天 90g/L，第二天 75g/L，这种情况往往危及生命。

五、治疗要点

1. 由于上消化道出血常见病因为胃溃疡或胃糜烂，因此，最常用方法是抑制胃酸，通过血小板发挥自身作用而止血；有条件的应监测胃液 pH 值，保持抑酸治疗后 pH 值＞6。

2. 对于大量消化道出血，应禁食；防呕血导致窒息。关键在于防治失血性休克。建议在病情允许时尽快转入 ICU 治疗。

3. 补液维持循环血量；对于老年患者，输血指征可适当放宽，血红蛋白＜70g/L 可考虑输血。

4. 可采取口服或鼻饲冰生理盐水稀释后的去甲肾上腺素，各种书籍所介绍方法不一，可采取 6mg 去甲肾 +100mL 冰生理盐水口服，6～8 h 重复，如果有效，应评估病情，后续停用此方法，避免导致胃局部缺血。

5. 生长抑素有缩内脏血管作用，可使用。

6. 如果为凝血药物导致的，停用凝血药物，并补充对应的凝血酶，危及生命或补充凝血酶起效慢的（如华法林出血给予维生素 K），应给予输血。

7. 药物无效时考虑内镜、介入、手术等方法。

总之，遇到上消化道出血先抑酸，维持血容量，再根据病情考虑其他治疗。

六、临床疑问

1. 咖啡色胃内容呕出是否就是呕血？上消化道缓慢出血时，由于和胃酸充分混合，呕出多呈棕褐色或咖啡色，但临床上，有时候很难准确判断咖啡色，比如光线不足或进食深色流质就呕出后，醉酒患者有时候也可见类似颜色呕吐物；多数医师看到暗灰样的呕吐物就会描述为咖啡色，而送检呕吐物隐血却是阴性。因此，对于"咖啡样"呕吐物是否就是呕血，应该保持怀疑，要结合病史和其他临床表现综合判断。

2. 如何判断失血性休克？首先明确患者有急性失血原因，其次，当患者出现不明原因的心率增快或冷汗、皮肤变冷、意识改变时，应考虑发生了失血性休克。由于休克是一连续过程，而且有代偿期，通常不能通过血压和尿量来判断休克，因为早期血压因代偿会升高或维持正常，而尿量通常需观察数小时，敏感性低。心率是很好的判断指标，通常会明显高于基础水平，如平素 80 次 /min，休克时会上升到 100 次 /min 左右，而不是 85 次 /min。当然，入住 ICU，有血流动力学的直接监测或检测乳酸，可以更准确地判断病情。

3. 有哪些实验室检查与消化道出血密切相关？除了血红蛋白外，白细胞总数一般在消化道出血时会升高，尿素氮也会升高，这是大量血液蛋白质的消化产物在肠道被吸收所致，一般不超过 14.3 mmol/L。

4. 如何临床确定出血是否停止？当患者起病时的症状、体征改善或生命体征逐渐稳定，可认为出血逐步停止。如意识改善，心率减慢至基础水平，尿量开始增加，皮温恢复温暖，未再出现呕血或描述胃部不适；血红蛋白值停止下降。肠道积血需 3d 才能排尽，故黑便不作为出血停止的判断指标，但如果黑便次数或量减少，或稀便逐渐转为成型便，也可提示出血在减少或已停止。

5. 禁食后再次开始进食的时间？大量活动性出血时，不建议进食，虽然现在强调早期营养，即在少许消化道出血时也可进食，但由于老年患者消化道出血常见重症疾病应激因素所致，原发病因治愈过程相对长，基础疾病多，机体修复能力差，一旦进食导致不适呕吐易发吸入性肺炎等，建议临床判断出血基本停止后，先恢复饮水，再稀释流质，逐步过渡到平素进食成分和量；恢复进食应个体化，根据患者对逐步饮食量增加的耐受来考虑，不能单纯重视营养而忽视消化道反复出血对老年患者的危害，后者更易致死亡。

七、模拟病例

65 岁的冠心病患者，基础心率 70 次 /min，长期口服阿司匹林 100mg，1 次 / d，近日天气变化，有间断干咳，服用"感冒药"五天未愈，今晚餐不愿进食，1h 后出现呕吐咖啡色胃内容物，急诊以"上消化道出血"收治入院，作为值班医师，首先要做的是（　　　）

A. 立即停用阿司匹林　　　B. 给予大量补液处理

C. 明确诊断，判断出血程度　　　D. 给予抑酸治疗

解析：患者的病史和症状可考虑为上消化道出血，停用抗血小板药物是正确的，可以减少对凝血机制的干扰和破坏，但给予大量补液可能是不必要的。消化道出血时大量补液是为了预防和治疗失血性休克，而如果患者仅为少量活动性出血，或给予抑酸治疗后止血效果良好，并无休克征象，是可以不用大量补液的。对于消化道出血，除了要明确是上消化道还是下消化道外，还应评估出血程度，目的是为了评估病情、预后，通常，在患者入院时会先给予治疗，边治疗边评估，避免因评估病情而耽误治疗，导致病情加重。治疗方案可在病情的诊疗中进一步修正。

患者入院时出现哪些表现，提示发生了休克（　　　）

A. 未导尿，1h 未见排尿

B. 诉心慌不适，心电图提示窦性心动过速

C. 皮肤温暖

D. 双手皮温降低

E. 血压 110/32mmHg，平素血压 130/67mmHg

F. 急诊乳酸 0.7mmol/L

解析：尿量指标是需要连续观察的，应给予导尿后判断每小时尿量，未导尿的情况下，正常人也不用每小时排尿，故 A 是无法判定休克的。皮肤温暖也无法提示休克，肢体远端皮肤如足、手出现皮温降低，是休克失代偿的表现之一。乳酸值往往升高的程度与休克正相关，单从数值来讲，乳酸值≥2mmol/L 较有意义。心率是敏感指标，临床很适用，当然，如果出现发热等情况另

论。血压 110/32mmHg，有两个关注点，一是此血压初看正常，但较平素血压已明显降低，需高度警惕发生了休克，一般收缩压较平素下降 40mmHg，可作为判断休克已发生的标准之一；其次，注意脉压差明显增大，且舒张压下降明显，舒张压与外周循环阻力相关，当血容量不足或血管大量扩张的时候，舒张压会明显下降，对于失血性休克，舒张压下降提示容量不足，故 110/32mmHg 的血压，高度提示出现了休克。

如果给予大量补液治疗，可给予（　　　）

A. 0.9% 氯化钠注射液　　　　B. 5% 葡萄糖注射液

C. 血浆　　　　　　　　D. 低分子右旋糖酐

解析：一般休克的补液，都是先晶后胶，目前，关于休克的补液液体种类有很多研究，但原则仍未变。需要注意的是，生理盐水过多补充可能会导致高氯血症，可调整为醋酸或乳酸平衡盐；5% 葡萄糖液不推荐，因为其增加血容量的效率低下，不如 0.9% 氯化钠；血浆不能作为常规补液治疗，现在多用于血液净化中的置换，或者凝血因子的补充，如果是非凝血机制因素导致的失血性休克，在有指征时也建议输红细胞悬液，而不是血浆；低分子右旋糖酐大量输入，会减低血小板黏附性，引起凝血障碍，导致出血，不建议使用。

非酒精性脂肪性肝病

一、概念

脂肪性肝病时以肝细胞过度贮积和脂肪变性为特征的临床病理综合征。无长期过量饮酒的病因，为非酒精性脂肪性肝病。

二、疾病特点

起病隐匿，进展缓慢，多无临床症状，体检或入院行腹部 B 超时发现。患者可有乏力、右上腹不适、上腹疼痛等表现，可发展至肝炎、肝硬化、肝癌。

三、诊断标准

1. 有易患因素如肥胖、2 型糖尿病、高脂血症。

2. 无饮酒史或饮酒折合乙醇量男性每周＜ 140g，女性每周＜ 70g。

3. 排除病毒性肝炎、药物性肝炎等导致脂肪肝的特定疾病。

4. 除原发疾病的临床表现外，可有乏力、肝区隐痛、肝脾大等症状和体征。

5. 血清转氨酶（ALT）或 r-GT、转铁蛋白升高。

6. 符合脂肪性肝病的影像学诊断标准。

7. 肝组织学改变符合脂肪性肝病的病理学诊断标准。

符合 1～5 项，和第 6 或 7 项中的任何一项可诊断。

四、分类与分级

根据病理特点，主要分为单纯性脂肪肝和脂肪性肝炎。单纯性脂肪肝的病理表现为肝小叶内大于 30% 的肝细胞发生脂肪变，根据变性累及的范围，可进一步分为轻、中、重三型，不伴有肝细胞的炎症、坏死和纤维化；脂肪性肝炎的病理表现为出现气球样肝细胞，腺泡点灶状坏死，门管区炎症伴（或）门管区周围炎症。

五、治疗要点

1. 改良生活方式：健康饮食，增加活动，减轻肥胖患者的体重 3%～10%；

2. 病因治疗，处理原发高血脂、二甲双胍、吡格列酮治疗糖尿病等。

3. 药物：单纯性脂肪肝再改良生活方式后无需药物治疗，脂肪性肝炎患者，给予维生素 E、甘草酸制剂、多烯磷脂酰胆碱等，用于减轻脂质过氧化。

六、临床疑问

1. 什么是 r-GT？是指 r- 谷氨酰转移酶，但血清中 r-GT 主要来自肝胆系统，当肝内合成亢进或胆汁排出受阻时，血清中 r-GT 增高，正常小于 50U/L，肝癌时明显升高大于 10 倍。

2. 什么是转铁蛋白？转铁蛋白是血浆中主要的含铁蛋白质，负责运载由消化管吸收的铁和由红细胞降解释放的铁，当发生肝炎时，转铁蛋白释放增加，血清中检测的值升高。

3. 如何计算饮酒中的乙醇量？酒精摄入量计算公式：摄入的酒精量（克）＝饮酒量（毫升）× 含酒精浓度（%）×0.8（酒精密度）。注意，白酒上标识的度数为酒精浓度，而啤酒上标识的浓度为麦芽汁浓度，不是酒精浓度，一般啤酒标识的麦芽汁浓度为 12% 左右，而酒精浓度实际在 3%～5%

之间。

七、模拟病例

高龄患者，有 2 型糖尿病，入院时查腹部 B 超提示轻度脂肪肝，这表示（　　）

A. 无需处理

B. 有肝功能指标的异常

C. 患者可能有腹痛、肝区不适表现

D. 病理检查肝细胞脂肪变

解析：脂肪性肝病分为酒精性和非酒精性，常见非酒精性，如果要给予非酒精性脂肪性肝病的诊断，不能仅依靠影像学检查，还必须要有 5 项标准，因此，此例患者如果确实有非酒精性脂肪性肝病，那么会有 B、C、D 表现，但如果不是该诊断，而是其他可导致脂肪肝的疾病如病毒性肝炎等，则不一定有上述表现。另外，轻度脂肪肝不是不处理，而是可给予生活干预，不做药物处理，这一点需要注意。

肝硬化

一、概念

各种慢性肝病进展至以肝脏慢性炎症、弥漫性纤维化、假小叶、再生结节和肝内外血管增殖为特征的病理阶段，代偿期无明显症状，失代偿期以门静脉高压和肝功能减退为临床特征。

二、疾病特点

以慢性乙型病毒性肝炎为主要病因，老年患者慢性心功能不全也可导致。通常起病隐匿，病程发展缓慢，代偿期无特异性表现，失代偿期可出现厌食、营养不良、黄疸、出血、低蛋白血症以及门静脉高压所致的腹腔积液、肝肾综合征等。病情加重后，难以治疗，易并发感染和肝性脑病。目前也有学者把肝性脑病归为谵妄。

三、诊断标准

根据肝功能减退和门静脉高压同时存在的证据群可临床诊断；当证据不充分，肝硬化的影像学征象不明确时，肝活检见假小叶形成，可确定诊断。

四、分类与分级

分为代偿期和失代偿期，代偿期时无症状或症状轻微，肝脏可出现肿大，脾脏有轻、中度肿大，肝功能试验正常或轻度异常；失代偿期表现为门静脉高压和肝功能减退。

五、治疗要点

1. 由于常见病毒性肝炎，当存在抗病毒治疗需求时，应专科专治。

2. 保护肝功能：行多重用药评估，减少不必要的药物使用，减轻肝脏代谢负担；去除胆汁瘀积、控制感染等可逆性因素，避免进一步肝损害；可尝试使用多烯磷脂酰胆碱、还原型谷胱甘肽、甘草酸二胺等药物。

3. 维持相对高糖的易消化肠内营养，注意电解质平衡。

4. 并发症处理原则（详见下表）

表 37　肝硬化常见并发症处理原则

并发症	处理原则
腹腔积液	限制水钠摄入，加强利尿，纠正低蛋白血症，必要时腹腔穿刺引流，注意利尿和放液速度不易过快
自发性细菌性腹膜炎	广谱抗感染治疗至少两周，抗生素倾向于革兰阴性杆菌，注意大便通畅
食管胃底静脉曲张破裂出血	生长抑素止血，内镜处理单纯食管静脉曲张出血、气囊压迫止血；出血致循环障碍按失血性休克处理；内科治疗无效者转院行经颈静脉肝内门腔分流术
肝性脑病	禁止或减少蛋白摄入，纠正低钾性碱中毒，控制感染，口服乳果糖和稀释醋酸液灌肠，口服利福昔明抗肠道细菌，L-鸟氨酸-L-天冬氨酸使用降血氨，必要时异丙嗪镇静；氟马西尼对于昏迷患者有促醒作用
其他部位感染	广谱抗生素，如三代头孢、碳青霉烯类，哌拉西林他唑巴坦

续表

门静脉血栓	早期抗凝,维持 6 个月,注意凝血指标监测
肝肾综合征	血液透析
并发症	处理原则
肝肺综合征	氧疗
脾功能亢进	外科治疗
反流性食管炎标准	非糜烂性反流病标准

六、临床疑问

1. 什么是肝功能减退的证据群？肝功能减退时，会出现一系列临床不适表现，如食欲减退、恶心、腹胀，继而营养不良、低蛋白血症；肝酶学指标升高，出现肝细胞性黄疸（非结合性黄疸和结合性黄疸均升高）；凝血因子合成减少导致出血和贫血，雌激素增多致蜘蛛痣和肝掌，肾上腺皮质功能减退，出现面色黑黄的肝病面容等。

2. 什么是门静脉高压的证据群？出现多部位静脉曲张，如食管胃底静脉曲张并发出血、腹壁静脉曲张、痔静脉曲张；脾被动淤血性肿大、功能亢进，腹腔积液等。

3. 肝硬化的影像学表现是什么？ CT 可表现为肝脏体积缩小，形态不规整，边缘凹凸不平，肝实质见弥漫结节样等密度影，B 超表现：肝脏体积缩小，形态不规则，表面不平滑，包膜增厚，实质回声增高、分布不均，有时可见低回声结节，门静脉系统扩张、扭曲和侧支循环扩大等；图 32 蓝色箭头为正常肝脏 CT 下表现；图 33 为肝硬化时肝脏表现,可见体积缩小。

4. 利福昔明的作用和用法？利福昔明是利福霉素衍生物，有广谱、强力的抗肠道菌作用，在胃肠道局部起作用，推荐用法是总量 0.8～1.2g/d，分 2 次或 3 次服用。用药目的是抑制肠道产尿素酶的细菌，减少氨的生成。除了利福昔明外，还可使用甲硝唑。

5. 什么是肝肾综合征？无肾脏实质病变，而因门脉高压、扩血管物质大量释放、腹腔积液致腹内压增高等因素，引起经肾脏血流量减少而出现的肾脏衰竭改变，表现为少尿及血肌酐值异常升高。

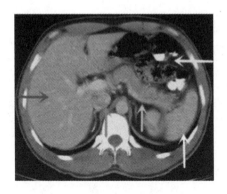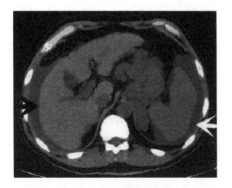

图31　正常肝脏的CT表现　　　　图32　肝硬化肝脏缩小时的CT表现
（蓝色箭头）　　　　　　　　　　　　（蓝色箭头）

5. 什么是肝肾综合征？无肾脏实质病变，而因门脉高压、扩血管物质大量释放、腹腔积液致腹内压增高等因素，引起经肾脏血流量减少而出现的肾脏衰竭改变，表现为少尿及血肌酐值异常升高。

6. 什么是肝肺综合征？排除心肺原发疾病导致，在肝硬化基础上出现的呼吸困难及急慢性缺氧体征（发绀、杵状指）。

7. 醋酸灌肠液怎么配置？由于醋中含有醋酸，给予灌肠可以保持肠道中的酸性，利于减少氨的产生和减少氨吸收，一般用于肝性脑病的灌肠液为稀醋酸，就是用醋加水，稀释后进行灌肠。目前无教材或指南推荐标准用法。需注意的是：（1）不同的醋浓度不一，如白醋的醋酸浓度高于陈醋；白醋添加物较少，有杀菌作用，优质品醋酸浓度为9%以上，不同品牌的醋中醋酸浓度可能不一致；（2）稀释是加生理盐水，可用10～30mL醋加入100～200mL生理盐水中，给予灌肠；（3）水温37.5℃左右适宜，与肛温基本一致，以减少刺激；（4）可以清洁灌肠，以增加"酸化效果"，2/d次左右，不用太频繁，避免肠道损伤。一般灌肠会配合乳果糖口服。

七、模拟病例

患者77岁，因"发现乙型病毒性肝炎20+年，腹胀、厌食1周"入院。入院时查体神志清楚，慢性病容，问答切题，无定向力障碍，皮肤未查见蜘蛛痣，腹部软，无压痛，双下肢无水肿，实验室检查肝功能ALT 62U/L，血清

白蛋白 30g/L，余无特殊，腹部 B 超未提示肝硬化。目前考虑诊断肝硬化吗（　　）

解析：据病史、查体及实验室检查，患者有肝功能减退的部分证据，但无特异性，单纯的病毒性肝炎也可导致，门静脉高压证据群不足，影像学也不支持，故不能明确诊断。

下一步措施（　　）

A. 稀醋酸灌肠

B. 给予药物保肝治疗

C. 查乙肝定性和定量指标

D. 补充白蛋白

E. 肝活检明确诊断

解析：目前无肝性脑病表现，肝功能减退不明显，无必要给予灌肠措施；保肝治疗是多方面的，可以行饮食调整，减少损肝药物使用，处理可逆因素等，由于肝功能损伤并不明显，仅有转氨酶指标的部分升高，可先处理其他问题再考虑行药物保肝治疗；查乙肝定性和定量指标的目的是明确慢性乙型病毒性肝炎诊断和判断是否处于病毒复制活跃期，对判断目前厌食、腹胀原因以及下一步处理有指导意义；处理原发病后，如果营养不良仍存在、难以通过进食等改善，已给予营养支持下才考虑补充白蛋白纠正低蛋白血症，目前 30g/L 尚可，如果已有腹腔积液、给予利尿处理，可以考虑补充。老年患者，任何有创性操作都要注意评估获益和风险，穿刺前除了明确指征外，还需思考以下问题：患者能够从穿刺结果中获得什么益处？是否必须明确或排除肝硬化，患者才能获得更好的治疗结果？明确诊断后医师又能做什么？和未明确诊断时采取的治疗方法有多少差异？穿刺会否给患者带来痛苦和伤害？此例患者可先按慢性肝炎处理，据病情与家属共同商议下一步治疗方案。

食管癌

一、概念

指原发于食管黏膜上皮的恶性肿瘤。

二、疾病特点

典型表现为进行性吞咽困难，即由固体食物难以咽下发展为液体食物也不能咽下；另有胸骨后不适、咽下疼痛和声嘶、呃逆等，晚期体征为恶病质表现，触及肿大的淋巴结。医养结合单位所收治的多数为已经内镜确诊为食管癌的晚期患者，多有营养不良、抑郁、电解质紊乱等存在。

三、诊断标准

通过胃镜直视形态，可疑部位碘染色和放大技术进一步观察，行指示性活检确诊，不宜行胃镜者，可选食管钡剂造影。

四、分类与分级

根据病理表现，分为鳞癌和腺癌，鳞癌多见，腺癌与 Barrett 食管恶变相关，TNM 分期略。

五、治疗要点

1. 外科手术，化疗联合放疗。

2. 姑息治疗者基本原则同肺癌章节，因咽下困难，着重注意营养支持，不建议行胃管安置，建议行经皮胃或空肠造瘘行肠内营养，拒绝手术者可给予静脉营养支持。但持续输液者，会因外周输液困难、水肿等无法继续治疗，建议晚期患者行临终关怀。

六、临床疑问

1. 胃镜下食管癌的形态表现是？早期呈充血、斑块、糜烂和乳头状，中晚期形态特点为髓质型、蕈伞型、溃疡型、缩窄型、腔内型。

表 38　56 例早期食管癌内镜观察各种病灶形态发现的频度一览表

病灶	例数	占比
充血型	5	8.93%
斑块型	20	35.72%
糜烂型	25	44.64%
乳头型	6	10.71%

2. CT 检查对于食管癌的意义？ CT 能够观察肿瘤外侵范围，帮助临床判断肿瘤切除的可能性与制订放疗计划，主要用于食管癌临床分期，确定治疗方案和治疗后随访。

七、模拟病例

82 岁女性患者，因进行性咽下困难于院外经胃镜活检检查明确为食管癌，分期不详，未行手术等治疗，1 月来咽下困难加重，情绪低落，为进一步治疗以食管癌收治入院。需要给予的评估是（　　）

A. 生存期评估　　　　　　B. 是否存在营养不良

C. 患者及家属治疗意愿　　D. 精神疾病状况

E. 是否存在癌痛、内环境紊乱等

解析：患者收治入院的目的，显然不是为了手术或行放化疗，而是行姑息治疗。因此，除了对患者的整体生理情况进行了解外，还需明确患者目前存在的精神心理问题，合并症问题，更重要的是治疗意愿。

患者精神可，不愿进食，有胸骨后疼痛感，夜间影响睡眠，但不愿服用安眠药，下一步处理是（　　）

A. 给予鼻饲置管强制进食

B. 健康教育，服用安眠药物

C. 给予疼痛评估，行止痛治疗

D. 临床心理科会诊，明确心理疾病

解析：患者不愿进食和不能进食是两个概念，后者是疾病的进展，而前者多因疾病导致了心理疾患，很可能有抑郁等发生，应给予老年综合评估，请临床心理科会诊，明确诊断给予对应治疗，如有效，患者进食意愿可改善。不愿服药可能有相同的心理因素存在，另外，吞药困难也是原因之一，建议可先考虑止痛，让患者感到治疗有用，从而增加依从性。鼻饲管不建议在食管癌患者中使用，可能导致在安置的过程中出现并发症，危及生命。

结直肠癌

一、概念

又称大肠癌，包括结肠癌和直肠癌，通常指结直肠腺癌。

二、疾病特点

75～80岁为发病高峰，男性多于女性，早期出现排便习惯改变与粪便性状改变，出现粪便隐血阳性或血便，有右腹痛，晚期出现恶病质、肠梗阻等，肛门指检可触及肿块，质地坚硬，指检后的指套上留有血性黏液。

三、诊断标准

依赖结肠镜检查和黏膜活检病理检查。

四、分类与分级

病理大体分为肿块型、浸润性和溃疡型。

五、治疗要点

1. 早期手术治疗，已有广泛转移而无法根除者，可考虑姑息手术缓解肠梗阻。

2. 大多数手术的患者会进行造瘘，即人工肛门，医师需熟悉术后的处理措施：（1）需要遵外科医嘱定期扩肛，即用手指置入人工肛口以避免其粘连；（2）局部清洁，按需放气、清理粪便；（3）注意饮食，以易消化为主。

六、临床疑问

结直肠癌的高危因素有哪些？结直肠腺瘤是结直肠癌最主要的癌前疾病，另外慢性肠道炎症也可发生癌变，如患溃疡性结肠炎患者；对于不明原因的粪便隐血阳性，应注意观察临床症状和体征，切勿因考虑功能性消化不良等而漏掉结直肠癌的诊断。

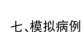

七、模拟病例

患者男性，76 岁，因发现直肠癌行手术治疗，术式不详，目前术后 1 周，入院带人工肛，生活自理。关于结直肠癌的术后处理，正确的是（　　）

A. 给予整蛋白型肠内营养

B. 如果大便细、软，不需要扩肛

C. 人工肛口发红，给予局部抗生素应用

D. 鼓励卧床休息，直到手术后 1 个月

解析：直肠癌术后患者，初期给予稀软易消化的饮食，逐步过渡到正常饮食，但不要进食刺激性和过硬的食物，在这个原则下根据患者的病情决定饮食情况；大便细，更需要扩肛；人工肛口的自然颜色就是红色，主要注意肛口周围皮肤是否出现发红、异常分泌物等炎症表现。术后患者逐渐恢复，人工肛门上扣好粪袋，不影响日常活动。

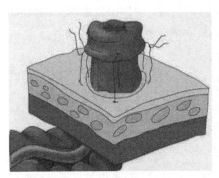

图 33　人造肛门示意图

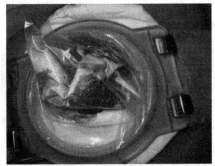

图 34　粪袋示意图

毒性弥漫性甲状腺肿（Graves 病）

一、概念

由甲状腺腺体本身产生甲状腺激素过多而引起的甲状腺毒症，即为甲状腺功能亢进症，最常见病因为毒性弥漫性甲状腺肿，1835 年爱尔兰内科医生报告此病，国际上多称此病为 Graves 病。此病是自身免疫性甲状腺病之一。

二、疾病特点

因血液中甲状腺激素过多而导致易激动、心悸（常见房颤）、烦躁、怕热多汗、食欲亢进而身体消瘦、腹泻等表现。查体可见甲状腺肿大和突眼。实验室检测可见 TRAB（TSH 受体抗体）特征性抗体。

三、诊断标准

首先明确甲状腺毒症的诊断，再确定甲状腺毒症是否来源于甲状腺的功能亢进，最后确定病因为毒性弥漫性甲状腺肿。

1. 甲状腺毒症诊断：通过临床甲状腺激素分泌过多的表现和甲状腺功能指标的异常来诊断，需要测定甲状腺激素水平如 TSH、FT4、FT3 等。

2. 甲状腺功能亢进的诊断，需要测定甲状腺激素水平如 TSH、FT4、FT3 等；

3. 甲状腺功能亢进的诊断：①高代谢症状和体征；②甲状腺肿大；③血清甲状腺激素水平增高、TSH 降低。

4.Graves 病的诊断：①诊断甲亢；②通过触诊和 B 超明确甲状腺呈弥漫性肿大；其他指标可以助诊，如眼突、胫前黏液性水肿，TRAb、TPOAb 阳性。

四、分类与分级

Graves 病无分类分级，主要是注意与其他引起甲亢的疾病进行鉴别诊断，如结节性毒性甲状腺肿和甲状腺自主高功能腺瘤，通过放射性核素扫描和甲状腺 B 超鉴别。另需和非甲状腺功能亢进症进行鉴别，如亚急性甲状腺炎、桥本甲状腺炎、外源性甲状腺激素等，由于在老年患者中，这些疾病相对少见，不做介绍。

五、治疗要点

1. 抗甲状腺药物使用，目的是抑制甲状腺合成激素。长期治疗推荐甲硫咪唑，10～30mg/d，用药期间定期检测甲状腺功能水平，维持量5～10mg/d。甲亢缓解后可停药，停药期间继续监测甲状腺功能，约2月一次；丙硫氧嘧啶因半衰期短，主要用于迅速控制甲状腺毒性症状。

2. 131I治疗，目的是通过放射碘破坏甲状腺组织，减少甲状腺激素产生，对于甲亢的治愈率可达85%以上；主要不良反应是甲状腺功能减退，需终身甲状腺素替代治疗；

3. 手术治疗，适用于甲状腺肿大至压迫症状，经用药治疗无效或不能坚持服药者，怀疑癌变、胸骨后甲状腺肿。老年患者多患心肺基础疾病，需评估是否能耐受手术。

六、临床疑问

1. 甲状腺毒症都是甲亢引起的吗？不是。甲状腺毒症是指血液循环中甲状腺激素过多，引起以神经、循环、消化等系统兴奋性增高和代谢亢进为主要表现的一组临床综合征。除了甲状腺本身功能亢进所致的甲状腺毒症，还有非甲状腺功能亢进即甲状腺受破坏或外源性甲状腺激素过多导致。如各种甲状腺的炎症导致了甲状腺滤泡破坏，滤泡中储存的甲状腺激素过量进入循环引起毒症；还有治疗甲减而服用过量的甲状腺素，导致了毒症。

2. 常见甲状腺自身抗体的临床意义？根据第九版《内科学》，甲状腺自身抗体的临床意义如下：

表39　常见甲状腺自身抗体及其临床意义

甲状腺过氧化物酶抗体	TPOAb	90%桥本甲状腺炎阳性,提示自身免疫
甲状腺球蛋白抗体	TgAb	60%桥本甲状腺炎阳性,提示自身免疫
TSH受体抗体	TRAb	90%初发Graves病阳性,针对TSH受体
甲状腺刺激抗体	TSAb	TRAb亚型,刺激甲状腺激素产生
甲状腺刺激阻断抗体	TSBAb	TRAb亚型,阻断甲状腺激素产生

3. 药物治疗的注意事项？药物治疗适用于轻、中度病情，对于入院首次发现的老年患者可以考虑药物治疗，不能行放射碘或手术治疗的也可用药物治疗。由于甲状腺内储存的甲状腺激素需要 4～6 周排空，所以甲亢症状控制一般需同样的 4 周以上时间，治疗期间 4 周监测一次甲状腺功能，用药期间不联合用左甲状腺素。治疗后甲亢缓解的判定为：停药 1 年，血清 TSH 和甲状腺激素水平正常。不良反应：粒细胞缺乏症、肝功能损害和皮疹。

4. 甲亢时血清甲状腺激素的变化情况？甲亢时，促甲状腺激素（TSH）、血清总甲状腺素、血清总三点甲状腺原氨酸和血清游离甲状腺激素水平都会发生变化。sTSH（敏感 TSH）水平通常 ＜ 0.1mU/L，TT4 增高，TT3 大多由 TT4 转换而来，伴随 TT4 升高，部分患者可仅有 TT3 或 TT4 增高；游离的甲状腺激素 FT3 和 FT4 与甲状腺素的生物效应相关，因含量较少，稳定性不如 TT4 和 TT3。总的来说，TSH 降低，其他指标一般升高。

5. 何为甲状腺毒症心脏病？指甲状腺毒症对心脏的作用，导致了心动过速、心房颤动和心力衰竭表现。其中心衰又分为高排出量型心衰和缺血性心脏泵衰竭。有的患者是因发现心律失常而寻线索诊断出甲亢；甲亢控制后，心律失常可消失。

七、模拟病例

患者女性，78 岁，因"发现血压升高 10 年，头昏 3d"入院，诊断高血压病 3 级、极高危，既往自诉有甲状腺结节，具体不详。入院追问病史，平素饮食量较多，但体质指数提示营养不良，查体：无精神兴奋、烦躁，实验室检查 TT3 升高，TSH 降低，心电图提示有室上性心动过速，心脏扩大。是否考虑患者存在甲状腺功能亢进症（   ）

A. 无兴奋、烦躁、腹泻等甲状腺毒症表现，不考虑

B. TT4 和游离甲状腺激素水平不增高，诊断甲亢的实验室检查依据不足

C. 需要触诊甲状腺肿大或 B 超证实

解析：食欲亢进和消瘦属于甲状腺毒性症状之一，而甲状腺激素水平的升高并不要求所有都要升高，TSH 降低，结合甲状腺激素水平的升高诊断甲亢；甲亢的诊断条件之一是甲状腺肿大，诊断学上将甲状腺肿大分为了 III 度，其中，I 度是不能看见，但可以摸到，II 度是能明显看见；故甲状腺的肿大是可以通过触诊查及的，不一定需要 B 超证实。B 超可以用于判断是不是弥漫性肿大，以及助判结节的性质等。

甲状腺功能减退症

一、概念

甲状腺功能减退症简称"甲减"，是由各种原因导致的低甲状腺激素血症或甲状腺激素抵抗而引起的全身性低代谢综合征。

二、疾病特点

多有甲状腺手术、甲状腺放射治疗等病史，临床以神经兴奋性下降为主，可表现为畏寒、乏力、少寒、嗜睡、手足肿胀感，查体见表情呆滞、反应迟钝、声音嘶哑、皮肤干燥粗糙、毛发稀疏、脉率缓慢。

三、诊断标准

有甲减的症状和体征；血清 TSH 升高，FT4 减低。符合以上两条可诊断甲状腺功能减退症。

四、分类与分级

表 40　甲减常见分类表

	按部位分类			按病因分类	按减低程度
名称	原发性甲减	中枢性甲减	甲状腺激素抵抗综合征	药物性手术后（甲状腺、垂体、下丘脑）131I 治疗后特发性甲减	临床甲减亚临床甲减
原因	自身免疫、手术、放射	下丘脑和垂体病变导致，下丘脑引起的叫三发性甲减	实现生物效应障碍所致		

五、治疗要点

给予终身左甲状腺素治疗，老年患者剂量低于成年人，一般 25μg/d ；目标为恢复甲状腺激素水平和 TSH 水平在正常范围内。

六、临床疑问

1. 什么是低 T3 综合征？是非甲状腺疾病引起的 T3 较正常值降低，而 TSH 和 TT4、FT4 无异常的综合征 ；常见重症感染时导致，它反映了机体内分泌系统对疾病的适应性反应，机制主要为外周 T4 向 T3 的转换减少 ；处理为积极治疗原发病。

2. 服用左甲状腺素的注意事项？（1）老年人服用剂量从小开始 ；（2）有心脏基础疾病如冠心病患者，剂量不仅要从小开始，还要注意延长调整剂量周期，如 2 周以上 ；（3）服药后，每 4～6 周测定甲状腺激素相关指标，达标后每半年左右复查一次。

3. 确诊甲减后的进一步病因寻找？确诊甲减后，实验室检查提示 TPOAb（甲状腺过氧化物酶抗体）阳性，考虑为自身免疫性甲状腺炎所致甲减 ；血清 TSH 降低或正常，TT4、FT4 减低，考虑中枢性甲减，TRH 刺激试验可确诊。

4. 什么是亚临床甲减？实验室检查仅有 TSH 的增高，而 TT4 和 FT4 正常，为亚临床甲减，通常无需特殊处理。但由于近年来研究认为，亚临床甲减会促进动脉粥样硬化的发生、发展，同时部分病人也会进展为临床甲减，故需关注当高脂血症和血清 TSH > 10mU/L 时，给予替代治疗。

5. 甲减诊断中 T3 和 T4 谁更有意义？从诊断标准上看，除了 TSH 外，主要看的是 T4，这和甲亢时看 T3、T4 有所不同。由于 T3 需要靠 T4 的转换而来，在早期，T4 降低时 T3 可以正常，晚期才降低，故 T4 作为诊断原发性甲减的必备指标，而 TT3 或 FT3 不是。

七、模拟病例

患者 84 岁男性，因"咳嗽 1 周、乏力 1d"入院。查体：精神差，对外界声音刺激无反应，用力拍双肩可睁眼，但很快入睡，不能应答，手、腿部皮肤干燥，急性病容，呼吸频率快，听诊双肺可闻及较多湿啰音，未闻及哮鸣音，心率 100 次 /min，心律齐。实验室检查甲状腺功能示：TSH 正常，T3 值较正常值降低。目前有哪些依据支持甲减（　　）

A. 查体皮肤干燥

B. 精神差，昏睡

C. 甲状腺激素水平降低

解析：甲状腺功能减退症的诊断标准中有症状、体征和实验室检查，而症状、体征其实是不具有特异性的，比如皮肤干燥：（1）此例患者可能是肺部感染入院，因发展为重症肺炎而呼吸快，经口丢失水分；（2）饮食不佳，摄水量减少；（3）高龄，老年患者皮肤较年轻人干、薄、少弹性。再比如意识状态；很可能是缺氧或电解质紊乱所致，跟甲状腺激素无明显关系。从实验室指标来看，TSH 必备诊断条件无，故患者应考虑为低 T3 综合征，以控制感染为主，而不考虑临床甲减。

甲状腺结节

一、概念

甲状腺结节是指甲状腺内的肿块，可随甲状腺上下移动。

二、疾病特点

临床通过甲状腺超声检出，多无症状，发现甲状腺结节时，应注意区分良性和恶性。恶性结节多伴有周围组织的压迫或侵犯症状，如咳嗽、气促、咯血、吞咽困难。

三、诊断标准

依靠甲状腺超声可以诊断。

四、分类与分级

分为良性结节和恶性结节。恶性结节的危险因素有：老年，全身放射治疗史，结节迅速增大，伴持续性声嘶、发音困难、吞咽困难或呼吸困难，结节形状不规则、坚硬、固定，颈部淋巴结肿大。

表 41 良性甲状腺结节与恶性甲状腺结节的影像学鉴别

影像学鉴别		
仪 器	良 性	恶 性
B 超	海绵状或部分囊性	实质性低回声伴微小钙化;边缘不规则;甲状腺外浸润;结节纵横比＞1;颈部淋巴结肿大
甲状腺核素扫描	热结节恶性的可能性极小	冷结节恶性风险增高

金标准：超声引导下细针穿刺细胞学检查（FNAC）。如果经 FNAC 为不确定或可疑恶性的结节，可进一步行分子诊断。医养结合单位常因条件有限，建议专科诊治。

五、治疗要点

1. 良性结节无特殊处理，长期随访和定期甲状腺超声检查即可。

2. 恶性结节在评估患者综合获益后，可行手术治疗。

3. 导致甲亢的结节可采用放射碘治疗。

六、临床疑问

1. 发现甲状腺结节为什么要行甲状腺激素水平测定？对鉴别良性或恶性结节有一定意义。行血清 TSH 和甲状腺激素水平测定，如果 TSH 降低，激素水平升高，类似甲亢时激素表现，提示结节为自主高功能性结节，一般为良性，恶性者甲状腺功能水平多半正常。

2. 甲状腺癌的预后好吗？甲状腺癌是内分泌系统最常见的恶性肿瘤，其分类中，又以乳头状癌多见，此类的预后较好。但术后 5 年可能复发或转移，因此所有患者都应该进行随访，每年至少一次超声和 Tg（甲状腺球蛋白）水平的测定。

七、模拟病例

患者男性，72 岁，入院后甲状腺超声检查发现甲状腺结节，超声描述右叶可探及一大小约 0.8×0.9 cm 大小低回声结节，双侧结节均边界不清、形态不规则，内可见沙粒样钙化、结节内血流丰富，另于锁骨上窝可见一可疑淋巴结，皮髓结构不清。行甲状腺功能检查正常。此病考虑甲状腺结节良性还是

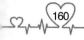

恶性（　　）

A. 甲状腺功能水平正常，良性

B. 单侧结节，恶性

C. 超声描述符合恶性表现，恶性

D. 超声描述符合恶性表现，建议结合查体和超声引导下细针穿刺细胞学检查明确诊断

解析：甲状腺结节的超声描述是符合恶性表现的，单侧结节也提示为恶性，双侧对称结节多为良性，甲状腺功能水平正常，反而提示恶性的可能。进一步确诊，可依靠查体时结节质硬，表面不光滑，边缘不清；细针穿刺细胞学检查为恶性。

原发性慢性肾上腺皮质功能减退症

一、概念

由于双侧肾上腺的绝大部分被毁，而导致对应皮质功能减退的病症，又称 Addison 病。

二、疾病特点

肾上腺结核感染及自身免疫性肾上腺炎为最常见病因。特征性临床体征为全身暴露处、摩擦处、乳晕、瘢痕、舌部等处皮肤色素沉着，体毛稀少；症状有乏力、易疲劳、食欲减退、易发低血糖，抽血检查常见低钠血症。

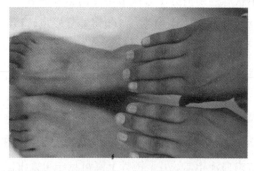

图 35　原发性肾上腺皮质功能减退时的手部皮肤表现，可见皮肤变暗，指关节色素沉着明显

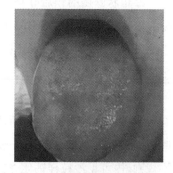

图 36　原发性肾上腺皮质功能减退时舌部色泽变化情况示意图

三、诊断标准

通过临床表现、体征，给予 ACTH 兴奋试验，无论常规试验方法或快速法，血、尿皮质醇浓度均无明显上升，即可考虑诊断。

四、分类与分级

注意评估病情，发现肾上腺危象。当患者所患疾病不重，而出现严重休克、不明原因的低血糖、难以解释的呕吐，存在皮肤色素沉着、体毛稀少等时，要考虑到此疾病。

五、治疗要点

1. 糖皮质激素替代治疗。一般每日氢化可的松 20～30mg，清晨服 2/3 量，下午 16:00 服用 1/3；维持量在 15mg 左右。伴有感染、发热时，可静脉激素使用，剂量增加，病情好转逐渐减量至口服维持；静脉激素使用时注意效价替换。

2. 纠正低钠血症：急性期可静脉输入生理盐水或高渗盐水，好转后食物中加入钠盐。

3. 存在低血压，除补液外，可每日晨服 9α- 氟氢可的松 0.05 mg～1 mg。

4. 监测血糖，有低血糖或饮食不能满足能量需求，可给予葡萄糖液补充，一般给予葡萄糖氯化钠液输液，补糖补钠。

5. 控制感染：肾上腺皮质功能减退患者易发感染，注意控制，但需严格控制疗程，避免二重感染。

六、临床疑问：

1. 激素为什么要分时使用？由于此病为慢性疾病，需长期服用激素替代治疗，故应模拟生理激素分泌昼夜节律，分时使用药物的目的在于此。

2. 糖皮质激素的效价转换？根据抗炎强度，列举常用激素的对应剂量。

表 42 常用激素分类、抗炎作用强度及作用时间对比表

类　别	药　物	抗炎作用强度	作用时间（h）
短　效	可的松	0.8	8～12
	氢化可的松	1	8～12

续表

中 效	泼尼松龙（强的松）	4	12～36
	甲泼尼龙	5	12～36
长 效	倍他米松	25	36～54
	地塞米松	25	36～54

3. 什么是 ACTH 兴奋试验？给予患者静滴 ACTH（促肾上腺皮质激素）25U，8h 滴完，观察 24h 尿 17- 羟皮质类固醇和（或）血游离皮质醇变化，正常人在兴奋第一天较对照日增加 1～2 倍，第二天增加 1.5～2.5 倍；对照日指的是未注射 ACTH 前第一天、第二天。比如星期一、星期二分别查 24h 尿和一次血指标，星期三排空膀胱后，注射 ACTH，8h 滴完，测血指标，留 24h 尿测尿指标，星期四重复一次，星期三指标较星期一增加 1～2 倍，星期四指标较星期二指标增加 1.5～2.5 倍，即为正常。

七、模拟病例

62 岁女性患者，因"咳嗽 3d，头昏 1d"入院，自诉 3d 前无明显诱因出现感冒，后继发咳嗽，1d 来头昏不适，既往明确慢性肾上腺皮质功能减退症，原发还是继发不详，长期口服泼尼松 7.5mg，1 次 / d，入院查体心率 110 次 /min，双侧乳晕、指关节处皮肤色素沉着，实验室检查血钠 126mmol/L，指尖血糖 4.2mmol/L。给予患者的处理是（　　　）

A. 继续当前激素剂量口服

B. 给予经验性抗感染治疗

C. 给予静脉葡萄糖液输入

解析：患者有明确基础疾病，因长期肾上腺皮质功能减退，易发感染，此次因上呼吸道感染致原有病情加重，故在明确存在细菌性感染后给予抗感染治疗。病历信息提示有心率增快，低钠血症，要考虑存在血容量不足，可给予补液治疗，推荐糖盐水输入。在急性疾病期，应给予加量糖皮质激素，必要时静脉使用，病情好转后逐渐减量，最终口服维持，静脉激素使用氢化可的松。

2 型糖尿病

一、概念

糖尿病是一组多病因引起以慢性高血糖为特征的代谢性疾病，是由于胰岛素分泌和（或）利用缺陷所引起；2 型糖尿病最多见，特点是从以胰岛素抵抗为主伴胰岛素进行性分泌不足，到以胰岛素进行性分泌不足为主伴胰岛素抵抗。

二、疾病特点

以遗传和环境因素共同作用而引起。临床表现为多饮多食多尿和体重下降，即"三多一少"，老年患者可仅表现为消瘦，另有皮肤(外阴)瘙痒、视力模糊等首发表现。入院血糖监测发现血糖异常升高者，排除应激因素，需考虑有 2 型糖尿病存在。糖尿病患者治疗除了控制血糖，避免发生急性并发症，还要注意监测筛查有无重要靶器官（如心脏、肾脏、主要动脉、眼）受损，延缓慢性并发症的发生或避免出现糖尿病足等因病致残情况。

三、诊断标准

采用 WHO 糖尿病专家委员会报告（1999 年）。

表 43　2 型糖尿病诊断标准

诊断标准	静脉血浆葡萄糖水平（mmol/L）
糖尿病症状 + 随机血糖	≥ 11.1
空腹血糖	≥ 7.0
OGTT 2h 血糖	≥ 11.1
无典型三多一少症状，需另一天再测一次证实。 备注：空腹是指至少 8h 内无热量摄入；随机是指任意时间，无论是否进食；糖尿病症状是指三多一少及体重减轻，不是并发症表现；测静脉血浆葡萄糖，不是指尖血糖	

四、分类与分级

主要是与其他糖尿病相鉴别,特别是 1 型糖尿病。2 型糖尿病的特点是发病年龄大、起病缓、症状轻、酮症酸中毒倾向小、早期不依赖外源性胰岛素维持生命等。如果鉴别不清,先控制血糖处理。

五、治疗要点

1. 血糖明显升高易导致急性并发症时,给予胰岛素皮下注射或小剂量胰岛素持续泵入降低血糖,一般维持在 10 mmol/L 左右即可。

2. 慢性血糖升高患者,给予健康教育、营养治疗、运动治疗、血糖监测和药物治疗。

表 44　2 型糖尿病治疗要点

健康教育	受文化、经济等多因素影响,有些老年患者不遵从血糖监测和规律用药、控制饮食,需通过健康教育来增强患者意识,做好自我管理。
营养治疗	(1)确定总的能量摄入量,合理分配糖、脂、蛋白质主要营养物质比例,维持适宜体重。 (2)总摄入量:20～40kcal/kg·[身高(cm)-105],根据活动量选择;碳水化合物:占比总热量 50%～60%,给予低食物血糖生成指数的食物;脂肪:占比总热量 25%～30%,减少饱和脂肪酸及胆固醇的摄入量;蛋白质:占比总热量的 15%～20%,其中动物蛋白质占比 50%。
	(3)增加膳食纤维摄入,减少盐的摄入,戒烟酒 (4)少食多餐,食量总量固定,用餐时间规律,根据血糖监测结果、疾病、功能等综合调整总的摄入量和营养物质占比
运动治疗	老年患者主要增加餐后活动量,注意避免活动后低血糖症发生
血糖监测	血糖波动较大的患者起始监测三餐前后及睡前血糖,血糖相对稳定后减少血糖监测次数,糖化血红蛋白可 3 月监测一次,血糖稳定后一年监测 2 次
药物治疗	新发现且血糖值未明显高于诊断值的老年糖尿病患者可先行尝试饮食控制和运动疗法,其他患者建议药物治疗; (1)促胰岛素分泌剂:适用于还保留一定数量的有功能的 β 细胞患者,推荐格列齐特、格列喹酮、瑞格列奈,前两种药物小剂量开始,剂量较大

续表

药物治疗	时分早晚餐前服用,瑞格列奈一天三次服用 （2）双胍类:一线和基础用药,单独使用不致低血糖,使用时注意监测肝肾功能,急性严重感染期间应停用,一般 500 ～ 1500mg/d,分次服用 （3）格列酮类:因与骨折和心衰风险增加相关,一般不建议使用 （4）α- 葡萄糖苷酶抑制剂:延迟碳水化合物的吸收,降低餐后血糖,进食第一口食物后即服用,如果应用本药物导致低血糖症,应静脉使用葡萄糖抢救 （5）DPP-IV 抑制剂:一种肠促胰岛素分泌剂,利格列汀 5mg, 1 次 /d; （6）胰岛素:适用于经药物无法控制血糖、急性应激状态、发生糖尿病急性并发症或血糖水平异常高于诊断标准,有致急性并发症高风险的患者,分为短效、中效和长效,常用预混胰岛素; 短效用于抢救、控制一餐后高血糖; 中效用于控制两餐后高血糖; 长效用于提供基础胰岛素水平; 预混胰岛素用于控制空腹和两餐后高血糖,注意混合比例; 胰岛素使用注意:个体差异大,不能冷冻保存,注射器与胰岛素浓度要相匹配,从小剂量开始,逐渐调整剂量,避免注射后不进食导致低血糖,经常更换注射部位减少皮下脂肪萎缩发生。老年患者不建议强化胰岛素治疗
血糖管理策略和治疗流程	生活方式干预和健康教育是基础,二甲双胍为一线单独或联合用药;血糖水平或糖化血红蛋白水平异常高于诊断标准者最多 3 种口服药物使用或直接胰岛素使用,药物使用仍不达标者使用胰岛素;急性感染、糖尿病急性并发症发生时,使用胰岛素,后过渡到口服药物;任何药物使用都要注意肝肾功能和胃肠道等不良反应的观察,尤其避免低血糖症

六、临床疑问

1. 糖化血红蛋白能用于诊断糖尿病吗? 对于既往血糖情况不清楚,而初次检查发现血糖升高的患者,糖化血红蛋白水平升高有助于判断既往存在血糖异常,特别是合并应激状态时。在有的国家,已经将 HbA1C ≥ 6.5% 作为糖尿病的诊断指标之一,但由于我国缺乏糖化血红蛋白监测方法的标准化,尚未将其纳入诊断标准。

2.OGTT 怎么做？ OGTT 是指口服葡萄糖耐量试验，一般在血糖水平升高未达诊断标准时，为诊断糖尿病或糖尿病前状态（空腹血糖受损、糖耐量异常）而做的试验。方法是：清晨空腹状态抽静脉血一次，然后将 75g 无水葡萄糖溶于 250～300mL 水中，5～10min 内饮完，测"开始饮"葡萄糖水后 2 小时静脉血浆血糖，通过观察空腹及饮水后两小时血糖指标来判断是否为糖尿病或空腹血糖受损、糖耐量异常。后两者的诊断需根据 3 个月内的两次 OGTT 结果。注意，当患者血糖值（无论指尖血糖还是静脉血浆血糖）已经明显增高时（如大于 16mmol/L），不要做 OGTT，无论是否是为了诊断或鉴别诊断；此时做 OGTT，患者因服用过多葡萄糖，可能导致血糖进一步升高致糖尿病急性并发症（糖尿病酮症酸中毒或高渗高血糖综合征），危及生命。建议处理是：（1）依据空腹或糖尿病症状＋随机血糖来诊断糖尿病；（2）先去除应激因素，使用胰岛素降低血糖水平，如果血糖还是反复略高于正常水平，再行 OGTT；（3）去除应激因素，使用胰岛素降低血糖水平，如果血糖还是反复明显高于正常水平，考虑糖尿病进行处理，不必行 OGTT。

3. 怎么理解 OGTT 试验中的 75g 无水葡萄糖？我们临床常用 50% 葡萄糖，这是有水葡萄糖，不是无水葡萄糖，无水葡萄糖是粉末结晶样的，因此使用 150mL 的 50% 葡萄糖是错误的。由于分子量的不同，通过换算，75g 无水葡萄糖等于 82.5g 有水葡萄糖，即 165mL 的 50% 葡萄糖，因此在做 OGTT 试验时，应该用 165mL 的 50% 葡萄糖液，加水至 250～300mL，5～10 min 内饮完。

3. 什么是低食物血糖生成指数？食物血糖生成指数（GI）简单理解为食用某种食物后引起血糖升高的能力，高 GI 食物食用后，血糖升高快，低 GI 食物食用后血糖升高慢。一般 GI 值小于 55 的为低 GI 食物，建议糖尿病患者食用。当然，对于多病共存的老年患者，还需兼顾其他慢性病、功能状态、营养状况等，不能单以糖尿病来严控食物类型，因此，GI 仅作为糖尿病这一单病种的参考。

表 45　常见食物 GI 值一览表

食物名称	GI 值	食物名称	GI 值
包子（芹菜猪肉）	39.1	蜂蜜	73
面条（小麦粉,干、扁、粗）	46	面条（小麦粉、细）	81.6
米粉	53	小米粥	61.5
大米（短煮）	46	大米粥	69.4
山药	51	马铃薯	60～62
绿豆粉丝	28	马铃薯泥	87
藕粉	32.6	叉烧包	66
面包（小麦、混合谷物）	34～52	月饼	56
胡萝卜	47	蛋挞	90
花生	14	菠萝	66
四季豆	27	西瓜	72
葡萄	43	葡萄干	64
家常蔬菜	＜50	南瓜	75
食物名称	GI 值	食物名称	GI 值
常见奶粉	＜50	苏打饼干	72
米饭＋全脂奶 100 mL	48	米饭＋红烧猪肉	73.3
米饭＋鱼	37	牛肉面	88.6

　　从上表可以看出，蔬菜、鱼等优质肉、粗粮、豆制品、奶等，推荐食用，精细加工或烹饪的米饭、面条等食材以及部分水果不建议高血糖患者食用或仅少量食用。由于不同餐饮的食材成分及加工方法会有差异，因此上述表格的 GI 值仅做参考。

4. 什么是单糖、双糖？单糖是指不能水解，可被细胞直接吸收的，如葡萄糖和果糖，又称碳水化合物，是能量的主要来源；双糖是指麦芽糖、蔗糖及乳糖，多存在于发芽的谷物、水果、甘蔗、蔬菜中，是储备能量的物质。

5. 多含饱和脂肪酸的食物有哪些？饱和脂肪酸相对稳定，不容易被分解氧化，与血脂升高、动脉硬化相关，多存在于牛、羊、猪的脂肪中，即猪油、牛油中含量较高，另外椰子油、可可油、棕榈油中也含有丰富的饱和脂肪酸。

6. 多含胆固醇的食物有哪些？一般将每 100g 食物中胆固醇含量为 200～300mg 的食物称高胆固醇食物，如猪肾、猪肝、猪肚、蚌肉、猪肉、蛋黄、蟹黄等，一般而言，瘦肉的胆固醇含量高于禽肉，肥肉高于瘦肉，贝壳类和软体类高于一般鱼类，而蛋黄、鱼子、动物内脏的胆固醇含量则最高。胆固醇的摄入量要适度，虽然其升高与心脑血管疾病相关，但胆固醇也有其积极作用的一面，其在形成胆酸、构成细胞膜和合成激素方面都有重要意义。

7. 动物蛋白质包括哪些食物、植物蛋白质又包括哪些食物？蛋白质主要来源于动物性食物与植物性食物，动物性蛋白质和植物性蛋白质因所含的氨基酸不同而产生不同的营养价值。动物性蛋白质的必需氨基酸种类齐全，比例合理，因此比一般的植物性蛋白质更容易消化、吸收和利用，营养价值也相对高些。动物性蛋白质主要来源于禽、畜及鱼类等的肉、蛋、奶；植物性蛋白主要是大豆，其次为米面类，还有坚果中的花生、核桃等。

8. 各营养物质的热量计算？一般计算三大营养物质，糖、脂肪和蛋白质，1g 糖约产生 4kcal 热量，1g 脂肪约产生 9kcal 热量，1g 蛋白质约产生 4kcal 的热量，临床容易计算错误的是蛋白质的热量。首先明白氨基酸、氮与蛋白质的关系，氨基酸是组成蛋白质的成分，所以 1g 氨基酸也产生 4kcal 的热量，蛋白质可以通过含氮量 ×6.25 来计算。我们常用的静脉用氨基酸，其说明书会指明氨基酸的含量，比如 250mL 含 15% 的 18AA 氨基酸，其氨基酸含量为 12.25g，其热量就是 12.25×4=50kcal，这个氨基酸制剂中还添加其他如葡萄糖、山梨醇或木糖醇等，热量计算中还要计入葡萄糖等热量，实际提供热量会高于 50kcal。

9. 什么是膳食纤维？膳食纤维是一种多糖，它既不能被胃肠道消化吸收，也不能产生能量。膳食纤维根据是否溶于水分为可溶性膳食纤维及不可溶性膳食纤维，可溶性纤维在胃肠道内和淀粉等碳水化合物交织在一起，并延缓后者的吸收，故可以起到降低餐后血糖的作用；不可溶性纤维对人体的作用首先在于促进胃肠道蠕动，加快食物通过胃肠道，减少吸收，另外不可溶性纤维在大肠中吸收水分软化大便，可以起到防治便秘的作用。糖尿病患者增加膳食纤维的目的，主要是降低餐后血糖，常见富含可溶性膳食纤维食物为魔芋、水果。

10. 清晨空腹高血糖原因？是指给予胰岛素治疗后，早晨空腹血糖仍然较高，主要原因为：（1）夜间胰岛素剂量不足；（2）清晨皮质醇、生长激素等"升血糖"激素分泌增多，即黎明现象；（3）夜间低血糖发生后，清晨继发反跳性高血糖。可通过监测夜间（0、2、4、6、8时）的血糖水平，来鉴别原因。

11. 常见慢性并发症为？糖尿病的慢性并发症不能忽视，病程越长、血糖波动更易发生。

表 46　2 型糖尿病慢性并发症及其临床特点

微血管病变	糖尿病肾病	I 期　肾小球超滤过 II 期　肾小球滤过率轻度增高 III 期　微量蛋白尿（尿白蛋白 / 肌＜ 300μg/mg） IV 期　肾小球滤过率下降，可出现肾病综合征 V 期　尿毒症
	糖尿病视网膜病变	I 期　小出血点 II 期　硬性渗出 III 期　棉絮状软性渗出 IV 期　玻璃体积血 V 期　玻璃体机化 VI 期　失明
	糖尿病心肌病	心肌广泛灶性坏死
动脉粥样硬化性心血管疾病		冠心病 脑卒中 肢体动脉硬化。无特异性，患病率高于非糖尿病患者

续表

神经系统并发症	中枢神经系统	意识障碍 缺血性脑卒中 老年性痴呆
	周围神经系统	手足远端运动神经病变—感觉异常、共济失调 局灶单神经病变—自限性疼痛（动眼、正中、腘神经） 多发局灶性神经病变—累计多个单神经 糖尿病性肌萎缩—股、髋、臀部疼痛，后骨盆近端肌萎缩
	自主神经系统	胃排空延迟、腹泻、便秘、心动过速、尿潴留、排汗异常
糖尿病足	神经＋血管病变	足部溃疡、感染、深层组织破坏,非外伤性截肢的主要原因
其他疾病		白内障、口腔疾病、皮肤病变、部分癌症患癌率增高

12. 血糖水平是否要控制到诊断标准以下？对于老年患者,糖尿病病史往往较长,给予降低血糖水平,特别要注意速度和幅度,特别是在因病导致饮食减少或者加量胰岛素时,此时容易发生低血糖症或低血糖反应。由于低血糖发生时,对脑可能造成严重损害,因此需要避免低血糖症发生；另外,由于老年患者生存期减少,严格控制血糖所达到的延缓或减轻慢性并发症的获益少；综上,糖尿病患者的血糖水平宜控制在不发生低血糖症的范围,一般空腹大于 5 mmol/L,餐后应大于空腹,现大多数学者建议维持在 10 mmol/L 左右。患者年龄越大,血糖水平上限可越放宽,年龄越轻、并发症越多,血糖水平宜严格,且注意每日间血糖水平相对稳定。

13. 糖尿病是否为终身性疾病,不可治愈？一般都认为糖尿病是终身性疾病,不过,按照糖尿病的分类来看,有一类为"其他特殊类型糖尿病",这类糖尿病严格来说是一类高血糖状态,比如胰腺炎、甲状腺功能亢进、糖皮质激素使用等,而以上因素可以治疗,治疗后血糖也容易恢复正常。因此,特殊类型的糖尿病是可以治愈的，因为它是一种高血糖状态。我们常见的 2 型糖尿病是胰岛素的逐渐减少至衰竭，这是不可治愈的，为终身性疾病。

七、模拟病例

患者 84 岁男性，因"发现 2 型糖尿病 10+ 年，足跟部红肿 1d"入院。明确发现糖尿病 10+ 年后，给予饮食控制，未监测血糖，未服药治疗，平素多饮多食多尿症状不明显，体重近期未称量，1d 前洗脚时发现左侧足跟部发红、肿大。入院测随机指端血糖 13mmol/L，腹型肥胖，左足跟部皮肤发红，范围约 2cm×2cm，表皮硬、皮温高，皮下有波动感。入院后采取的措施正确的是
（　　）

A. 给予局部热敷消肿　　　B. 空针抽取脓液

C. 给予静脉抗感染治疗　　D. 悬空足部，避免足部受压

解析：据病史，患者 2 型糖尿病病程长，未控制血糖和规范治疗，已发生皮下感染，建议明确为局部脓肿后，给予引流，局部涂抗菌效应的乳膏，给予悬空足部，避免受压坏死。注意，如果局部脓液尚未形成，不建议穿刺抽液，此时穿刺不能取得良好治疗效果，还可能扩散炎症，超声检查有助于判断病情。

患者入院后的相关指标控制为（　　　　）

A. 血压 120/80 mmHg

B. 餐后 2h 血糖 10mmol/L

C. 降低低密度脂蛋白水平＜ 2.6mmol/L

D. 体重指数控制在 24kg/m^2

解析：患者为高龄，血压宜控制住 150/90mmHg 左右，由于合并糖尿病，且出现了皮肤感染慢性并发症，建议在能耐受的情况下进一步降低血压水平，血压水平不应过低，导致机体器官供血不足，120/80mmHg 可能过低；餐后血糖 10mmol/L 是适宜的，但由于有慢性并发症和肥胖，可以尝试进一步控制在 9mmol/L 或 8mmol/L 左右，注意个体化，体重和血脂指标是可以参考的达标值。需强调的是，任何指标只是参考，一定要结合患者的病情来个体化调整，不能为了达标而达标，指标设定的目的是为了让患者获益，而不是为了让医疗显得规范。

低血糖症

一、概念

低血糖症是多原因导致的血浆葡萄糖水平降低，并足以引起相应症状和体征的临床综合征。

二、疾病特点

糖尿病患者不恰当使用降糖药物或用药后未及时进食常导致低血糖症，机体衰竭、全肠外营养而葡萄糖未足量补充的患者也易出现低血糖症，非糖尿病患者如果反复出现不明原因的低血糖症，患者易近期死亡。发作时常有精神差、反应慢，患者诉心慌不适，体征可见心率增快、面色发白，皮肤湿冷，抽搐相对少见。

三、诊断标准

有低血糖的症状发作时血糖低于 2.8mmol/L，给予补充葡萄糖后低血糖症状迅速缓解，可诊断低血糖症。

四、分类与分级

主要是病因分类。

表 47 低血糖症病因分类

类型		特点
药物	胰岛素、促胰岛素分泌剂、酒精	有用药或过量饮酒病史
胰岛素介导	β 细胞肿瘤、胰岛细胞增生症、胰岛素自身免疫性低血糖	胰岛素水平相对高
非胰岛素介导	肝衰竭、脓毒症、营养不良、肾上腺皮质功能减退症	血浆胰岛素水平正常
辅助检查:血浆胰岛素水平测定、C 肽、β- 羟丁酸、胰岛素原测值;CT 或 MRI 查找胰岛素瘤		

五、治疗要点

1. 立即给予补充葡萄糖，患者症状轻，血糖值临近 2.8mmol/L，可给予口服含糖食物或糖水，降糖药物因素所致、血糖明显降低或有意识改变的，应给予静脉 50% 葡萄糖 20～40mL 推注；血糖水平改善不明显或反复低血糖的，给予 10% 葡萄糖液持续输注，必要时加用氢化可的松。

2. 调整降糖方案，非糖尿病患者寻找病因并处理。

六、临床疑问

1. 是否一定在血糖低于 2.8mmol/L 才出现低血糖的症状？一般引起症状的血糖阈值为 2.8～3.9mmol/L，有的患者血糖低于 1.5mmol/L 也无临床表现，但因能量不足，仍会危及生命。因此，对于怀疑低血糖症的患者，不能仅看症状，而要注意病史、监测血糖。确诊测得是静脉血浆葡萄糖，不是指尖血糖，经过定期校正的指尖血糖可以作为迅速判断低血糖症的参考。

2. 为什么常说宁愿血糖高也不愿意患者血糖低？葡萄糖是重要的能量供给来源，人的组织器官均需要能量供给，有的可以通过脂肪、糖异生等来供给能量，而大脑几乎完全靠葡萄糖提供能量。当血浆血糖值下降到一定范围时而机体不能通过调节胰岛素、胰高血糖素、肾上腺素来代偿时，大脑就会因缺乏能量而受损。老年患者本来脑组织就有萎缩，再出现能量供给的受损，很容易出现脑不可逆的损害。而高血糖对患者的伤害除了急性并发症易导致死亡外，主要是慢性并发症，后者不会短期内导致死亡。因此，相对来讲，低血糖症对老年患者的危害远大于高血糖状态所带来的远期损害，所以，临床上在确定患者血糖目标水平时，如果能达标是理想的，如果不能达标，宁愿指标高于目标值，而不是强求达标增加低血糖症发生的风险，给患者带来更大的伤害。

七、模拟病例

患者 67 岁，女性肥胖患者，患 2 型糖尿病 3 年，家中服用二甲双胍 0.5g，2 次 /d 降糖指标，饮食不规律，未坚持运动和自测血糖，入院时测指尖随机血糖 23mmol/L，餐后 2h 复测 29mmol/L，此时为控制血糖水平，适宜的处理是（   ）

A. 加量二甲双胍服用

B. 给予皮下胰岛素注射

C.给予静脉胰岛素泵入

D.给予饮食调整和运动疗法

解析：现患者血糖水平过高，给予血糖控制的目的是为了预防糖尿病急性并发症的发生，因此需要相对快速的降低血糖至合理水平，再通过健康教育、饮食调整和运动疗法和降糖药物的调整，保持血糖水平在平素也维持在适当水平。因个体差异化，且患者既往未使用过胰岛素，对胰岛素的敏感性难以判断，给予皮下注射胰岛素可能会出现剂量不准，血糖水平降低程度超出预期，甚至发生低血糖症。而静脉使用胰岛素，可以在血糖监测下随时调整泵入的剂量和时间，比皮下注射胰岛素更精确和安全。

除了血糖控制外，还需注意（　　　）

A.了解血压水平和血脂水平

B.筛查慢性并发症

C.关注体重控制

解析：糖尿病患者往往有其他代谢的异常，常见血脂的异常，另外，常合并高血压病、心脏血管疾病，故都应纳入入院后的检查范围。慢性并发症是患糖尿病后 5～10 年容易发生的，在血糖控制不佳的患者中，发生时间还会提前，故对于此患者，进行微血管、大血管、周围和中枢神经系统等并发症的筛查是必要的。

血脂异常和异常脂蛋白血症

一、概念

血脂异常通常指血清中胆固醇、甘油三酯、低密度脂蛋白胆固醇水平升高，高密度脂蛋白胆固醇水平降低，由于在血浆中，脂质以脂蛋白的形式存在，血脂异常表现为异常脂蛋白血症。

二、疾病特点

在老年患者中常见，特别是女性肥胖患者。血脂异常与动脉粥样硬化，皮肤黄色瘤、角膜环等相关，也会增加肿瘤风险；患者常合并肥胖症、高血压、冠心病、糖尿病等。

三、诊断标准

高于或低于正常水平均为异常，根据《中国成人血脂异常防治指南》，分别对五项指标进行诊断和分层（mmol/L）：

表 48 血脂异常的诊断标准

分层	TC（总胆固醇）	LDL-C（低密度脂蛋白胆固醇）	HDL-C（高密度脂蛋白胆固醇）	非-HDL-C（非高密度脂蛋白胆固醇）	TG（甘油三酯）
理想水平	——	＜ 2.6	——	＜ 3.4	
合适水平	＜ 5.2	＜ 3.4	——	＜ 4.1	＜ 1.7
边缘升高	5.2～6.19	3.4～4.09	——	4.1～4.89	1.7～2.29
升高	≥ 6.2	≥ 4.1	——	≥ 4.9	≥ 2.3
降低	——		＜ 1.0	——	——

四、分类与分级

1. 通常使用临床分类，而不是病因或表型分类。临床分为高胆固醇血症、高甘油三酯血症、混合型高脂血症和低高密度脂蛋白血症。其中，前两种分别是指仅胆固醇或甘油三酯升高，两者同时升高为混合型，低 HDL-C 血症指其值降低。

2. 根据导致动脉粥样硬化性心血管疾病（不仅指冠心病）的风险，进行危险分层。

表 49 血脂异常的危险分层表（直接分层者）

直接分层	极高危	高危（mmol/L）
	已诊断动脉粥样硬化性心血管疾病者	1. LDL-C ≥ 4.9 或 TC ≥ 7.2 2. LDL-C ≥ 1.8 或 TC ≥ 3.1 的老年糖尿病患者

不能直接分层者，根据下表进行分层：

表50 血脂异常的危险分层表（不能直接分层者）

危险因素数量（个）		血清胆固醇水平分层（mmol/L）		
		3.1≤TC<4.1 或 1.8≤LDL-C<2.6	4.1≤TC<5.2 或 2.6≤LDL-C<3.4	5.2≤TC<7.2 或 3.4≤LDL-C<4.9
无高血压	0~1	低危（<5%）	低危（<5%）	低危（<5%）
	2	低危（<5%）	低危（<5%）	中危（5%~9.9%）
	3	低危（<5%）	中危（5%~9.9%）	中危（5%~9.9%）
高血压	0	低危（<5%）	低危（<5%）	低危（<5%）
	1	低危（<5%）	中危（5%~9.9%）	中危（5%~9.9%）
	2	中危（5%~9.9%）	高危（≥10%）	高危（≥10%）
	3	高危（≥10%）	高危（≥10%）	高危（≥10%）

五、治疗要点

1. 以 LDL-C 为首要干预靶点，非 -HDL-C 为次要干预靶点（非 -HDL-C 等于 TC 减去 HDL-C），依据导致动脉粥样硬化性心血管疾病的危险分层进行不同目标值的干预。

表51 基于危险分层的血脂干预目标值

危险分层	LDL-C（mmol/L）	非 -HDL-C（mmol/L）
中危及以下	＜ 3.4	＜ 4.1
高危	＜ 2.6	＜ 3.4
极高危	＜ 1.8	＜ 2.6

通常首选他汀类药物，以中等强度他汀量为起始，个体化调整，长期服用。

2. 饮食调整，限制饱和脂肪酸（常见食物参看糖尿病章节）的摄入量脂肪摄入中增加富含 ω-3 多不饱和脂肪酸的食物；戒烟酒、限盐。

3. 增加活动，控制体重。

六、临床疑问

1. 动脉粥样硬化性心血管疾病包括哪些疾病？指动脉粥样硬化在不同部位动脉所导致的对应疾病，包括冠心病、动脉粥样硬化源性的脑卒中、外周血管疾病等。

2. 血脂异常的危险因素有哪些？如收缩压 ≥ 160mmHg 或舒张压 ≥ 100mmHg，非 -HDL-C ≥ 5.2mmol/L，HDL-C < 1.0mmol/L，体重指数 ≥ 28kg/m^2，吸烟。

3. 为什么要进行血脂异常的危险分层？危险分层是为了预测和对应有血脂异常所导致的 10 年动脉粥样硬化性心血管疾病的发生率，小于 5% 为低危，5%～9% 为中危，大于等于 10% 为高危。

4. 为什么要使用中等强度他汀？使用他汀类药物，每日剂量可使得 LDL-C 降低一定幅度，降低25%～50% 为中等强度，降低50% 以上为高强度，小于 25%～30% 为低强度。临床推荐使用中等强度他汀，即给予一定剂量的他汀类药物，使得 LDL-C 值降低的幅度为25%～50%，原因有三：（1）高强度他汀所获得的进一步降低 LDL-C 的效果不明显，不呈增量 - 增效的对应关系；（2）我国人群的血脂升高人群基础值低于欧美国家，使用药物后血药浓度又高于西方国家人群，故使用中等强度他汀药物即可达到降脂目标；（3）增加他汀类药物剂量，产生肌病和肝酶上升风险增高。因此，中国目前推荐使用中等强度的他汀。

5. 常用不同他汀药物的区别是什么？他汀类药物竞争性抑制体内胆固醇合成限速酶活性，减少胆固醇合成，同时上调细胞表面 LDL-C 受体，加速 LDL 分解代谢，还可抑制极低密度脂蛋白合成。总的效应是降低血清总胆固醇和低密度脂蛋白胆固醇，升高 HDL-C，可降低甘油三酯；一般给予起始剂量，据达标值和不良反应调整每日剂量。常用他汀类药物的区别如下：

表 52　常用他汀药物的特点一览表

	是否天然化合物	亲脂性相对强弱	药动学	给药时机	强度
辛伐他汀	是	最强		晚餐时	

普伐他汀	是	弱	不依赖细胞色素P450,使用老年人群	睡前	
阿托伐他汀	否	中		任一时间	高强度
氟伐他汀	否	中		睡前	
瑞舒伐他汀	否	弱		任一时间	高强度
洛伐他汀	是	强		晚餐时	

亲脂性与对肝脏和肌肉的损害相关,是否依赖细胞色素 P450 关系到对肝脏的负担。

6. 哪些食物富含 ω-3 多不饱和脂肪酸？据研究, ω-3 多不饱和脂肪酸能促进甘油三酯的降低,植物油、鱼油和海洋生物中含量较高。

7. 除他汀外,还有哪些药物用于降脂治疗？每日剂量的他汀类药物足够医养结合单位老年患者的临床需求,但部分血脂控制不佳的患者,需要联用或换用其他类型的降脂药物。比如肠道胆固醇吸收抑制剂依折麦布,适用于高胆固醇血症和以甘油三酯升高为主的混合型高脂血症,单药或与他汀类联合使用；普罗布考,影响 LDL 脂蛋白代谢,促进 LDL 通过非受体途径清除,降低 TC 和 LDL-C；非洛贝特,适用于高 TG 血症和以 TG 升高为主的混合型高脂血症；目前,还开发了一些新型调脂药物,如米泊美生、洛美他派等,仅做了解；重要的降脂作用不可忽视,如山楂、苦丁、绞股蓝等,中成药有血脂康等,可与西药联用。

8. 如何进行血脂的监测？一般对于药物治疗者,6 周内应复查血脂,还需注意,降脂药物有转氨酶升高、肌肉损伤等不良反应,监测血脂的同时还要监测肝功能及肌酸激酶等指标,未达标则继续定期监测血脂水平,每调整药物后都应在 6 周内监测血脂水平；如血脂达标,据情况可延长至半年监测一次。

9. 有合并症时如何调整降脂目标？血脂异常是心血管疾病的常见危险

因素,有血脂异常的患者常合并糖尿病、高血压,合并糖尿病患者,按高危处理,LDL-C < 2.6 mmol/L,HDL-C 在 1.0 mmol/L 以上;合并高血压患者,先根据危险因素进行危险分层,再根据分层确定目标值;合并慢性肾脏病的患者,轻中度 LDL-C < 2.6 mmol/L,重度 LDL-C < 1.8 mmol/L,需注意,他汀类药物在此类患者中的应用更易致肌病,故不建议使用高强度他汀,而是中强度他汀或中强度他汀联合依折麦布。

七、模拟病例

患者 77 岁女性,腹型肥胖,体重指数 27 kg/m2,无糖尿病、高血压,入院查血脂 TG 7.2 mmol/L,LDL 3.1 mmol/L,TG 值正常,给予的干预措施是( )

A. 运动疗法

B. 饮食控制

C. 减重

D. 非洛贝特治疗

解析:患者为血脂异常,未发现并发症,无论是否给予药物治疗,饮食及生活习惯的改良都是必要的,包括运动,由于体重指数超标,需要控制,在药物选择上,首选他汀类药物。

高尿酸血症

一、概念

血尿酸值 > 420μmol/L 定义为高尿酸血症。

二、疾病特点

因血尿酸增高,尿酸盐形成结晶沉积在肾脏、关节滑膜等组织导致损伤,少数患者发展为痛风,表现为急性关节炎;患者可无症状;发生痛风性关节炎时常首发于第一跖趾关节,也可发于踝、膝等关节,老年患者多有同一部位既往发作史,注意询问;如已形成痛风石,可于查体时在耳廓、指关节、肘关节等处发现。

三、诊断标准

日常饮食下，非同日两次空腹血尿酸水平＞420μmol/L。

四、分类与分级

临床分为原发性和继发性。原发性为嘌呤代谢异常所致，常与肥胖、糖脂代谢紊乱、高血压、动脉硬化和冠心病等聚集发生有关，继发性常由其他疾病、药物、膳食产品或毒素引起的尿酸盐生成过量或肾脏清除减少所致。按照尿酸形成的病理生理机制，可分为尿酸生成增多和尿酸排泄减少两类，偶见并存。尿酸生成增多见于进食富含嘌呤食物，如动物内脏；另白血病、急性心梗、呼吸衰竭、恶性肿瘤细胞毒性化疗后、溶血、横纹肌溶解、骨骼肌 ATP 大量分解等，也可导致尿酸生成过多。尿酸排泄减少可因主要排泄通路肾脏发生病变、药物如阿司匹林干扰、高葡萄糖饮料摄入、过量饮酒等导致。

五、治疗要点

1. 限制饮酒、减少高嘌呤食物的摄入，增加饮水，建议每日饮水 2L 以上（约 6 瓶 330mL 听装可乐量），避免使用干扰尿酸排泄药物如利尿剂，处理可逆转的导致尿酸生成增多的疾病。

2. 药物治疗：（1）排尿酸药物：苯溴马隆 25～50mg/d，服用 2～5 周后根据尿酸水平调整，肌酐清除率＜30mL/min 时无效；用药时同时给予碳酸氢钠 3～6g/d 碱化尿液，达标为尿液 pH 值 6.2～6.9；

（2）抑制尿酸生成药物：别嘌呤醇 50～100mg/d，目标值为 260μmol/L，老年肾功能不全患者可减量服用。

六、临床疑问

1. 为什么高尿酸血症以 420μmol/L 为界限值？当体内 37℃时尿酸的饱和浓度为 420μmol/L，超过此浓度，尿酸盐形成结晶沉积在多种组织（肾脏、关节滑膜等），引起组织损伤，故以 420μmol/L 为界，定义高尿酸血症。

2. 什么是痛风石？高尿酸血症患者，如果未经治疗，可能在耳廓、指关节、肘关节等部位出现小如芝麻，大如鸡蛋样皮肤凸起，挤压后可破溃或形成瘘管，有白色豆腐渣样排泄物。

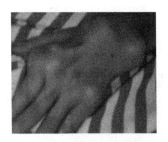

图 37 痛风患者手部痛风石表现

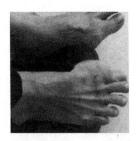

图 38 痛风患者足部痛风石表现

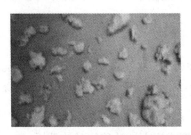

图 39 痛风石挤压后排泄物示意图

八、模拟病例

患者 76 岁男性，因肺部感染入院，入院后 R26 次 /min，SpO$_2$ 89%，测得血尿酸 452μmol/L，否认高尿酸血症及痛风病史，为明确高尿酸血症诊断，可行的措施为（　　）

A. 超过定义值，可直接诊断

B. 需有关节炎或痛风石活检证实为尿酸盐结晶可诊断

解析：高尿酸血症是在日常饮食（一般非高嘌呤）下，非同日两次测得值来诊断，而且需要空腹，以最大程度避免饮食对指标的影响，故 A 为错误。高尿酸血症与痛风不完全相同，B 为痛风诊断标准，但不是高尿酸血症诊断标准。

骨质疏松症

一、概念

以骨量降低和骨组织微结构破坏为特征，导致骨脆性增加和易于骨折的代谢性骨病（OP）。

二、疾病特点

老年患者多存在骨质疏松，无症状者常在行 X 线摄片或骨密度检测时发现（以骨密度降低、发现腰椎压缩性骨折或楔形改变），有症状者常为弥漫性无固定部位的疼痛，疼痛难忍，需药物止痛。患骨质疏松症的老年人，易发生骨折，无论是摔倒或床上被动移位时的骨折。查体可见驼背、胸廓畸形。

三、诊断标准

根据骨密度测定，测值低于同性别峰值骨量的 2.5 个标准差以上即可诊断。有相关不良生活方式、绝经因素和体格检查对应表现，助诊；如有脆性骨折发生，且排除继发性因素，可诊断。

四、分类与分级

可分为原发性 OP 和继发性 OP，原发性分为 Ⅰ 型（绝经后 OP）和 Ⅱ 型（老年性 OP），继发性常由内分泌疾病或全身性疾病引起。

五、治疗要点

1. 一般治疗：加强蛋白质摄入，补充维生素 D 和钙剂（基础治疗），每日需钙量为 800~1200mg，通常需药补 600mg 以上；活性维生素骨化三醇或阿法骨化醇 0.25μg/d；在安全环境下尽量增加户外活动。

2. 药物治疗：（1）止痛处理。疼痛为第五生命体征，未经治疗的疼痛将严重影响患者生活、治疗和诱发急性心肺疾病，故应高度重视疼痛的处理。可先行非甾体抗炎药物的口服，发生骨折或顽固性疼痛时，可行降钙素制剂注射，经上述治疗疗效不佳者，可给予曲马多止痛。

（2）性激素的补充，但对于老年患者，需谨慎，雌激素补充过多可能影响高血压、糖尿病和增加患癌风险，雄激素补充过多可能致肝损害和前列腺增生加重。

（3）二磷酸盐药物：老年患者不宜长期使用。常用阿伦磷酸钠 70mg，1次／周，需晨起空腹服用，服药时多饮水，避免药物滞留食管，服药后半小时和用餐前避免躺卧。

（4）甲状旁腺素（PTH）：对于老年性 OP 有治疗作用，可单用或联合雌激素、降钙素等使用，常用剂量 400～800U/d，疗程 6 月至 2 年。

六、临床疑问

1.X 线下骨质疏松表现为？一般在骨量丢失＞30% 时才能在 X 线上看到骨质疏松的征象，表现为透光度增加即骨质比正常要暗，骨小梁较少，椎体变扁或呈楔形，骨皮质变薄。

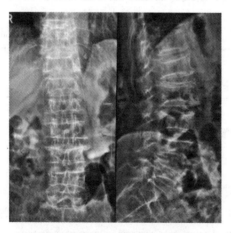

图 40　正常骨质和骨质疏松骨质的对比图（左为正常）

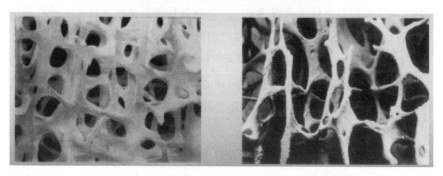

图 41　正常骨量和骨量减少的对比图（左为正常骨量）

2. 不良生活方式和生活环境对骨质疏松症发生的影响？骨质疏松症的危险因素有高龄、吸烟、制动、体力活动过少、酗酒、跌倒、长期卧床、长期使用糖皮质激素、光照减少、钙和维生素 D 摄入不足、蛋白质摄入不足、营养不良和肌肉功能减退等。

3. 常见骨质疏松症分类有哪些？原发型分类 I 型和 II 型，这里主要针对继发性骨质疏松症的病因进行分类。

表 53 继发性骨质疏松症的病因分类

内分泌性： 甲旁亢、甲亢、库欣综合征	血液病： 白血病和淋巴瘤
药物： 糖皮质激素、肝素、含铝抗酸药	肾脏疾病： 慢性肾衰竭、肾小管酸中毒
营养相关： 肠外营养支持、胃切除术后	
其他： 结缔组织病、骨肿瘤、制动	

4. 什么是低骨量和严重骨质疏松症？给予患者骨密度测定，当测值低于同性别峰值骨量 1 个标准差以上但小于 2.5 个标准差时，为低骨量；低于 2.5 个标准差以上且伴一处或多处骨折即为严重骨质疏松症；骨折根据年龄、外伤史、临床表现及影像学检查确立；一般病理性骨折是指在日常生活活动中发生骨折，比如用力咳嗽，举物时发生的骨折。

5. 老年患者如何区分绝经性和老年性 OP ？绝经性 OP 常发生在绝经后 5 年内女性患者，雌激素缺乏；老年 OP 最常见的原因为增龄、雄激素减少及骨重建功能衰退，老年女性患者可能两种机制共存，可于专科指导下行骨代谢生化指标测定结果给予鉴别。

6. 骨化三醇和阿法骨化醇的区别？骨化三醇是已经活化的维生素 D，而阿法骨化醇还要经过肝脏活化，相比之下，不增加肝脏负担的骨化三醇更推荐，但经济因素也需考虑。

7. 补充钙剂的注意事项？需注意以下问题：（1）如果为继发性骨质疏松症，病因的治疗更重要；（2）补钙往往要结合补充活性维生素和抗骨质疏松的药物；（3）要监测电解质，避免高血钙时仍在补充钙剂，高血钙和过多维生素 D 的补充一样是有害的；（4）选择钙离子含量高的钙片更助于吸收；（5）钙片的服用可能导致便秘，注意服用钙剂的剂型是用水吞服还是咀嚼。

8. 骨密度测量的部位？常用部位有：（1）腰椎正位 L1-L4；（2）髋关节 - 股骨颈、大粗隆、粗隆间，可测任一髋骨；（3）前臂中远端，一般测非优势手。测腰椎取 T 平均值，髋关节取 T 最低值，前臂取桡骨 1/3 处值。

七、模拟病例

患者 69 岁女性，1 月前因夜间如厕时不慎摔倒致右股骨颈骨折入住上级医院，行手术治疗后下送至我院。目前神志清楚，右髋部活动时轻微疼痛，入院查腰椎 X 线片发现 L3-L4 椎体压缩性改变。诊疗计划为（　　　）

A. 给予曲马多止痛处理

B. 康复训练，促右下肢自主活动

C. 评估跌倒风险

D. 补钙治疗

解析：据病史、辅助检查及危险因素，暂考虑患者为原发性骨质疏松症。止痛的原则为患者有轻中度疼痛，或疼痛对其生活质量、康复训练有负面影响，因此对于此例患者，不着急给予止痛处理，而是先进行疼痛程度的评估，然后再根据评估结果制定止痛方案，如无禁忌，可先考虑非甾体抗炎药；B 是恰当的，但注意，入院前一年内发生骨折患者为再次跌倒高风险的患者，入院后必须进行跌倒的评估和预防，并将评估结果、预防措施、不良预后与家属进行充分沟通，避免患者再次跌倒后发生医疗纠纷。无论何种 OP，适当补钙都是适宜的，需注意活性维生素 D 的同时补充，并监测电解质等对应指标。

痛 风

一、概念

因嘌呤代谢紊乱和（或）尿酸排泄障碍所致的一组异质性疾病。

二、疾病特点

多见于40岁以上男性，可合并其他代谢性疾病如肥胖、高血脂等，为反复发作的急性关节炎、痛风石及慢性关节炎、尿酸性肾结石、痛风性肾病、急性肾功能衰竭；实验室检查常见高尿酸血症，但急性关节炎发作时也可见尿酸值正常。

三、诊断标准

采用2015年美国风湿病学会和欧洲抗风湿联盟共同制定的痛风分类标准。

表54　痛风诊断标准和分类标准表1

项目	分类	评分
第一步：纳入标准（只在符合本条件情况下，采用下列的评分体系）	至少1次外周关节或滑囊发作性肿胀，疼痛或	
第二步：充分标准（如果具备，则可直接分类为痛风而无需下列其他"要素"）	有症状的关节或滑囊中存在MSU晶体（如，在滑液中）或痛风石	
第三步：标准（不符合"充分标准"情况下使用）		
临床　症状发作≥曾累及的关节/滑囊	踝关节或中足（作为单关节或寡关节的一部分发作而没有累及第一跖趾关节）	1
	累及第一跖趾关节（作为单关节或寡关节发作的一部分）	2
关节炎发作特点（包括以往的发作）		
受累关节"发红"（患者自述或医生观察到）	符合左栏1个特点	1
受累关节不能忍受触摸、按压	符合左栏2个特点	2
受累关节严重影响行走或无法活动	符合左栏3个特点	3
发作或者曾经发作的时序特征		
无论是否抗炎治疗，符合下列2项或2项以上为一次典型发作	一次典型的发作	1
到达疼痛高峰的时间<24 h	典型症状复发（即2次或2次以上）	2
症状缓解≤14 d		
发作间期症状完全消退（恢复至基线水平）		
痛风石的临床证据		
透明皮肤下的皮下结节有浆液或粉笔样物质，常伴有表面血管覆盖，位于典型的部位：关节、耳廓、鹰嘴黏液囊、指腹、肌腱（如跟腱）	存在	4

表 55 痛风诊断标准和分类标准表 2

类 别	评分
实验室检查	
血尿酸水平(尿酸氧化酶法):应在距离发作 4 周后,还未行降尿酸治疗的情况下进行检测,有条件者可重复检测;取检测的最高值进行评分	
<4mg/dl(<240μmol/L)	−4
6～8mg/dl(360～<480μmol/L)	2
8～10mg/dl(480～<600μmol/L)	3
≥10mg/dl(≥600μmol/L)	4
对发作关节或者滑囊的滑液进行分析(应由受过培训者进行评估)	
未做	0
尿酸盐阴性	−2
影像学特征	
存在(曾经)有症状关节滑囊尿酸盐沉积的影像学表现:关节超声有"双轨征";双能 CT 有尿酸盐沉积(任一方式)	4
存在痛风关节损害的影像学证据;X 线显示手和(或)足至少 1 处骨侵蚀	

四、分类与分级

痛风分为三个阶段,无症状期仅有波动性或持续性高尿酸血症;急性关节炎期及间歇期关节疼痛明显,秋水仙碱可缓解症状,间歇期是两次急性发作之间的无症状期;肾脏病变期痛风性肾病、尿酸性肾石病、急性肾衰竭。

五、治疗要点

1. 一般治疗,限酒禁烟、减少高嘌呤食物摄入,大量饮水。

2. 非甾体抗炎药物和糖皮质激素抗炎止痛,由于秋水仙碱易导致腹泻,一般不用于老年患者,非甾体抗炎药物无效时短期使用糖皮质激素;急性关节炎期不降尿酸治疗,除非发作前已开始使用降尿酸药物。

3. 降尿酸治疗,主要用于非急性发作期,往往需要抑制尿酸生成及促尿酸排泄药物联用,原则同"高尿酸血症"。

4. 治疗其他代谢性疾病。

5. 对于因痛风石形成导致的关节畸形、失能等,医养结合单位老年患者一般不做特殊处理。

六、临床疑问

1. 什么叫异质性疾病?异质性疾病是指同样的疾病,其病因各不相同。比如糖尿病就是一种异质性疾病,也就是说同样是糖尿病患者,他的遗传缺陷可能各不相同,环境因素的作用也不相同,其治疗必须高度个体化,绝不能千篇一律。

2. 急性关节炎的特点？多在午夜或清晨突然起病，关节剧痛；数小时内受累关节出现红、肿、热、痛和功能障碍；单侧第1跖趾关节最常见；发作呈自限性，多于2周内自行缓解；可伴高尿酸血症，但部分急性发作期时血尿酸水平正常；关节液或痛风石中发现尿酸盐结晶；秋水仙碱可迅速缓解症状；可伴有发热。

3. 哪些食物为高嘌呤食物？一是动物内脏如猪肝、牛肝、肠、心、肚与胃、肾等；二是海产品，如沙丁鱼、乌鱼、带鱼、鲳鱼，贝壳类如蛤蜊、牡蛎、蚝，虾类、海参；三是啤酒、碳酸饮料。注意啤酒本身嘌呤含量不高，但含有较多鸟苷酸，代谢后会产生嘌呤。

七、模拟病例

患者76岁男性，因"反复多关节肿痛30年，复发加重10d"入院。30年前因右侧第一跖趾关节疼痛，伴有皮肤红肿、发热，诊断为痛风，3年前开始出现右侧腕关节疼痛，伴有皮肤红肿、发热，10d前上述症状复发。入院查体右侧腕关节红肿，局部皮温增高，轻度活动受限，压痛明显。家属史中其弟有痛风史。查肾功能尿酸540μmol/L，入院诊断痛风（急性关节炎期），给予的治疗方案为（　　）

A. 碳酸氢钠0.6g，2次/d

B. 秋水仙碱0.5mg 4次/d

C. 双氯芬酸二乙胺乳胶剂涂患处

D. 口服布洛芬缓释胶囊

解析：患者为痛风急性关节炎期，需要控制炎性症状，缓解疼痛，改善生活质量。由于老年患者，需避免腹泻导致脱水甚至休克，可先给予非甾体类药物消炎止痛，口服是必须的，外涂可配合使用。碳酸氢钠使用的目的是碱化尿液，促尿酸排泄，需要配合大量饮水。

患者尿酸值明显增高，处理是（　　）

A. 给予苯溴马隆促尿酸排泄

B. 给予别嘌呤醇抑制尿酸合成

C. 暂不给予处理

解析：在急性炎症期，一般不给予降尿酸治疗或者抑制尿酸生成治疗，主要是为了避免干扰尿酸代谢，导致尿酸反而增高的不良后果，除非在痛风性关节炎发作期，已开始服用别嘌呤醇。建议炎症控制后再给予降尿酸处理，一般为2周。

电解质紊乱

一、概念

实验室检查血清电解质值高于或低于正常的不平衡状态为电解质紊乱，一般临床上单个电解质异常为单独命名，两个以上电解质异常为电解质紊乱。如血钠值降低为低钠血症，血钠值和血钾值均降低，可以称为电解质紊乱。

二、疾病特点

电解质紊乱可能无临床症状，常见于病程较长的患者，当患者出现症状时病情较重；而急性电解质紊乱往往症状明显，如乏力、头昏、恶心、呕吐，体征可见心律失常等，可有明确的病因。需注意的是，电解质水平在诊疗措施的干预下变化较快，也常常在原发疾病的演变过程中出现，随着疾病消失而自我平衡，故电解质紊乱导致需要临床特定干预时，我们会给予诊断，如果不需特殊干预或经机体自我调节能迅速纠正，对人体无明显损害，也可以不作诊断。

三、诊断标准

通过实验室检查可以明确。

四、分类与分级

电解质紊乱的每一种失衡都会有病因分类，但临床上主要根据值的高低进行区分，常见的有低钾血症、高钾血症、低钠血症、高钠血症；低镁血症在重症患者中需注意。

五、治疗要点

1. 电解质紊乱首先要结合病史和电解质异常水平来确定治疗方案，根据病史可以明确治疗的方向，到底是降低电解质水平还是升高电解质水平；根据异常水平可以确定病情的严重程度和需要恢复电解质水平所需的时间，如低得越多或高得越多，那么越具有恢复平衡的迫切性和必要性。

2. 不同的电解质紊乱有不同的治疗原则，针对老年患者，常用的治疗方法有：

（1）低钠血症：常因心衰水肿、营养不良、排尿过多、肠外营养支持未补充足够钠导致。需分清是稀释性低钠血症还是真性缺钠。稀释性低钠血症是指血液中水多于钠，而钠不一定低于正常值，由于血钠对于渗透压的维持很重要，因此，稀释性低钠血症也需要补钠。对于稀释性低钠血症需要利尿等手段减少水容量，同时少许补钠，直到血钠值基本正常。对于真性低钠血症一般给予补钠处理，使用 10% 氯化钠。血钠值在 130mmol/L 左右的，可以先处理病因，再补钠，药物补钠一般行 10% 氯化钠 30mL 以内 /d；血钠值在 120～130mmol/L 的，一般给予 10% 氯化钠 60mL/d，分次补充，病程较长的患者，血钠值上升速度要慢，一般以 5mmol/L/d 即可。低于 120mmol/L 的患者，一般约 10% 氯化钠 90mL/d，分次补充，可以口服和静脉分别补充，注意监测电解质。低钠血症的纠正主要注意纠正速度不能过快，也不必完全恢复正常值水平，血钠值在 132mol/L 以上是安全的。

（2）高钠血症：常见容量不足导致，如营养不良和糖尿病急性并发症发作时。此时给予补液治疗，补充糖水或低渗盐水。低渗盐水是生理盐水加上灭菌注射用水混合输入。

（3）低钾血症：常因摄入不足、使用支气管舒张剂、长期口服利尿剂导致。低钾血症一般血钾值在 3mmol/L 以上时，每日补充 10% 氯化钾 3g 以内，分次补充，口服即可；在血钾值在 2.5～3mmol/L 时，一般补充 10% 氯化钾 6g 以上，以口服和静脉联合应用，注意补钾一定要注意速度和浓度，在反复电解质监测下补充。低钾血症可以补钾至正常。

（4）高钾血症：常因静脉补充钾离子过多和肾功能不全导致。静脉补充过多时，需停止补钾，并给予 4 种方案的其中两种或以上降血钾。比例胰岛素葡萄糖液输入、碳酸氢钠输入、利尿和静脉钙剂缓推。需注意的是，钙剂缓推是为了对抗高血钾对心脏的毒性作用，比例胰岛素葡萄糖液输入是为了转移钾离子到细胞内，暂时降低血钾浓度，所以，无论使用哪种方法，利尿都是必要的，能促进钾离子排出体外，真正降低总血钾的水平。对于肾功能不全的患者,往往是慢性肾脏病的 IV 期或 V 期,或急性肾损伤的 II 期或 III 期或肌酐清除率 < 30mL/min 时。如果是长病程反复高血钾,给予交换树脂短期口服有效,但注意水肿不良反应;如果是慢性病急性加重或急性肾衰竭,那么尝试大剂量利尿剂或利尿剂持续泵入,如果还无效,特别是无法增加尿量时,建议行血液透析。

（5）低镁血症:在病情危重患者中常见,由于低镁会影响神经系统和导致心律失常,也会影响血钾的恢复,故在必要时也需要补镁治疗。一般血镁值 ≤ 0.5mmol/L 应给予补镁治疗,使用 25% 硫酸镁输入。

（6）高钙血症:常见于长期补钙过多的老年患者。停止补钙即可,在血钙恢复正常后经评估再行补钙治疗。需注意的是,很多医师仅关注骨质疏松和低钙血症,高钙血症也会导致患者出现心律失常和昏迷,因此,对高钙血症也要重视和处理。

六、临床疑问

1. 为什么电解质纠正往往是基本正常就可以? 由于电解质的变化受多因素影响,而老年患者多为慢性病和多病共存,因此,在用药方法、依从性、机体代偿等多方面与青年人不同。要将电解质完全维持在正常值范围,往往需付出很大的代价,极有可能降低患者的生活质量,甚至使本已稳定的疾病出现急性变化。比如 10% 氯化钠和 10% 氯化钾经口服用时对食管和胃的刺激性很大,多次服用会降低治疗配合度,如果静脉输液,由于浓度的限制,会给予大量液体,影响患者活动,降低生活质量,还可能增加压疮和静脉血栓风险。因此,在给予短期处理使电解质恢复到基本正常,不会致患者出现不适症状即可,不必强求给予大量措施使电解质恢复到完全正常。

2. 如何监测电解质? 一般在电解质轻度降低或升高时,治疗措施采取后每日监测电解质即可,中度降低时应每日至少两次,以判断恢复的速度,指导药物浓度和输入速度的调整;重度降低时,需至少每两小时监测一次,以确保电解质纠正在可控下进行。一般重度电解质紊乱,监测通过中心静脉给予药物治疗,并在抢救室或 ICU 监护。

3. 发生电解质紊乱时,如何进行病因判断? 病史是重要的参考依据,其次根据查体、实验室检查特别是血电解质、尿比重、尿电解质、尿渗透压,极具参考价值。有条件时,行相关水平监测,如甲状旁腺激素、甲状腺功能等。

4.静脉补钾的速度和浓度有什么要求？静脉分中心静脉和外周静脉,由于经中心静脉的血流量大,故补钾的浓度可以高于经外周静脉,但两者的补钾速度均需控制,过快补钾会导致血钾浓度迅速升高,引起心脏骤停,因此速度比浓度更重要。补钾的速度一般不超过 $1.5g/h$,如果患者乏力、心律失常等症状明显且血钾在 2mmol/L 左右甚至更低,可以以更快的速度如 $3g/h$ 补钾,需注意每小时监测电解质；关于补钾浓度,原则上经外周静脉补钾浓度为 3‰,经中心静脉可以 3%,当血钾值越低,经中心静脉可以更高的浓度补充,如 6% 等,不建议纯钾补充,如不给予 0.9% 生理盐水稀释,直接 10% 氯化钾泵入。

七、模拟病例

患者女性, 83 岁,为慢性心功能不全、2 型糖尿病患者, 3d 前出现肺部感染,今气促明显,查体四肢凹陷性水肿,血清白蛋白 25g/L, BNP > 15000 pg/mL,血钾 3.0mmol/L,血钠 125mmol/L,此时给予的治疗措施是（　　）

A.优先补充人血白蛋白纠正低蛋白血症

B.给予 20mg 呋塞米静推利尿

C.加强抗感染

D.因低血钾低血钠,不给予利尿

解析:患者为慢性心功能不全,感染未控制下,心衰加重,出现稀释性低血钠,从病史暂未看到进食减少等问题,故主要矛盾为感染诱发的心衰加重并发电解质紊乱。此时,控制感染是十分必要的,在感染未控制的情况下,利尿只能缓解症状,而无法根本解决问题,故 C 正确。当心衰加重时,首要的是减轻心脏的负荷,最简单有效的办法是利尿,但由于慢性心衰,往往对利尿剂不敏感,或者存在利尿剂抵抗,因此, 20mg 的呋塞米很可能是不够的,注意加大剂量。另外,在已有电解质紊乱的情况下,低血钾为轻度,可以不优先处理,先利尿减少容量再看血钾情况,而血钠值已低于 130mmol/L,无论病因是什么,都应该适当补钠,前提是先利尿,再补钠,利尿强于补钠,即排水多于排钠,最终才能恢复电解质正常,同时,在治疗的过程中不因血液中电解质严重失衡导致临床不良反应。优先补充人血白蛋白是错误的:第一, 25g/L 的值可以不紧急处理;第二,再还未减轻心脏负荷的情况下,给予人血白蛋白只会导致血容量增加,短时间内加重心脏负荷,使心衰更为严重；第三,医养结合单位往往未备有人血白蛋白,需家属自购,故临床实际中也不可能优先补充。因此,当给予利尿剂等措施使得容量负荷减轻后再行人血白蛋白补充是适宜的。

酸碱平衡紊乱

一、概念

酸碱平衡紊乱也称酸碱平衡失调,是酸碱超负荷、严重不足或调节机制障碍致使体液酸碱稳态失衡的病理过程。

二、疾病特点

在各种严重疾病、综合征发生时易出现,通过机体自身调节机制难以恢复,因此当酸碱平衡紊乱出现,表明患者已处于危险状态。最常见的为代谢性酸中毒,其次为呼吸性碱中毒和呼吸性酸中毒,代谢性碱中毒相对少见,多为医疗干预所致。混合性的酸碱平衡紊乱可以在主要酸碱失衡纠正后得以改善。另需注意,在酸碱紊乱中,原发病因的治疗是最重要的,而对症处理用于使患者暂时脱离生命危险。

三、诊断标准

有导致酸碱平衡紊乱的病史,实验室检查明确诊断。

表 56　实验室检查主要指标异常表现及其临床意义

主要指标	异常表现	临床意义
pH 值	< 7.35	酸中毒
	> 7.45	碱中毒
	7.35～7.45	正常或代偿性酸碱紊乱
CO_2 分压	< 35mmHg	呼吸性碱中毒
	> 45mmHg	呼吸性酸中毒

续表

标准碳酸氢根离子 实际碳酸氢根离子	同时↑ 同时↓	代谢性碱中毒 代谢性酸中毒
BE（碱剩余）	负值越大	酸中毒
	负值越小	碱中毒
Lac（乳酸）	＞0.5mmol/L 值越高	代谢性酸中毒

分析方法：

1. 先通过 pH 值判断是酸中毒还是碱中毒

2. 通过 CO_2 分压、碳酸氢根离子、碱剩余变化水平来粗略判断是代谢性还是呼吸性。单纯 CO_2 分压变化和单纯碳酸氢根离子变化依上表；如果均有变化，看谁变化得多，一般较正常值变化得多的为原发性酸碱失衡，变化得少的为机体代偿性改变。如 CO_2 分压升高明显，碳酸氢根离子略有增加，提示为呼吸性酸中毒，碱性离子增加为机体对酸中毒的代偿，不诊断代谢性碱中毒。

3. 公式判断，一般 pH 值变化 0.04，CO_2 分压变化幅度约 8mmHg，超过说明失代偿，存在中毒；未超过说明是代偿，无酸碱失衡。

举例：比如患者 pH 为 7.5，碳酸氢根离子明显增高＞40mmol/L，先考虑存在代谢性碱中毒。pH 值较正常范围超过 0.05，CO_2 分压变化应在 8～10mmHg 左右，实测患者 CO_2 分压为 60mmHg，提示患者在代谢性碱中毒的同时，存在呼吸性酸中毒，如果实测患者 CO_2 分压为 53mmHg，提示无呼吸性酸中毒，CO_2 分压改变为机体的代偿机制所致。

4. 混合性酸碱失衡：有详细的计算方法，包括有无高 AG 等，但医养结合单位不是处理疑难杂症，临床不适用，判断清楚是单纯性酸碱失衡还是混合性即可，混合失衡中具体是哪几种可不强求知晓。明确后先处理原发病和主要矛盾即可，通常治疗有效后酸碱失衡会变得更清晰，混合性失衡会变成单纯性失衡，治疗逐渐简单

5. 原发病：对于判断酸碱失衡类型很有帮助。比如患者存在肾脏疾病、休克、重症感染，往往是代酸或代酸为主；如果是呼吸系统疾病，往往是呼碱、呼酸。

6. 酸碱平衡紊乱的诊断一定要结合临床，不能单纯看血气分析。另外，大多数酸碱失衡是跟疾病有关，疾病治愈或好转后，酸碱失衡可迅速或逐步纠正。难治性酸碱失衡，需要结合电解质、尿常规、激素水平等检查进一步明确病情，建议上级医院专科治疗

四、分类与分级

分为代谢性、呼吸性和混合性，一般不可能同时出现代谢性酸中毒和代谢性碱中毒、呼吸性酸中毒和呼吸性碱中毒，其他混合性酸碱失衡都可能出现。

五、治疗要点

根据不同疾病，给予不同治疗原则。

1. 呼吸性碱中毒：常在呼吸系统疾病初期时发生，为机体代偿性出现呼吸频率增快导致，给予过多医疗干预致呼吸兴奋也可导致，如机械通气中呼吸频率设置过高，使用呼吸兴奋剂等。治疗原则为处理原发疾病，调整呼吸机参数、镇静等。

2. 呼吸性酸中毒：保持气道通畅是最为重要的，其次是维持足够的潮气量，以满足有充足的动力排出 CO_2。通常给予体位引流、药物祛痰、机械振动排痰、负压吸痰、舒张支气管、控制感染等方式保持气道通畅；给予营养支持，纠正电解质紊乱，增加膈肌收缩力，给予呼吸兴奋剂等方式增加潮气量，药物无效时给予机械通气处理。

3. 代谢性酸中毒：通常在机体发生无氧代谢或氧代谢障碍时出现，根据酸中毒的程度给予不同处理。一般 pH 值 > 7.2，不给予特殊处理，因为此时氧的释放增加，有利于机体对抗疾病，而当 pH < 7.2 或实际碳酸氢根离子 < 15mmol/L 时机体无法代偿，易缺氧造成组织损伤与破坏，应给予纠酸处理，采用静脉碳酸氢钠静输，根据程度不同，输入量约 250～500mL，纠酸不能过多致碱中毒，原发病的处理非常重要。

六、临床疑问

1. 为什么原发病的处理很重要？酸碱失衡是疾病或综合征导致的，在根本病因未纠正时，给予纠酸纠碱都是对症处理措施，目的是为了让患者暂时脱离生命危险，如果病因好转或治愈，大多数酸碱失衡将可以自行纠正，故原发病的处理非常重要。比如感染性休克，如果休克得不到控制，那么代谢性酸中毒是无法治好的，给予再多碳酸氢钠也无济于事，而休克得到改善或纠正，即使不给予碳酸氢钠，酸中毒也会自我纠正。

2. 混合性酸碱紊乱怎么处理？处理原则是先看哪种酸碱失衡为主要矛盾，即最容易导致患者出现生命危险的，给予优先处理，在处理后再分析酸

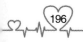

碱失衡情况，进行下一步处理。通常，在病情好转的过程中，酸碱紊乱的类型会发生变化，也可能会变化得很快，因此，搞清楚每一个疾病过程中的阶段性酸碱紊乱没有太大意义，应该从整体角度去思考混合性酸碱紊乱的处理。

七、模拟病例

患者 82 岁，因重症肺炎、感染性休克入院，抢救室治疗 1d，给予抗感染、补液等处理，血压始终难以维持，查体神志不清，言语含糊，心率 120 次 /min，四肢末端皮肤冷，实验室检查提示：pH 7.15，CO_2 50mmHg，HCO_3^- 11mmol/L，BE 10mmol/L，Lac2.7mmol/L，目前诊断（　　）

A. 呼吸性酸中毒

B. 代谢性酸中毒并呼吸性酸中毒

C. 代谢性碱中毒

解析：根据血气分析结果和病史，考虑患者因休克存在代谢性酸中毒，因神志不清，二氧化碳排出受限，同时存在呼吸性酸中毒。

下一步治疗措施为（　　）

A. 给予 5% 碳酸氢钠 250mL 静滴

B. 给予大量补液

C. 给予多巴胺持续泵入升压

D. 行机械通气治疗

解析：患者发生酸碱紊乱的主要原因为感染未控制，出现了循环障碍，故主要治疗措施是纠正重症感染所导致的休克，依据感染性休克治疗原则，大量补液和升压药物使用是正确的，但由于多巴胺易致快速性心律失常，首选使用去甲肾上腺素，而不是多巴胺，除非短时间内无法建立中心静脉，在监护下可以试用，注意剂量及时调整。由于 pH 已经小于 7.2，可以在休克未改善前先给予碳酸氢钠液补充纠酸，注意监测血气分析，一般会使用更低渗的碳酸氢钠，即 5% 碳酸氢钠液 + 灭菌注射用水呈比例输入，但临床使用 5% 碳酸氢钠 250～500mL 也未对患者导致明显伤害或影响预后。机械通气目前不是必需的，迅速改善循环，患者意识会自行恢复正常，通气将得到改善。

尿路感染

一、概念

指病原体在尿路中生长、繁殖而引起的感染性疾病。

二、疾病特点

大肠埃希菌为尿路感染最常见致病菌，尿路感染发生后常有尿频、尿急、尿痛和膀胱区压痛，免疫力低下患者或有慢性肾盂肾炎病史患者易发上尿路感染，表现为高热、腰痛。老年患者尿液颜色和性质的变化常提示出现尿路感染，一般尿色深黄、出现较多沉淀甚至有肉眼血尿，查尿常规可见白细胞、红细胞阳性，留置导尿患者可见尿道口脓性分泌物。

三、诊断标准

有尿路感染的症状和体征，尿细菌培养菌落数均 ≥ 105/mL，即可诊断。留置导尿患者，排除其他原因后出现尿路感染症状和体征，尿细菌培养菌落数 ≥ 103/mL 诊断导管相关性尿路感染。

四、分类与分级

分为上尿路感染（肾盂肾炎）和下尿路感染（主要为膀胱炎），还可分为单纯性尿路感染和复杂性尿路感染。由于复杂性尿路感染常由结构或功能异常导致，故多见于老年男性，而女性常为单纯性尿路感染，前者难治愈，后者相对易治愈。

五、治疗要点：

1. 多饮水、促勤排尿，注意饮水时间尽量安排在白天，避免夜间增加起床次数，增加跌倒风险；处理可逆性病因或诱因，如拔除导尿管。

2. 抗感染治疗：由于常见大肠埃希菌，可给予经验性选用对大肠埃希菌有效的抗菌药物，例如二、三代头孢类药物、喹诺酮类；如考虑患者为复杂性尿路感染，可给予头孢哌酮舒巴坦或哌拉西林他唑巴坦，并在使用抗生素前留取尿液标本行尿液培养，在治疗过程中根据病原学培养结果调整治疗方案。单纯性尿路感染静脉用药疗程一般 5d，复杂性尿路感染至少 1 周；对于老年患者，生活自理且非反复发作的尿路感染可考虑口服用药。

3. 对症：给予碳酸氢钠和有清热解毒成分的中成药会减轻尿路感染症状，可以试用。

六、临床疑问

1. 什么是尿路感染复发，什么是尿路感染再发？尿路感染治疗后，再次发作，且病原体与前次一致，为复发，病原体不一致为再发，一般在前次抗感染疗程结束后两周内发生。

2. 尿路感染最常见的感染途径是什么？上行感染是尿路感染最常见的途径，病原菌经由尿道上行至膀胱，甚至输尿管、肾盂；还有其他感染途径，如血行感染、直接感染及淋巴道感染。

3. 怎么对尿路感染进行定位？根据临床症状可以对尿路感染进行定位，下尿路感染常为尿频尿痛尿急，上尿路感染常有高热、寒战、腰痛、乏力；一般老年患者下尿路感染多于上尿路感染，有慢性肾盂肾炎病史患者，一般会出现急性肾盂肾炎。如果患者全身毒性症状重，多为上尿路感染。

4. 什么是无症状性细菌尿？经两次以上的尿细菌培养菌落数均≥105/mL且为同一菌种，但患者无任何临床症状。留置导尿患者，常会出现无症状性细菌尿，拔除尿管为主要处理办法，但常因病情所限，难以实现。无症状性细菌尿严格意义上讲，不是尿路感染，因为其只有细菌的存在，而未导致炎症反应，但在机体抵抗力下降、保护屏障机制受损时，病原菌可导致感染。因此，是否给予抗生素治疗，有争议。

5. 什么是尿道综合征？患者有尿路感染的相同症状，但反复检查并未发现尿中病原菌存在的证据，多见于女性患者；可能与逼尿肌、膀胱括约肌功能不协调、妇科疾病、焦虑症相关。

6. 尿路感染治疗有效的依据是什么？第一是看临床症状，如尿痛减轻或消失，尿频消失；第二看尿的性状和颜色，尿色由深黄变淡黄或清亮，浑浊转为澄清，血尿消失；第三看实验室检查，主要是血象正常、超敏 C- 反应蛋白值下降，尿常规中白细胞和红细胞不能查见，尿液培养为阴性结果。

7. 患者出现发热，长期留置尿管，如何判断是肺炎还是尿路感染？肺炎在医养结合单位老年患者感染性疾病中占据绝对多数，因此，当患者出现发热时，首先考虑出现了感染性疾病，而细菌性肺炎是必须要考虑的。但是，如果患者胸片无肺炎表现且临床无呼吸道症状，或呼吸道症状较前无改变（慢性咳嗽患者），可排除肺炎；无论导管相关性尿路感染还是其他原因导致的尿路感染，往往会有尿液性状、颜色的改变，查尿常规和尿培养，会有阳性发现。另外，如果有一些表现支持肺炎（如病情不允许完善胸部影像学检查，但有血象增高、降钙素原增高，咳嗽次数有增多，因咳嗽无力无法判断痰液性状），那么可以先按肺炎进行治疗，边治疗，边判断病情变化。有效，支持肺炎诊断，不诊断尿路感染；无效，而尿路感染依据越来越充分（尿培养出现细菌或其他病原体培养阳性），那么按尿路感染治疗。肺炎合并尿路感染是可能的，往往是脓毒血症发生，病情较为严重。

七、模拟病例

患者男性，74岁，因"右侧肢体活动障碍1月"入院，长期留置尿管，诊断脑出血恢复期、2型糖尿病，今出现发热，T38℃，无咳嗽、咳痰，双肺呼吸音清，膀胱区无叩痛，无尿痛不适，查尿袋中尿色深黄、有沉淀，尿常规回示：尿比重1.020，白细胞+，红细胞-，诊断考虑尿路感染。给予的抗菌药物是（　　）

A. 阿米卡星

B. 左氧氟沙星

C. 头孢曲松

D. 亚胺培南

解析：患者尿路感染诊断后，首先要考虑是上尿路感染还是下尿路感染，上尿路感染的抗感染强度和疗程一般会强于下尿路感染，其次考虑是单纯性尿路感染还是复杂性尿路感染，复杂性尿路感染往往需要联用药物或者使用β-内酰胺酶抑制剂，重症考虑碳青霉烯类。此患者为男性，长期留置尿管，但病史并未提供有尿路结构或功能的异常，可考虑单纯性尿路感染，给予头孢曲松或左氧氟沙星治疗，阿米卡星因肾毒性相对大，不首选。患者有2型糖尿病，需警惕存在免疫功能异常，故在抗感染前应留取尿标本做培养，并密切观察抗感染效果，及时调整治疗方案。

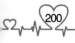

急性肾损伤

一、概念

由各种病因导致短时间内肾功能快速减退而导致的临床综合征。

二、疾病特点

表现为肾小球滤过率下降，伴有血肌酐、尿素氮等升高，水、电解质紊乱和酸碱平衡失调。肾前性为常见原因，老年患者肾性急性损伤常难恢复。临床可出现肾功能不全的一系列表现，如尿量减少、尿色加深、乏力、食欲减退。

三、诊断标准

根据原发病因，肾小球滤过功能急性进行性减退，结合相应临床表现，实验室与影像学检查作出诊断。肾小球滤过功能急性进行性减退主要指血肌酐值升高和尿量的减少且呈加重状态。

四、分类与分级

表 57　急性肾损伤分期标准

分期	血清肌酐标准	尿量标准
1 期	绝对值升高≥ 26.5μmol/L 或较基础值相对升高≥ 0.5 且＜ 1 倍	＜ 0.5mL/kg·h（≥ 6h）
2 期	相对升高≥ 1 倍且＜ 2 倍	＜ 0.5mL/kg·h（≥ 12h）
3 期	升高≥ 353.6μmol/L 或相对升高≥ 2 倍或开始肾脏替代治疗	＜ 0.3mL/kg·h（≥ 24h）或无尿≥ 12h

五、治疗要点

1. 早期病因干预，如控制感染、补充血容量、稳定血压、解除尿路阻等；需注意的是，感染的控制尤为重要，当感染是主要病因时，控制感染会迅速改善尿量和血肌酐值，无需其他特殊干预。如果感染未控制，患者病情往往持续加重，且难以逆转。

2. 营养支持，总的原则是适量减少蛋白质的摄入，根据尿量 +500mL 计算每日入液量。

3. 处理急性肾损伤并发症：如高血钾、代谢性酸中毒、心功能不全。需注意的是，增加尿量往往为预防和处理并发症最有效的手段。

4. 血液透析：当病因难以短时间祛除或肾实质损害发生且不可逆转时，往往少尿加重至无尿，利尿剂使用无效，此时各种并发症加重并难以纠正，需要使用肾脏替代治疗，一般使用血液透析。医养结合单位如无条件，建议转院。

六、临床疑问

1. 为什么要提出急性肾损伤的概念？过去常常会强调急性肾衰竭，但当患者已经发生急性肾衰竭时，救治会变得困难，患者死亡率也会增加。为了早期诊断、干预，急性透析质量控制倡议组织在 2004 年就提出了急性肾损伤的概念。急性肾损伤可理解为急性肾衰竭的早期阶段，但它同时也包含了急性肾损害最严重的肾衰竭阶段，通过对肾损伤的分期，能够相对准确地反映患者的预后，目前该概念已被广泛接受。

2. 急性肾损伤原发病因常见哪些？可由肾前性（灌注不足）、肾性（急性肾小管坏死）、肾后性（梗阻）的病因导致。如大量出血、胃肠道液体丢失、肺栓塞、过敏反应、急性间质性肾炎、肾小球疾病、肾结石、膀胱癌、肾乳头坏死等。

3. 什么叫肌酐值相对升高？指测得的肌酐值较前一次测得肌酐值升高，一般用本次值减去前次值，用结果除以前次值，得出增高的百分比 ≥ 50%，可作为急性肾损伤的诊断依据之一。

4. 怎么鉴别肾前性少尿和肾性少尿？首先注意患者有无容量不足的病史或体征，如低血压，心动过速，剧烈腹泻、呕吐等，其次通过实验室检查可以协助鉴别。

表58　肾前性少尿和肾性少尿鉴别要点

尿液	肾前性	肾性
尿比重	> 1.018	< 1.012
尿肌酐 / 血清肌酐值	> 40	< 20
肾衰指数	< 1	> 1
尿渗透压	> 500	< 250

其次，在无法初步明确的情况下，可以先给予补液治疗，一般至少补液250mL以上，补液后尿量增加，考虑为肾前性，随着时间的推移，肾前性因素导致的急性肾损伤可以进展为对肾实质造成损害，即肾性肾损伤。

七、模拟病例

患者女，70岁，因发生肺部感染，给予哌拉西林他唑巴坦抗感染治疗，疗效不佳，经验性联用万古霉素强化抗感染3d。今尿量出现减少，由平素2000mL/d降为500ml/d，尿色深黄，考虑出现急性肾损伤。诊断依据有（　　）

A.尿量减少

B.有感染导致的血流重新分布，导致肾灌注减少

C.有万古霉素使用史，可能致肾性肾损伤

为明确诊断，需进一步完善的检查是（　　）

A.尿液常规

B.血清肌酐值检查

C.血清胱抑素C

D.降钙素原

解析：根据急性肾损伤的诊断依据，尿量和血清肌酐值为主要诊断依据，因此检查也围绕此两项检查，需注意的是，要排除使用利尿剂因素。

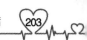

慢性肾衰竭

一、概念

各种慢性肾脏病持续进展至后期，以代谢产物潴留（如肌酐、尿素氮），水、电解质及酸碱平衡失调和全身各系统症状为表现的一种临床综合征。

二、疾病特点

当已进入肾脏衰竭期，即慢性肾脏病的 4～5 期时，患者会有很多不适症状和体征。如出现水肿、皮肤瘙痒、电解质紊乱导致的乏力、心慌，夜间因心衰导致睡眠质量下降，食欲减退、贫血、易感染等。可以通过询问患者，问出近期不适与发病前的区别，从而判断是否为肾功能进一步恶化所致。需注意的是，由于肾功能已进入衰竭期，很多临床表现会由多因素导致（如心衰由感染、水潴留、代谢产物对心脏毒性作用），也可以一个因素如水潴留导致多问题（心衰、水肿、食欲不振）。

三、诊断标准

依据病史、肾功能检查及相关临床表现进行诊断。特别需要注意与急性肾损伤进行鉴别，通过病史时间、肾脏缩小、肾活检可以协助鉴别。

四、分类与分级

慢性肾脏病进展到 4～5 期时，为慢性肾衰竭。

表 59　慢性肾衰竭分期标准（基于 GFR）

分期	特征	GFR（mL/[min·1.73m^2]）
1	GFR 正常或升高	≥ 90
2	GFR 轻度降低	60～89
3a	GFR 轻到中度降低	45～59
3b	GFR 中到重度降低	30～44
4	GFR 重度降低	15～29

续表

分期	特征	GFR（mL/[min·1.73m^2]）
5	终末期肾脏病	< 15 或透析

注：GFR 为肾小球滤过率。

五、治疗要点

1. 慢性肾脏病未出现肾衰竭时，主要治疗可纠正的危险因素或疾病。

表 60　慢性肾脏病治疗要点（非肾衰竭时）

纠正因素	内容	备注
控制血压	稳定在 130/80mmHg 以下	患者不能耐受或高龄，需调高血压控制水平
减少肾小球高滤过、减轻蛋白尿	使用 ACEI 和 ARB 类药物	——
控制血糖	降低血糖水平至非糖尿病诊断水平，糖化血红蛋白 < 7%	必须在不发生低血糖症的前提下，才能降低血糖水平
控制感染	尽快治疗新发感染	避免使用肾毒性药物，如阿米卡星、万古霉素
低血容量	避免过度利尿导致的容量不足	——
限制蛋白饮食	适当减少蛋白质摄入量，通过摄入优质蛋白提高摄入蛋白质的质量	总热量一般不降低

2. 慢性肾脏病进展到肾衰竭时，主要处理各种并发症。

表 61　慢性肾脏病治疗要点（肾衰竭时）

代谢性酸中毒	给予碳酸氢钠	依据病情不同可口服或静脉输入，注意纠酸速度
水潴留	给予利尿剂	肾衰竭时要调整噻嗪类和螺内酯为呋塞米，避免升高血钾和尿酸
低钠血症	给予减少水潴留，真性低钠可补钠	营养不良和过多利尿会导致真性低钠，纠正低钠血症不易过快
高钾血症	在常规处理高血钾无效时，行口服"交换树脂"	不良反应为水肿
贫血	重组人红细胞生成素注射	一般血色素上升至 90g/L 左右即可
皮肤瘙痒	抗组胺药对症，如氯雷他定	——
限制蛋白饮食	适当减少蛋白质摄入量，通过摄入优质蛋白提高摄入蛋白质的质量	总热量一般不降低

3. 其他治疗：ACEI/ARB 使用，补钙、口服活性炭增加肠道毒素排出。

4. 药物疗效差，特别是水肿难以消除，高钾血症有导致生命危险时，应给予血液净化治疗，一般选用血液透析。

六、临床疑问

1. 慢性肾脏病和慢性肾衰竭的区别？慢性肾脏病（CKD）是指各种原因引起的肾脏结构或功能异常 ≥ 3 个月，包括出现肾脏损伤标志或有肾移植病史，伴或不伴肾小球滤过率下降，或不明原因的 GFR 下降 ≥ 3 个月。慢性肾衰竭是 CKD 在疾病进展的结果，一般为 CKD4 ～ 5 期。

2. 哪些为优质蛋白？在内分泌章节曾经描述过，优质蛋白为高生物价蛋白，如蛋、瘦肉、鱼、牛奶等。在慢性肾衰竭患者中，当饮食不能满足优质蛋白需求时，也可以加用开酮等 α- 酮酸制剂。

3. 如何经肾脏超声判断肾脏缩小？一般超声描述为：肾体积缩小，肾皮质变薄，皮质与髓质分界不清，且与肾窦回声的差异逐渐缩小。肾衰竭时多为低速高阻血流。

4.慢性肾衰竭逐渐加重的危险因素？有未经控制的长期高血糖、高血压、蛋白尿、营养不良等。

5.慢性肾衰竭急性加重的危险因素？累计肾脏疾病的加重，有效血容量不足，使用肾毒性药物，泌尿道梗阻，严重感染等。急性加重往往因处理及时，肾功能有逆转机会，渐进性加重往往不可逆转。

6.利尿剂在慢性肾衰竭中的使用注意事项？一般在慢性肾衰竭未发生，而水潴留存在的 CKD 时，可使用氢氯噻嗪和螺内酯以及呋塞米片，当肌酐清除率持续下降，< 60mL/min 时，建议调整为呋塞米口服或静脉使用。当肌酐清除率进一步下降，< 30mL/min 时，在无血液透析条件时，可按利尿剂抵抗原则使用。需注意的是，利尿剂对肾功能损伤的患者会加重肾功能损伤，但如果无尿或尿量过少致体内代谢产物无法排出，也会导致肾功能进一步受损，需综合患者病情来考虑是否使用利尿剂。另外，老年患者常有共病，需结合其他疾病，综合考虑利尿药物的使用。比如糖尿病、痛风患者应避免使用噻嗪类药物。

七、模拟病例

患者因"夜尿增多3年"入院，有高血压病史，入院时查体：血压180/100mmHg，眼睑水肿，贫血貌，双下肢凹陷性水肿，实验室检查：血红蛋白62g/L，血肌酐值 520.1μmol/L，尿素氮 31mmol/L，尿蛋白（+++）。如果需要诊断慢性肾功能衰竭，需要的诊断依据有（　　　）

A.超声显示双肾对称性缩小

B.有慢性肾小球肾炎病史

C.有急性感染表现

D.贫血

解析：慢性肾脏病史＋症状体征＋实验室检查＋辅助检查可以诊断，急性感染是导致慢性肾衰竭急性加重的原因，但不是诊断标准之一。高血压作为导致慢性肾衰竭的危险因素，是可以协助诊断的。需要注意的是，慢性肾衰竭需要与急性肾衰竭相鉴别，通过病史能寻找到鉴别点。贫血是慢性肾衰竭的结果，但长期未纠正的贫血也会加重肾衰竭，导致肾功能恶化。

贫 血

一、概念

贫血是指人体外周血红细胞容量减少，低于正常范围下限，不能运输足够的氧至组织而产生的综合征；临床上检测以血红蛋白（Hb）浓度来代替血红细胞容量。

二、疾病特点

主要是低氧或缺氧导致的一系列病症，贫血程度越低，往往病情越重，贫血加重速度越快，往往病情越重。会因累及不同系统产生不同症状，如乏力、头昏、眩晕、失眠、呼吸急促、心悸、消化不良等，体征可见皮肤黏膜颜色变淡、贫血貌、皮肤溃疡等。大多数老年患者都会存在贫血，但如果为轻度贫血，且血红蛋白值无持续性下降，一般无临床症状。

三、诊断标准

贫血的诊断一是根据实验室检查 Hb 下降作出诊断，二是要作疾病诊断，即什么原因导致的贫血，是溶血还是肾源性等。

四、分类与分级

贫血有多种分类方法，常用的是根据血红蛋白浓度下降水平分类和细胞学分类。在医养结合单位，往往从机制和病因上进行贫血分类较为困难，因此，细胞学分类较重要，可以提示贫血大致病因，血红蛋白浓度下降水平分类，可以提示病情的严重程度。

表 62　贫血分类（基于血红蛋白浓度）

血红蛋白浓度	程度分类
＜ 30g/L	极重度
30 ～ 59g/L	重度

续表

60～90g/L	中度
＞90g/L	轻度

表 63　贫血的细胞学分类

贫血的细胞学分类			
类型	MCV（fL）	MCHC（%）	常见疾病
大细胞性贫血	＞100	32～35	巨幼细胞贫血、骨髓增生异常综合征、肝疾病
正常细胞性贫血	80～100	32～35	再生障碍性贫血、溶血性贫血、急性失血性贫血
小细胞低色素性贫血	＜80	＜32	缺铁性贫血、铁粒幼细胞贫血、珠蛋白生成障碍性贫血

五、治疗要点

1. 对症治疗。即针对贫血可能对人产生的危害给予紧急处理，如血红蛋白下降到不能满足供氧需求时，一般急性失血性贫血、合并心肺功能不全的重度贫血者。

2. 病因治疗。如缺铁性贫血给予补充铁剂等造血原料，肾性贫血给予注射促红素，合并感染的贫血给予抗感染治疗等。

六、临床疑问

1. 贫血的病史收集需要注意哪些内容？在贫血的病史收集中，要注意从现病史了解贫血发生的时间、速度、程度、可能诱因、干预治疗的反应，从既往史了解贫血的原发病线索，从家族史了解贫血的遗传背景，营养状况对造血原料缺乏所致贫血有诊断价值。

2. 贫血的体格检查需要注意哪些内容？常见的是皮肤黏膜苍白程度、心率的变化、呼吸状态的变化，另外注意合并情况如出血、淋巴结肿大、发热、营养不良体征等。

3. 贫血的常用实验室检查有哪些？一是血常规，通过血常规可以进行贫血程度的判断和贫血的细胞学分类，并结合病史对贫血的病因有基本判断。另外，网织红细胞计数间接反映骨髓对贫血的代偿情况。二是骨髓检查，可以反映骨髓细胞增生的程度、细胞成分、比例和形态变化，骨髓造血组织的结构、增生程度、细胞成分和形态变化，骨髓检查结果建议血液专科会诊解读。三是贫血的发病机制检查，如铁代谢检查、自身抗体、染色体、基因等检查。医养结合单位可以常规开展的是血常规和骨髓检查，当不能完全确诊病因或发病机制时，可依据对症原则处理。一般来讲，非急性重度贫血，不会危及非重症老年患者生命。

4. 缺铁性贫血的补铁治疗注意事项？缺铁性贫血的主要治疗原则为根除病因和补足贮铁。对于老年患者来讲，营养不良、消化性溃疡是可以治疗的。补充铁剂是常用的方法，需注意铁剂分无机铁和有机铁，由于无机铁的不良反应多于有机铁，如胃肠道不适，故常用有机铁。无机铁以硫酸亚铁为代表，有机铁有右旋糖酐铁、富马酸亚铁、琥珀酸亚铁、多糖铁复合物等。铁剂治疗应在血红蛋白恢复正常后至少持续 4～6 个月，待铁蛋白正常后停药，老年患者要注意多重用药和胃肠反应问题。使用维生素 C 会加强铁剂吸收，进食乳剂、谷类会抑制铁的吸收。

5. 贫血输血的指征？针对普通患者、创伤患者、重症患者和心肺功能不全的患者，有不同疾病指南提出不同的输血指征。但一般来讲，需把握的原则是贫血不能导致患者缺氧。缺氧不等于低氧，这里指的缺氧是指因贫血所致氧输送障碍所导致的。因此，当患者因贫血出现或有高危风险出现缺氧时，应该给予输液。缺氧的表现为各器官功能的障碍至衰竭，如心率增快不是缺氧，但心律失常伴心前区疼痛为缺氧表现；呼吸频率增快不是缺氧，但呼吸衰竭是缺氧。临床可以根据疾病程度和血红蛋白值来简单判断。比如患者供氧最重要的两个器官为心和肺，如果这两个器官有基础功能不全甚至存在衰竭，那么对贫血的耐受程度降低，输血指征放宽；同理，重症患者、急性失血患者输血指征放宽。普通患者纠正贫血一般在 HGB 低于 60g/L，上述患者可以放宽到 70g/L；急性大量失血患者应根据病情进行输血，可能同时还需要补充凝血因子、血小板等。

七、模拟病例

患者 82 岁男性，因"背部、足部皮肤多处破损 1 周"以压疮收治入院。入院后行老年综合评估为衰弱患者，贫血貌，心率 67 次 /min，BP 88/35 mmHg，实验室检查 Hb 67g/L，余指标未回。目前最紧要的措施是（   ）

A. 输血纠正贫血　　　　B. 适当补充容量

C. 给予补铁治疗　　　　D. 血压低，给予多巴胺升压

解析：患者为衰弱患者，在无其他信息可获得的情况下，考虑为慢性贫血，营养不良所致，应给予营养支持治疗。由于是慢性贫血，暂不用给予输血纠正贫血，同时，补铁治疗可以施行，也可以待入院全面评估后进行。血压低与衰弱相关，不是休克，给予补充容量即可。

压疮可以导致贫血吗（   ）

A. 可以　　　　B. 不会

解析：压疮的愈合或进展都会持续消耗营养，加重贫血，另外，如果为 3 期或 4 期压疮，还会因出血导致贫血，但一般不是主要致贫血原因，除非持续时间较长而营养状态无改善或造血原料持续无补充。

出血性疾病

一、概念

因先天性或遗传性及获得性因素导致血管、血小板、凝血、抗凝及纤维蛋白溶解等止血机制的缺陷或异常而引起的以自发性或轻度损伤后过度出血为特征的疾病。

二、疾病特点

常有不明原因出现皮肤瘀斑，长时间不能消褪；或有明显伴随表现，如发热、乏力、皮肤紫癜；或有明显病因及表现，如肝硬化血小板的减低、重症感染导致的凝血功能障碍、创伤、使用抗凝剂相对或绝对过量等。临床医务人员一般在止血时发现患者肉眼凝血时间超过普通人群，难以止血。

三、诊断标准

出血性疾病往往需要较为复杂的步骤来进行诊断。一是通过病史和临床表现进行诊断，一般认为皮肤黏膜出血、紫癜多为血管、血小板异常所致，深部血肿、关节出血多为凝血障碍所致。二是通过实验室检查来诊断，通过不同的结果来提示血管或血小板异常、凝血异常（给予一些凝血因子的检测，可以确定具体为哪一个凝血阶段出现问题）、抗凝异常、纤溶异常。三是诊断顺序按照是否属于出血性疾病范畴、是血管、血小板还是凝血障碍、数量还是质量异常、先天性还是遗传性或获得性、准确病因和发病机制来判断。医养结合机构往往因条件限制，可先作出血管、血小板或凝血障碍的区分，指导止血措施的使用，再请专科会诊处理。

四、分类与分级

根据临床表现来进行分类，更适合医养结合单位医师使用。

表 64　常见出血性疾病的临床鉴别

项目	血管性疾病	血小板疾病	凝血障碍性疾病
性别	女性多见	女性多见	男性多见
阳性家族史	少见	罕见	多见
皮肤紫癜	多见	多见	罕见
皮肤大块瘀斑	罕见	多见	可见
血肿	罕见	可见	多见
关节腔出血	罕见	罕见	多见
内脏出血	偶见	多见	多见
眼底出血	罕见	多见	少见
手术或外伤后渗血不止	少见	可见	多见

根据以上方法进行初步分类后，再结合实验室检查来按照诊断步骤，具体判断机制、病因等。

五、治疗要点

1. 处理基础疾病，比如感染、肝硬化。

2. 据病情暂时停用可能导致出血或加重出血的药物，如活血化瘀的中成药、阿司匹林、肝素、低分子肝素、华法林、糖皮质激素、非甾体类抗炎药等。

3. 补充凝血因子、血小板、新鲜冰冻血浆等对症措施，处理紧急出血。

4. 根据出血机制的不同，给予不同止血药物，口服云南白药有止血作用。

表 65　不同药物的止血机制一览表

主要作用机制	药物名称
缩血管、改善血管通透性	52 克芦丁、垂体后叶素、维生素 C
合成凝血酶成分	维生素 K
抗纤溶药物	氨基己酸、氨甲苯酸
补充凝血酶	凝血酶、巴曲酶
促血小板生成	白介素 11
局部加压包扎、固定、手术结扎局部血管	

六、临床疑问

1. 机体止血机制有哪些？出血的三因素为血管、血小板及凝血机制某一或均异常。止血也是从这三个方面进行，如血管因素，先进行血管收缩的生理性反应，管腔变窄、破损口缩小或闭合；血小板因素方面，通过血小板的黏附、聚集及释放反应参与止血；凝血因素方面，当血管内皮受损，启动内源性和外源性凝血途径，最终形成纤维蛋白血栓，血栓填塞于血管损伤部位，起到止血作用。

2. 获得性出血性疾病有哪些？获得性指非遗传或先天性的出血性疾病，常见的有重症感染过敏性紫癜、获得性血小板质量异常、肝病性凝血障碍、维生素 K 缺乏症、抗凝剂使用过量、蛇咬伤、DIC 等。

3. 凝血试验指标的意义？常用的指标需掌握其临床意义，一般指标较参考值范围延长一定值为出血倾向，指标较参考值范围缩小一定值为凝血倾向,需结合所有指标和患者病情来综合判断其意义,单一指标意义仅作参考。

表 66　不同凝血试验指标的临床意义

项目名称	内容	意义
BT	自然出血到自然止血所历经的时间	主要反映血管异常(外源性)
PT	在受检血浆中加入组织凝血活酶和 Ca^{2+} 观察血浆凝固时间	反映凝血缺陷(外源性)
INR	国际标准化比值,即用凝血活酶所测得的参比血浆与正常血浆 PT 比值和所用试剂标出的国际敏感度指数所计算出	常用于华法林效果监测(外源性)
APTT	在受检血浆中加入激活剂—部分磷脂和 Ca^{2+} 观察血浆凝固时间	反映凝血缺陷(内源性),常用于普通肝素效果监测
Fg	血浆纤维蛋白原	出血筛查(值< 1.0g/L,有出血风险)
血栓弹力图:检测凝血全貌,含凝血启动到纤维蛋白形成、血凝块形成到完全溶解以及血小板聚集的全部信息,优于上述指标的单一判断		

4. 常用输血制剂的作用?包括全血、红细胞制品、血小板制品、血浆制品和其他制品,这里主要介绍用于止血的血液制品。

表 67　常用输血制剂的区别

名　称	注　释	备　注
手工血小板	通过低温离心机分离出的血小板	方法简单,但采集率低
机采血小板	无菌条件下用血细胞分离机从单个供体内分离采集的血小板	采集数量及体积稳定,但成本高

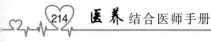

续表

普通冰冻血浆	保存期的全血经自然沉降或离心后分离出来的血浆,立即置入冰箱冰冻成块	一般保存期 5 年,不含凝血因子 V 和 Ⅷ
名　称	注　释	备　注
新鲜冰冻血浆	用枸橼酸钠抗凝全血于 6～8h 内在 4℃条件下离心,将血浆分离出,并冰冻成块保存	一般保存期 1 年,含全部凝血因子
病毒灭活血浆	使用物理或化学方法使血浆中可能存在的病毒蛋白受到破坏,病毒失去致病能力	部分凝血因子在灭活过程中丢失
冷沉淀	新鲜冰冻血浆解冻所收集到的不溶沉淀物	主要含凝血因子Ⅶ、纤维蛋白原和Ⅷ因子

七、模拟病例

患者 82 岁男性,患冠心病、高血压病,长期服用肠溶阿司匹林。2 周前,因跌倒致右股骨骨折,行手术外固定患肢,今入院后为预防血栓形成,给予华法林口服。注意事项为(　　)

A. 可停用阿司匹林以预防出血

B. 华法林从 2.5mg 治疗剂量起始

C. 服用华法林期间,需要监测 APTT

D. 为促进机体恢复,鼓励多吃蔬菜

解析:是否停用阿司匹林需要根据患者冠心病缺血性症状发作风险和出血风险结合判断,以利大于弊的原则决定,建议行量表评估来客观决定。对于老年患者,华法林需从小剂量开始,并通过监测 PT 和 INR 来评估是否增加剂量,可以从 1/4 剂量起始。食物对华法林的吸收有影响,新鲜绿色蔬菜如韭菜、菠菜富含维生素 K,影响华法林抗凝效果。

患者服药期间出现急性消化道出血,2h 出血量预估＞1000mL,有血压下降,考虑华法林剂量过大,应立即采取的措施是(　　)

A. 肌注维生素 K

B. 静输氨基己酸

C. 停用华法林

D. 输血

解析：由于华法林过量导致凝血功能障碍，此时停用华法林不能立即纠正，且往往患者早已服用华法林。需要立即采取的措施是抢救失血性休克，维生素 K 可以对抗华法林的作用，但依赖维生素 K 生成凝血酶和凝血因子需要几天的时间，不适用于抢救。氨基己酸止血只有部分止血作用，无法起到"立竿见影"效果。唯一有效的是立即安排输血，以补充急速丢失的血容量，并补充凝血因子、凝血酶等。在患者抢救成功后，根据凝血试验再优化治疗方案。需注意，无出血表现或明显出血风险时，可以根据 INR 降低华法林剂量和使用维生素 K 对抗，但急性大量出血时，为抢救生命，输血才是最急迫的。

脑梗死

一、概念

是指因脑部血液循环障碍，缺血、缺氧所致的局限性脑组织的缺血性坏死或软化。

二、疾病特点

根据脑梗死面积的大小，会出现不同的临床表现。轻者出现反应灵敏度下降，重者出现意识障碍、言语不清、肢体偏瘫、偏身感觉障碍，极重者出现昏迷、大小便失禁，伴有呼吸衰竭。对于突发反应能力下降或意识障碍的患者，要关注是否发生脑梗死。

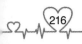
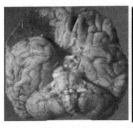
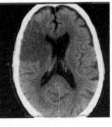

图 42　脑梗死肉视图和对应 CT 表现图　　图 43　右脑大面积梗死 CT 表现

（左图为肉示图）

三、诊断标准

（1）急性起病；（2）局灶神经功能缺损（一侧面部或肢体无力或麻木，语言障碍等），少数为全面神经功能缺损；（3）影像学出现责任病灶、症状或体征持续 24h 以上；（4）排除非血管性因素；（5）CT/MRI 排除脑出血。

四、分类与分级

根据病因、发病机制进行分型，共 5 型，大动脉粥样硬化型、心源性栓塞型、小动脉闭塞型、其他明确病因型和不明原因型。其中，最主要病因为前三种。

表 68　脑梗死主要病因分型及其特点

类型	主要特点	临床表现	备注
大动脉粥样硬化型	在脑动脉粥样硬化基础上发生，老年患者多见，伴有脑梗死危险因素	偏瘫、偏身感觉障碍、失语、共济失调，可有头痛、呕吐。大面积脑梗死可出现昏迷、脑疝致死亡	最多见
小动脉闭塞型	主要为高血压引起的脑部小动脉玻璃样变、纤维素样坏死等	急性起病，少见意识障碍，可有反应下降，肢体活动障碍和感觉障碍程度轻，反复发作引起痴呆、帕金森综合征	
心源性栓塞型	血液中各种栓子进入脑动脉阻塞血管，引起供血区脑组织缺血性坏死	起病急，根据梗死范围有短暂性意识障碍或昏迷，可伴癫痫、继发出血性梗死	心房颤动是最常见的原因

五、治疗要点

大动脉粥样硬化性脑梗死为最常见的类型,其他梗死可参考其治疗方案。

1. 一般治疗。(1)由于意识障碍,可能出现呼吸衰竭或低氧血症,需通过吸痰、人工气道建立等方法保持呼吸道通畅,并行氧疗,氧疗方法可参照呼吸衰竭章节。一般非昏迷患者,行鼻导管或面罩吸氧可满足需求。(2)控制血压。非溶栓患者,血压在收缩压 ≥ 200mmHg 或舒张压 ≥ 110mmHg 时需要降压治疗,降压速度应缓,建议使用静脉滴定药物精准控制。(3)降颅内压。脑水肿和颅内压增高为脑梗死常见,也是血压代偿性增高的原因之一,有脑水肿表现或在急性期预防脑水肿,可使用相关药物。常用甘露醇、甘油果糖、呋塞米,20% 甘露醇一般 125～250ml,q4～6h,甘油果糖 250mL～500mL,1～2 次/d。(4)控制血糖:目标在 10mmol/L 左右。(5)行营养支持、维持水电解质平衡,预防吸入性和坠积性肺炎、消化道应激性溃疡。意识障碍患者需注意预防深静脉血栓形成。(6)癫痫:维持脑的灌注,避免脑组织进一步缺血缺氧,可减少癫痫的发生。癫痫发作一次,可处理原发病因,持续性癫痫发作,需给予地西泮等控制。在人工气道建立和呼吸支持下,使用镇静剂是安全的。

2. 溶栓治疗。溶栓的目的是为了恢复血流,国内常用尿激酶重组组织型纤溶酶原激活剂,rt-PA 溶栓时间窗应在 4.5h 内,尿激酶溶栓在 6h 内。医养结合机构如条件允许,可在有适应证的情况下行溶栓治疗,有指征但无条件溶栓的,应及时做好医患沟通,尊重家属意愿,转上级卒中心治疗。

3. 其他治疗。主要用于不能溶栓的患者。可给予抗血小板聚集、抗凝、神经保护治疗。需注意,抗血小板聚集和抗凝均要评估有无出血高风险,特别是抗凝,不作为常规治疗方案,针对深静脉血栓形成高风险患者和心源性栓塞患者,可评估后使用。

4. 康复治疗。急性期,主要目的是抑制异常的原始反射活动,重建正常运动模式;病情相对稳定即可开始肌肉力量的训练;最终目的是减轻卒中导致的功能缺损,提高患者的生活质量。康复内容应包括运动、语言、认知、心理等。

六、临床疑问

1. 大动脉粥样硬化性脑梗死的危险因素有哪些？血管机械性损伤、高血压、糖尿病、血脂异常等。

2. 什么是共济失调？人体姿势的保持和随意运动的完成，与大脑、基节、小脑、前庭系统、深感觉等有密切的关系，这些系统的损害将导致运动的协调不良、平衡障碍等，这些症状体征称为共济失调。共济失调的症状主要是患者动作不灵活，行走时两腿分得很宽，步行时不能走直线，忽左忽右呈曲线前进，表现为剪刀步伐，也可呈"Z"形前进偏斜，并努力用双上肢协助维持身体的平稳。

3. 如何预防脑血管疾病？主要为控制危险因素，应用抗血小板聚集药物。

4. 什么是半暗带。脑梗死发生后，会在梗死组织周边形成仅有功能改变的组织，称为半暗带组织，当病变中心部位发生不可逆损害后，半暗带组织及时恢复血流，就可以避免发生坏死。也就是说，脑梗死发生后，一部分位于病灶中心的组织是无法救回的，残存的尚未完全受到损害的组织可以通过血流再通恢复原有功能或避免继续坏死。

5. 溶栓治疗的适应证是什么？（1）年龄 ≥ 18 岁；（2）发病 4.5h 以内或 6h 内；（3）有明确的神经功能缺损；（4）脑 CT 已排除颅内出血；（5）患者或家属签署知情同意书。

6. 溶栓药物的使用方法是什么？（1）尿激酶 100 万～150 万 U 溶入生理盐水 100～200mL 中，持续静滴 30 min；（2）rt-PA 0.9mg/kg 总量，10% 的剂量先静推，剩余 90% 静滴 1h。

7. 怀疑脑梗死时，急诊抢救先做 CT 还是 MRI。CT 相对于 MRI，在急诊抢救方面有很多优势。一是迅速，能在很短的时间内完成检查，对于抢救患者和明确诊断来说，时间就是生命，推荐 CT 检查。二是适用。虽然部分早期梗死或小的梗死灶，MRI 更易发现，但对临床处理无颠覆性意义。在抢救阶段，最需要的是明确有无大面积梗死灶和排除脑出血等，这对治疗方向有根本性指引作用，它将决定是否需要溶栓。头颅 CT 可以满足需求，即使未发现小的梗死灶，也不影响治疗方案，因为腔隙性脑梗死或小动脉闭塞性脑梗死，以一般治疗为主，无特异性。不过，无论 CT 还是 MRI，在发现检查结果不能解释临床表现时，应动态观察病情，进行影像学复查。

七、模拟病例

患者 81 岁女性,务农,中午午休后迟迟未起床,家人发现后唤醒,发现其精神不振,晚餐未主动进食,余无特殊,夜间送我院。入院后查体:生命体征稳定,反应迟钝,能应声,但不能言语,右上肢肌力 3 级,左上肢肌力 4 级,双下肢肌力 4 级,病理征未引出。考虑脑血管意外,脑梗死可能。为明确诊断,需要的依据有(　　)

A. 起病急

B. 单肢肌力改变持续时间＞24h

C. 脑部 CT 提示缺血性病灶

D. 有脑水肿表现

E. MRI 排除脑出血

解析:依据脑梗死诊断的五个依据,D 不是必须的。

如果确诊脑梗死,应属于哪一类型(　　)

A. 大动脉粥样硬化型

B. 小动脉闭塞型

C. 心源性脑梗死

解析:患者有意识程度的下降,但程度较轻,神经功能缺损症状和体征存在,也较轻,在没有 CT 提示和现有发病时间来看,判断为小动脉闭塞型,即我们常讲的腔隙性脑梗死。当然,小面积的脑梗死反复发作,也会导致多发多处脑缺血病变,也会出现大面积脑梗,因此对于此类患者,要常规进行密切监护。

脑出血

一、概念

是指原发性非外伤性脑实质内出血，也称自发性脑出血。注意，是非外伤性。

二、疾病特点

最常见的高血压性脑出血，部位为基底节，血液可破入脑室系统或流入蛛网膜下腔。有高血压病史，血压控制不良或经常性波动的患者，在情绪激动或活动中可发病，出现头痛、呕吐、肢体瘫痪、意识障碍、癫性发作、血压增高。临床病情轻重与出血量相关。

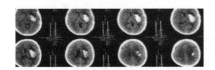

图 44　出血的 CT 表现 1

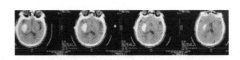

图 45　出血的 CT 表现 2

三、诊断标准

老年患者有长期高血压病史，活动中或情绪激动时突然起病，血压明显升高，出现头痛、恶心、呕吐等颅内压增高表现，有偏瘫、失语等局灶性神经功能缺损症状和脑膜刺激征，可伴有意识障碍，头颅 CT 明确诊断。因此，脑出血的诊断依靠病史、临床表现、体征和影像学检查，头颅 CT 尤为重要。

四、分类与分级

根据出血部位可分为基底节区出血、脑叶出血、脑干出血、小脑出血和脑室出血。

表 69　不同部位脑出血的临床特点

部　位	特点	备注	表现
基底节区出血	最常见部位,对侧偏瘫、对侧偏身感觉障碍和同向性偏盲,优势半球受累可以出现失语	出血量小时可表现为纯运动或纯感觉障碍,出血量大时昏迷	图 46　基底节出血核磁共振表现
脑叶出血	头痛、呕吐,癫痫相对多见。顶叶出血时,偏瘫较轻,而偏侧感觉障碍明显,优势半球出血出现失语	血肿常局限于一个脑叶,以顶叶多见。	图 47　脑叶出血 CT 表现
脑干出血	大量出血(＞5mL)时出现针尖样瞳孔、四肢瘫痪、呼吸衰竭、去大脑强制、中枢性高热,易 48 小时内死亡	多为脑桥出血	图 48　脑干出血 CT 表现
小脑出血	眩晕和共济失调明显,可伴有频繁呕吐及后头部疼痛	大量出血易因枕骨大孔疝死亡	图 49　小脑出血 CT 表现
部　位	特点	备注	表现
脑室出血	头痛、呕吐、脑膜刺激征阳性,少量出血无局限性神经体征	需与蛛网膜下腔出血鉴别	图 50　脑室出血 CT 表现

五、治疗要点

1. 外科治疗。需掌握外科治疗的指征，并做好医患沟通，在符合条件及家属意愿的情况下及时处理，避免耽误病情。同时，由于老年患者的特殊性，也不必所有的脑出血都需外科处理。以下情况可以考虑外科处理：（1）基底节区出血量壳核≥30mL，丘脑出血≥15mL；（2）小脑出血≥10mL，或直径≥3cm或合并脑积水；（3）脑室出血和脑叶出血建议专科会诊下综合处理。

2. 康复治疗。早期将患肢置于功能位，在病情相对稳定时即可早期进行肢体功能锻炼，言语、心理康复。

3. 内科治疗。

（1）卧床休息2～4周，避免过激，由于老年患者，卧床后易发生深静脉血栓，因此对"卧床"的理解是安静休息，不做剧烈活动，起病时病情重，则以被动活动为主；起病时病情相对轻，可逐渐行生活性活动。

（2）吸氧，保持气道通畅，预防吸入性肺炎和坠积性肺炎。

（3）营养支持，意识障碍患者需给予鼻饲管注食。

（4）降颅压，主要使用20%的甘露醇125～250mL，q6～8h，使用小于1周。呋塞米20～40mg静推，与甘露醇交替使用。

（5）控制血压：建议降至140/90mmHg左右水平，降压注意慢，以有下降趋势为主，不能急降（用药后1h内收缩压水平下降＞20mmHg）。建议使用静脉滴定降压药物，以达到缓慢平稳降压目的。控制颅内压是优先的，然后才是控制血压，颅内压下降后一般血压调节性升高反应会减少。

（6）对于凝血功能障碍的患者，可据机制给予不同处理，如补充凝血因子、血小板、维生素K等。

（7）控制血糖，主要避免血糖在高水平波动，随机血糖维持在10mmol/L左右即可。

（8）控制体温，发热会加剧脑部的代谢，增加氧的消耗，需控制体温。如果为中枢性高热，一般物理降温和激素方法有效。

总结：保持安静，维持生命体征，重点是降颅压，其他是对症处理和预防并发症，注意营养支持和早期康复治疗。

六、临床疑问

1. 为什么要降低颅内压？颅内压升高是脑死亡的主要原因，颅骨内的空间是有限的，当脑出血、脑组织水肿等原因导致颅内压增高，会挤压正常脑组织的空间，从而导致神经功能受损，对应出现呼吸、言语、肢体功能等一系列问题，严重者导致死亡。因此，需要通过脱水、去骨瓣等方式降低颅内压。另外，当脑出血时，为了维持脑灌注压，血压会调节性升高以提高平均动脉压（平均动脉压－颅内压＝脑灌注压）。颅内压降低后，对平均动脉压的要求也降低，有利于控制血压水平至基线。

2. 脑出血时主要辅助检查需做哪些？头颅 CT 为确诊脑出血的首选检查。其可准确显示出血的部位、大小、脑水肿情况及是否破入脑室。头颅 MRI 对幕下出血的检出率优于 CT；更易发现脑血管畸形、肿瘤及血管瘤病变。脑血管造影用于显示脑血管的位置、形态及分布，易于发现动脉瘤、脑血管畸形等脑出血病因。

3. 主要鉴别诊断？与脑梗死鉴别：多于动脉粥样硬化的危险因素，可有 TIA 史，头颅 CT 检查鉴别，一般发生脑血管意外时，病情允许下行常规头颅 CT 检查。

七、模拟病例

患者 87 岁，2 周前因"突发意识障碍 1h"以"脑出血"入住某三甲医院，经内科治疗后病情好转，生命体征相对稳定，今下转入我院。入科时查体：T36.8℃，HR75 次 /min，R17 次 /min，BP110/50mmHg（平素血压 140/80mmHg，起病时血压 190/110mmHg），精神差，不能言语，左侧肢体活动障碍，随机指尖血糖 7.9mmol/L。既往高血压病史 20+ 年，目前两联用药，目前需给予的治疗是（　　　）

A. 康复训练　　B. 预防卧床并发症　　C. 降颅压　　D. 关注降压药物

解析：目前处于脑出血恢复期，需要的是行功能康复，预防并发症。无颅内压增高证据，不需要降颅压处理。另外，由于目前血压水平明显低于平素水平，需关注是脑出血后神经血管调节因素变化导致还是降压药物使用过强所致，如此血压引起患者头昏等不适，应适当调高血压水平，以保证组织器官的灌注压。

第二章　其他疾病要点

急性中毒

1. 急性中毒的诊断多为临床诊断,基于确切的毒物接触史和相应临床表现,并排除其他中毒和疾病。

2. 处理原则为立即终止毒物接触;清除进入人体内已经吸收或尚未吸收的毒物;使用特效解毒药（仅部分毒物有）;对症支持治疗。

3. 特效解毒药少,更多的中毒依赖器官功能保护和支持治疗。

4. 清除毒物方法常用皮肤黏膜洗消、洗胃、导泄、血液净化、利尿。

5. 一般处理为吸氧、维生素 C、补充液体,百草枯中毒需注意吸氧指征。

6. 安定类中毒,使用特效解毒药为氟马西尼;阿片类中毒使用纳洛酮。

7. 怀疑中毒,但不能解释毒物导致的意识障碍时,应行头颅 CT 检查,排除脑梗死等疾病。

胸腔积液

1. 老年患者胸腔积液多见于细菌性肺炎、肺部肿瘤、低蛋白血症、重度营养不良、肝硬化。

2. 胸腔积液的临床症状与积液量相关,一般少到中量无明显症状。胸腔积液的临床症状与积液速度相关,一般长期存在的胸腔积液无明显症状,急性增量的积液会导致明显咳嗽、胸痛。

3.B超对于胸腔积液的检查和治疗有确切价值,建议行 B 超检查时主管医师陪同,现场确定能否行胸腔穿刺及行穿刺点定位,记忆患者标记时体位。如行半卧位时 B 超检查并定位,穿刺时应以同样半卧位进行手术准备。

4. 是否行胸腔穿刺要根据综合评估结果而不是积液量决定,一般需考虑导致积液的原因是否可逆、患者是否存在衰弱、积液是否导致明显临床症状和是否需通过积液检查明确病因等。

5. 穿刺抽液量并不局限于第一日 600mL,次日 1000mL,而是注重控制出液速度。只要控制出液速度,就能预防复张性肺水肿和蛋白过多流失。

6. 肺炎导致的胸腔积液通过控制感染可以自行减少直至消失,营养不良和肿瘤导致的胸腔积液往往需要补充人血白蛋白,并利尿,病情需要时行穿刺抽液。由于传染病法的规定,肺结核及结核性胸膜炎需专门机构处理,因此,相关结核导致的胸腔积液,建议专科处理。

7. 胸腔穿刺抽液或持续引流,均建议在 B 超定位下进行,不建议依靠叩诊确定穿刺位置。穿刺抽液后进行积液常规、生化及病原学培养检查。

食管异物

1. 食管异物易在神志不清、吞咽功能障碍、喂食不当等患者和行为中发生,常见疾病有脑梗死或脑出血后遗症期、帕金森病、阿尔茨海默病失能者。

2. 发生食管异物,应通过食管镜取出。如无法取出,发生食管穿孔,将危及生命。食管穿孔应由胸外科协助处理。

3. 行颈胸部 CT 可以明确食管异物的存在。

4. 食管镜手术后若有黏膜损伤,应给予抗感染治疗,用广谱抗生素。

5. 食管异物不是气管异物,两者不要混淆。

消化性溃疡

1. 消化性溃疡是指胃溃疡和十二指肠溃疡,通常通过病史、查体及胃镜明确。老年患者如无法行胃镜检查,既往未提供明确诊断,主要依赖典型病史。

2. 消化性溃疡主要表现为周期性腹痛,胃溃疡为餐后痛,十二指肠溃疡为空腹及夜间痛,也就是"饥饿"痛。可以类比口腔溃疡,当溃疡形成时,进食的食物直接接触即导致疼痛,所以胃溃疡疼痛发生在餐后,十二指肠位置相对低,食物接触时段延后,故在进食后较长时间才会疼痛。

3. 治疗原则为抑酸,使用胃黏膜保护剂,避免使用明显伤胃药物如非甾体类抗炎药,以及酒。

4. 抑酸药推荐 PPI 制剂,一般疗程 2 周,胃溃疡疗程为 1 个月。

5. 如治疗后效果不佳,或有慢性胃炎史,应查幽门螺杆菌,阳性者给予四联疗法(详见慢性胃炎章节)。

6. 消化性溃疡最常见的并发症是出血,应关注大便颜色、睑结膜颜色、监测血红蛋白。

7. 内科治疗无效者,注意有无其他并发症如癌变。

急性肠梗阻

1. 老年患者因便秘、肿瘤、感染、低钾血症多见,易出现肠梗阻。不全性机械性肠梗阻多见,发生绞窄性肠梗阻(缺血坏死)应立即外科处理。

2. 避免三天以上无便,及早控制感染,多饮水,增加活动量,食用富膳食纤维食物,规律进食有助于预防肠梗阻。

3. 肠梗阻发生前,患者一般多日未排便,发生时,腹部膨隆、胀气,压痛明显,肠鸣音一般消失或亢进,无排气。腹部 X 线片和 CT 均有助于诊断,血象增高,病程中出现电解质紊乱。

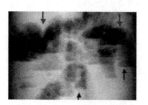

图 51　肠梗阻的腹部 X 线片表现

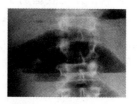

图 52　出血的 CT 表现

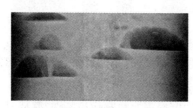

图 53　出血的 CT 表现

4. 对于不能站立的患者,可做侧卧位 X 线片。

5. 肠梗阻的内科治疗主要为禁食、胃肠减压、抗感染、纠正电解质紊乱,维持酸碱平衡,肠外营养支持。

6. 肠梗阻的抗菌药物应使用广谱抗菌药物,强效及早控制感染。

6. 经内科治疗无效或发生绞窄性肠梗阻,应积极外科处理。

急性阑尾炎

1. 医养结合单位老年患者发生急性阑尾炎不多见。疑似时,应注意与其他急腹症仔细鉴别,诊断无法立即明确时,先给予内科及对症处理,请专科会诊,完善相关检查。特别要避免误诊。

2. 转移性右下腹痛为典型特征,无上述特征者建议行腹部 B 超及结肠充气试验、腰大肌试验、闭孔内肌试验等进一步明确诊断,血象及 C- 反应蛋白值一般升高。腹部 B 超为常规检查。

3. 急性阑尾炎的内科治疗为胃肠减压、抗炎、解痉、维持水电解质平衡。常见致病菌为厌氧菌和大肠埃希菌,抗菌药物建议甲硝唑联合庆大霉素使用。

4. 内科治疗主要适用于不能耐受手术的单纯性急性阑尾炎,有化脓、坏疽、阑尾周围脓肿的,应考虑外科治疗。

5. 慢性阑尾炎一般内科保守治疗。

癫痫

1. 癫痫在新发脑出血、脑梗死、重症感染昏迷患者中多见,缺氧及对应部位神经功能受损为主要原因。

2. 老年患者,持续性癫痫需要与寒战相鉴别,寒战时意识一般清楚,而癫痫时意识会发生变化,肌张力在癫痫发生时会增高且有强直表现,寒战时体温升高明显。

3. 由于癫痫的种类众多,临床上主要是控制症状,一般可给予地西泮5mg 静脉注射,注意纠正可逆性因素,如缺氧。有癫痫发生高风险患者,应避免使用亚胺培南西司他丁钠、喹诺酮类、氨茶碱等药物。

4. 癫痫发生后,如意识未恢复,应注意有无脑水肿征象,有则给予脱水治疗,短疗程。

5. 癫痫若多次发作,给予长期口服丙戊酸钠。

尿石症

1. 尿石症分为上尿路（肾、输尿管）结石和下尿路（膀胱或尿道）结石。

2. 上尿路结石表现为血尿和尿痛。

3. 肾绞痛是上尿路结石的特征症状,表现为突然发作腰、背或腹部剧烈疼痛,可沿输尿管向下放射到膀胱甚至睾丸。

4. B 超检查可诊断。

5. 内科治疗为抗感染、解痉（明确诊断可止痛）、补液,直径小于 0.6cm

的结石可考虑内科治疗,小于 0.4 cm 的光滑结石绝大多数能自行排出。

6. 解痉止痛药物可使用曲马多 100 mg 肌肉注射联合阿托品 0.5 mg 肌肉注射,曲马多效果不佳,可换用哌替啶。

7. 当结石梗阻导致出现肾实质受损、肾功能不全、肾盏积液或脓肿时,应外科处理。

带状疱疹

1. 带状泡疹是由水痘 - 带状疱疹病毒感染所致,以沿单侧周围神经分布的簇集性水疱为特征,常伴有明显的神经痛。发生部位可为眼部、外耳道处、单侧胸部、腰部等。

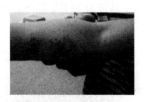

图 54　带状疱疹的手部皮肤簇集性水疱表现

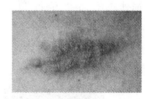

图 55　带状疱疹的皮肤簇集性水疱表现

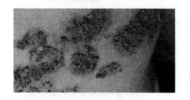

图 56　带状疱疹的腰背部皮肤簇集性水疱表现

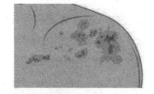

图 57　带状疱疹的上臂皮肤簇集性水疱表现

2. 人是该病毒的唯一宿主。

3. 病毒具有嗜神经性和皮肤的特性,一般经呼吸道黏膜进入人体,初次感染后表现为水痘或隐性感染,在劳累、感染、外伤、肿瘤等刺激下,机体免疫功能减退,潜伏的病毒被激活,在神经所支配区域的皮肤内复制,产生水疱,同时受累神经发生炎症、坏死,产生神经痛。

4. 疱疹治愈后获得终身免疫。

5. 疱液涂片可见多核气球状细胞,病毒培养可发现水痘 - 带状疱疹病毒,免疫荧光检测血清中可见抗体。

6. 带状疱疹发生后,持续一个月以上的神经痛,为后遗神经痛。

7. 治疗,给予阿昔洛韦或同类抗病毒软膏外涂 5 ～ 10 d;口服止痛药,无禁忌证者可使用激素泼尼松 20mg/d,分次服用,药物疗程约一周;给予 B 族维生素注射;局部皮肤保持清洁,可行红外照射,有止痛、消炎、促进干涸作用。

湿　疹

1. 湿疹是由多种内、外因素引起的真皮浅层及表皮炎症。急性期以丘疱疹样皮损伴渗出为主,慢性期以苔藓样变为主,易反复发作。具有多发、对称、反复、瘙痒特性。

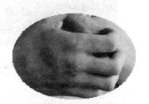

图 58　湿疹的皮肤表现——丘疱疹样皮损　　图 59　湿疹的皮肤表现——丘疱疹样皮损

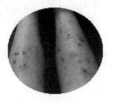
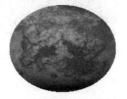

图 60　湿疹的皮肤表现——丘疱疹样皮损　　图 61　慢性湿疹的皮肤表现（苔藓样变）

2. 此病病因复杂,一般认为与变态反应相关。

3. 好发部位为手部、外阴、阴囊和肛门,钱币状湿疹好发在四肢。

4. 治疗,急性期:口服药物可用抗组胺药,钙剂、维生素 C,有继发感染者使用抗生素。外用药无渗出者使用氧化锌油,有渗出者用 3% 硼酸溶液湿敷,渗出减少后用糖皮质激素霜剂。慢性湿疹患者可用具有抗炎作用的膏剂、顽固者适用糖皮质激素皮损内注射等。避免热水烫洗、过度搔抓,忌辛辣食物和饮酒。

5. 湿疹注意与相似疾病鉴别,急性期与接触性皮炎鉴别,接触性皮炎的皮损与接触部位一致,常为接触某外界物质后发病;慢性期湿疹与单纯性苔藓相鉴别,单纯性苔藓边界清楚,瘙痒与搔抓、摩擦相关。鉴别不清时建议皮肤专科会诊。

四肢骨折

1. 老年患者多因跌倒致骨折,重度骨质疏松可发生病理性骨折。常见骨折部位为股骨颈、髋关节、锁骨、肱骨、前臂。

2. 需明确有无致命性解剖部位损伤如颅脑、胸腹部、骨盆。

3. 发生骨折时,需区分是开放性还是单纯闭合性,开放性骨折往往需止血、清创消毒、包扎、固定,进一步手术处理;闭合性骨折给予固定、止痛、手术或保守治疗。

4. 骨折患者需注意预防肺栓塞、卧床感染、压疮、心理疾病、睡眠障碍、肌少症,并处理疼痛。

5. 骨折术后康复训练尤为重要,需患者配合,如髋关节置换术后,需注意坐姿、负重、行走次数及时间、平卧时体位,另还需注意营养支持。老年痴呆患者,如不能配合术后康复,需做好医患沟通,避免手术。衰弱患者,应进行围手术期评估,避免"为了手术指征而手术",要考虑患者生存期、手术风险等一系列因素,做出更利于患者的选择。

6. 对于发生跌倒疑似下肢骨折的,必须先固定,再搬运,切忌让患者自行站起或使用轮椅搬运,而应给予固定患肢后,三人平抬至单架进行搬运。无论患者是否骨折,跌倒后均建议进行常规触地部位 X 线摄片检查,避免部分疼痛不敏感患者线性骨折未被发现,再次行走后发生不稳定骨折。

7. 一般骨折处24h内冷敷,24h后活血治疗,止痛药物使用非甾体抗炎药如布洛芬或扶他林、塞来昔布,如疼痛剧烈,除了稳定患处外,可调整为曲马多止痛,绝大多数患者疼痛能缓解。

8. 避免抗凝剂与活血药物同时使用,如骨折前已使用阿司匹林和活血中成药的冠心病患者,为预防血栓使用抗凝剂时,抗凝剂应减少剂量,并停用活血药物,分别给予出血风险和血栓形成风险评估,依据评估结果,决定是否继续使用阿司匹林。用药期间,需行凝血功能监测。

9. 内科医师平素要加强应急演练,学会如何固定常见部位骨折。切记:先固定,再搬运;先处理,再检查。一定不能先搬运做X线片等检查,再行止痛、固定处理,这是错误的。

10. 患者跌倒致骨折,易发生医疗纠纷,应在患者入院时常规进行跌倒风险评估,评估结果为高危的患者应行书面医患沟通,告知跌倒致骨折以及骨折后发生病情危急变化的风险,获得家属理解及签字认同。在跌倒发生前,做好机构职责范围内的预防措施,骨折事件发生时,及时规范处理,并如实告知家属事件经过,提出医疗建议并尊重家属自主选择是否手术的意愿。

烧 伤

1. 较大面积的烧伤,属于复杂和严重的外伤性疾患,需专科处理,医养结合机构一般处理轻度烧伤,一是面积小于体表面积的10%,二是Ⅱ度以下。

2. 烫伤为热力导致,可参照处理。

3. 面积计算的简便办法为患者本人手掌(含手指)面积=体表面积1%。

4. Ⅰ度烧伤为红斑、疼痛、没有水疱,处理为冷水缓冲降温、药物止痛;Ⅱ度烧伤为红色伴肿胀、水疱,表面可有渗出,对疼痛敏感,处理为保护创面、补液,据病情进行抗感染治疗;Ⅲ度烧伤为皮肤发黑或半透明或蜡白色,无痛且干燥,建议保护创面后专科处理。

5. 是否涂抹治疗烧伤的外用药物,应遵循专科意见,不要使用酒精、现采的芦荟叶、未经消毒的衣服等"土方"覆盖。一般轻度烧伤可使用"烧伤止痛膏"涂抹患处，1～2次/d。皮肤是重要的防御屏障，经烧伤破坏后，屏障不完整，易发感染、水电解质丢失等，应注重保护创面，维持水电解质平衡，抗感染。补液量一般较多，抗感染力度很强。

阿尔茨海默病

1. 阿尔茨海默病在高龄患者中常见，60岁以上患者早期病程中症状不明显，建议入院患者常规行筛查，进一步检查推荐MMSE量表。

2. 此病以记忆力进行性下降为主要特点，另有认知功能障碍、精神障碍等，早期主要表现为记忆力问题，逐步发展为行为异常和交流障碍，重者出现精神障碍，不能生活自理。详细的病史询问能提供线索，考虑患病可行量表检查，确诊可到上级医院行相对特异的影像学检查，如MRI。

3. 阿尔茨海默病早期行胆碱能药物治理，如多奈哌齐、石杉碱甲。中晚期可加用抗精神病药物如奥氮平；夜间睡眠差，有走失、跌倒风险，需给予促眠或镇静药物，需注意以上药物可能加重痴呆，因此，改变生活习惯，鼓励白天多活动，可减少用药机会。

4. 患者多死于生活不能自理后的营养不良、肺部感染；频繁不听劝阻的走路导致跌倒等意外事件也是致死和导致生活质量明显下降的原因之一。因此，对于处于中后期患者，应着重生活照料。

5. 脑血管意外事件也会导致痴呆发生。

疥　疮

1. 疥疮为疥螨在人体皮肤表皮层内引起的接触性传染性疾病，在患者抵抗力下降和病房环境不清洁时可发生，同病房患者因皮肤、物品接触，皆可传染。

2. 疥疮可治愈,如果为免疫力下降所致,易反复。

3. 与其他皮肤病不同,疥疮发病时多为干性结节,好发在皮肤薄处,如耳后、指缝、阴囊等处,色泽暗,典型者可见产出幼虫穿行皮肤形成的隧道。患者一般痒感明显,夜间为甚,自行抓搔破皮。

4. 处理主要为衣物全部更换,密闭式消毒后丢弃,全身涂抹硫磺软膏等杀虫剂,疗程 3d 以上,切记不能只涂抹皮损处,应全身涂抹。治疗后洗澡、更衣,观察至少两周,期间隔离治疗。需止痒等对症处理。

5. 特别注意:发生疥疮,一定要注意隔离和物品消毒,医务人员查房也要注意手卫生,避免通过医务人员传染其他患者和自身感染。

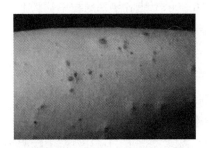

图 62　疥疮的皮肤表现

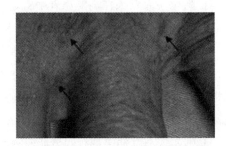

图 63　疥疮的皮肤表现,好发于指缝等皮薄处

压　疮

1. 压疮是压力、摩擦力和剪切力单独或共同作用导致的结果,因此卧床久未翻身、不当垫物、坐轮椅时体位不当等使得身体某处皮肤持续固定受压,不能获得良好血供及代偿,从而出现损伤、缺血缺氧性坏死、继发感染等。

2. 因为压疮可能涉及到三个主要物理力的联合作用,因此,不仅要做到皮肤不受压,还要做到不产生明显移动产生的摩擦力和皮肤褶皱导致的剪切力,即需要保持皮肤接触处的平坦、清洁、干净,以及患者体位的舒适性、稳定性。

3. 压力、摩擦力、剪切力中最重要的仍然是压力,因此"及时翻身"仍是患者护理的重中之重。翻身时间一般是 2h 一次,如果评估患者压疮发生风险为高危或已发生压疮,翻身间隔时间还可进一步缩短。建议每次翻身时评估皮肤情况,如已发现红色样变,建议缩短翻身时间。

4. 高危患者为意识不清、疼痛不敏感的失能患者,如脑血管意外遗留肢体功能、言语功能障碍患者,脊柱损伤致不全性或完全性瘫痪患者,骨折需卧床和阿尔茨海默病致卧床的患者等。

5. 营养不良会增加压疮发生的风险,可以理解为皮肤对受压的耐受性降低。因此,对于此类患者要加强防压疮措施,并把营养支持放在重要地位。

6. 评估为难免压疮发生的患者,应加强医患沟通,并给予诊疗措施,防止压疮进一步恶化。

7. 压疮分期为四期,分类为二类,一共为六种程度表现。Ⅰ期压疮主要表现为皮肤变红,这种红色样变表现为受压不褪色;Ⅱ期压疮表现为皮肤浅表受损并在周围出现水疱,可有渗出;Ⅲ期压疮表现为皮肤溃疡,深不见骨;Ⅳ期压疮表现为深部溃疡,露骨,可形成窦道。Ⅰ～Ⅳ期压疮可以理解为从表皮到皮下逐渐加深的溃烂。另有二个分类,一是可疑深部组织损伤,即从皮肤表面看,有发黑、红肿等,情况很严重,但因表面皮肤完整,无法查及到皮下情况,因此不能做出分类,只能认为可疑深部组织损伤;二是无法分期的压疮,即已发现皮肤溃疡,预估为Ⅲ期以上,但溃疡底面有遮挡,需进一步清创才能清楚是否累及骨面或有窦道形成,这种属于无法分类的压疮。

8. 压疮的治疗:首先是避免皮损处继续受压,如果因为疾病因素不得不受压,也要减少受压的时间和受压力度。其次是依据压疮程度进行不同治疗。Ⅰ期压疮往往给予不受压或减少受压,待皮肤自行好转;Ⅱ期压疮需局部用药治疗,建议遵伤口造口护理工作室成员意见,具体敷料用法详见护理技术规范;Ⅲ～Ⅳ期压疮一般需清创、换药、抗生素应用、敷料应用、营养支持、物理治疗等综合治疗。Ⅲ期以上的压疮,皮肤恢复原状的可能性低,好转时间一般以月为计。

9. 压疮治疗时建议给予定期丈量创面,以客观评价疗效,拍照记录可以累积诊疗经验,用于压疮管理质量的提升。

10. 严禁在皮损处进行按摩、酒精反复擦拭、热面巾烫揉等"疗法",不建议患者在家中用卫生纸进行压疮创面换药,院外患者护理建议签约社区"护理站"进行。

11.用于皮肤减压的垫物建议使用海棉、羊皮等制品,以保障通气性、均匀受压,气垫圈已不建议使用。如果不知道如何选择减压物品,建议在医疗辅具专卖店购买,而不是家庭自制。

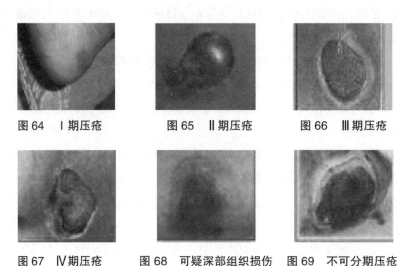

图64　Ⅰ期压疮　　　　图65　Ⅱ期压疮　　　　图66　Ⅲ期压疮

图67　Ⅳ期压疮　　图68　可疑深部组织损伤　图69　不可分期压疮

痔

1.痔为静脉充血肿大所致。临床可表现为疼痛、粪便或擦纸上带少量鲜血。

2.老年患者的痔一般不需特殊处理,如有疼痛,可给予外用痔疮膏。

3.对于痔外露的便秘患者,需注意使用"开塞露"等经肛药物时,动作轻柔,避免损伤痔致外伤性出血。发生外伤性出血时行纱布局部按压止血,必要时给予止血敏等药物,内科治疗无效时外科会诊进一步处理。

4.患痔者,需保持大便规律,避免干结,需规范治疗便秘。

关节退行性病变

1. 老年患者常见，年龄越大越易患，以颈椎、腰椎、膝关节为常见。

2. 关节退行性病变主要影响行走功能与平衡，是导致跌倒、肌少症及生活质量下降的因素。

3. 一般行 X 线摄片检查可发现，临床可表现为行动不便或迟缓、局部疼痛、关节僵硬等，患者自述关节不灵活。

4. 由于与年龄相关，治疗上以对症为主，处理合并的骨质疏松症，有助于改善症状。

5. 一般行止痛、康复训练、肢体功能锻炼、增加行走辅具支持等。

6. 注意预防跌倒。

7. 另注意老年患者常有腰椎压缩性骨折，与骨质疏松和腰椎退行性病变均有关联。此病部分患者无临床症状，大多数新发者有腰部疼痛、活动受限，一般治疗骨质疏松，行腰部固定、支撑，给予止痛对症等处理。预防因长期卧床导致的不良并发症。常见部位为 L3-L4。

腰椎间盘突出

1. 需区分为腰椎间盘突出、完全脱落和膨隆，膨隆为韧带尚有支撑，因此临床症状相对轻，可以不手术。突出或脱落往往压迫神经明显，临床疼痛症状突出。以 L_4-L_5 至 L_5-S_1 处常见，推荐 MRI 检查。如无 MRI 设备，腰椎 X 线检查也助于诊断。

2. 内科治疗为护腰、局部理疗、营养神经、止痛等，病情重而不能手术者，可考虑脱水、激素治疗，以减轻突出部位的水肿、炎症。

3. 建议外科会诊明确是否需手术治疗。

房　颤

1. 房颤为老年冠心病患者常见，非冠心病患者也可见，一般无临床症状，心室率在 50 次 /min 左右的患者常见。

2. 持续性房颤一般不给予转律治疗，重点为控制心室率和预防栓塞。

3. 因感染、电解质紊乱等疾病致新发房颤，需立即处理，可据病情行西地兰 0.2～0.4mg 缓慢静脉注射，使用 0.2mg 时往往在 20～30min 后见效。

4. 建议对房颤患者行血栓风险评估和出血风险评估，血栓风险大于 2 分者一般可使用华法林抗凝处理；评估出血风险高，不能使用抗凝药物者，可使用阿司匹林抗血小板聚集，但对于静脉血栓，阿司匹林疗效不佳。使用华法林需监测凝血功能，从小剂量开始使用。避免卧床、处理心衰，可以减少血栓形成风险。

5. 控制心室率治疗可使用倍他乐克或地高辛、维拉帕米，注意监测心率，维持大于 60 次 /min，已为缓慢型心室率患者，可不行此处理。

6. 需注意电解质紊乱特别是钾、镁在心律紊乱中的作用，及时处理低钾血症、低镁血症。

7. 感染致缺氧是导致急性房颤发生的常见因素之一，需控制体温、迅速给予有效氧疗，并治疗原发病，在缺氧未纠正前，一般不使用抗心律失常药物。

TIA

1. TIA 为短暂性脑缺血发作，为一过性（小于 24h）内的意识障碍，通常不遗留肢体、言语等功能障碍，临床常见发病时间小于 1h。

2. 需特别注意发病时与脑梗死相鉴别，主要鉴别点为临床症状程度，以及是否能在未特殊处理下意识恢复，头颅 CT 检查排除脑梗死。

3.TIA 的危害在于多次发作可导致脑梗死,因此,发生 TIA 后,需对患者进行评估,给予预防病情加重的一系列治疗,如活血、抗血小板聚集、改良生活习惯、治疗糖尿病等。已行上述治疗者,需回顾治疗方案,是否合理、规范。

帕金森病

1. 帕金森病是一种神经系统退行性疾病,主要生化改变为纹状体区多巴胺递质降低。

2. 临床主要症状为静止性震颤、肌强直、运动迟缓和姿势平衡障碍的运动症状,以及嗅觉减退、快动眼期睡眠行为异常、便秘和抑郁等非运动症状。

3. 诊断顺序:先诊断帕金森综合征,再诊断帕金森病。帕金森综合征的诊断基于 3 个核心症状:运动迟缓、静止性震颤和(或)肌强直。

4. 运动迟缓是指持续运动中运动幅度或速度的下降,运动缓慢,是诊断帕金森综合征的必要条件。肌强直是指患者放松时,四肢及颈部主要关节的被动运动迟缓,铅管样抵抗。静止性震颤指肢体处于完全静止状态时出现震颤,姿势性或运动性震颤不属于静止性震颤。

5. 明确帕金森综合征后,进行帕金森病的临床诊断。(1)不存在绝对排除标准;(2)至少存在 2 条支持标准;(3)没有警示征象。

6. 支持标准包括:(1)对多巴胺能药物治疗明确且显著有效,即初始治疗期间,患者的功能可恢复或接近至正常水平;(2)出现左旋多巴诱导的异动症;(3)单个肢体的静止性震颤;(4)辅助检查存在嗅觉减退或丧失。

7. 绝对排除标准:(1)存在明确的小脑性共济失调;(2)发病 3 年后仍局限于下肢的帕金森样症状;(3)分子神经影像学检查突触前多巴胺系统功能正常;(4)存在明确可导致帕金森综合征或疑似与患者症状相关的其他疾病,或者基于全面诊断评估,由专科医师判断其可能为其他综合征,而非帕金森病。另有其他 5 个排除标准。

8. 警示征象:有 10 个警示征象,主要为发病 3 年以上的表现情况。

9. 由于帕金森病诊断标准较为繁多,建议专科医院会诊下明确诊断。若无条件,可考虑给予左旋多巴诊断性治疗。

10. 左旋多巴诱导的异动症是指长期服用左旋多巴所导致的运动并发症,包括头部、躯干、肢体、口下颌舞蹈样不自主运动,有时可以表现为姿势性肌张力障碍。

11. 用药原则:多巴胺小剂量开始,逐渐增量,量大后分次服用。出现疗效不佳时加用激动剂,发现精神症状时减量或停用药物。建议在专科医师支持下行药物治疗。

第三章　老年医学概述

一、什么是老年综合征

老年综合征是多因素造成的同一临床表现或问题,类似急性呼吸窘迫综合征、休克等。它不是一种单独疾病,而是很多疾病可能导致的结果。常见的老年综合征包括疼痛、营养不良、便秘、睡眠障碍、尿失禁、跌倒、抑郁、多重用药、老年共病、谵妄等。

二、为什么要提出老年综合征

我们面对的人群是老年人群,老年患者与年轻患者不同,常多病共存,70岁以上患者常患疾病多于7种, 80岁以上患者常患疾病＞10种。虽然患病多,但这些疾病一般为慢性病,无法治愈,且部分疾病或症状易反复急性加重,比如慢阻肺、尿路感染、疼痛,而这些加重的变化,会导致患者死亡或生活质量的明显下降。因此,对于老年患者,把诊疗的重心放在疾病治愈,是不恰当的。对于急性期疾病,我们需要给予治疗,而对于漫长的老年期慢性病来讲,更多的任务是维持稳定,避免急性加重。同时,随着患者平均生存期的延长,如何带病生存还保持较高的生活质量,是老年医学重要的任务。比如患者有痴呆,如果缺乏照顾会出现卧床、皮肤压疮,严重影响患者尊严和生活质量,但如果早期发现认知功能异常,及早干预,延缓出现失能的时间,那么患者有尊严和质量的生活期将明显延长。再者,患者因为跌倒致骨折继发重症肺炎、呼吸衰竭而死亡,如果在跌倒前能及早识别出高危因素给予干预,就可以避免患者跌倒,从而不会出现"意外死亡"。因此,提出老年综合征这一和疾病不同的概念，就是希望让我们老年科医师的视角从只关注疾病，转向更关注老年患者功能及生活质量。通过老年评估等方法及早发现患者"非疾病"危险，及早干预，从而让患者从生理、心理、社会等方面获得更高质量。

三、怎么识别老年综合征

目前的传统医学并不能很好的对老年综合征进行识别，因为它更多的是依赖仪器、实验室，对于疾病能做到有效诊断，而对于功能性、心理性问题，识别效果差。比如抑郁，通过抽血、CT 是无法发现的，比如便秘、跌倒、睡眠障碍通过抽血检验也是无法提示的。因此，我们需要用更新的手段来发现老年综合征，这就是老年评估。

四、老年评估如何做

老年评估有传统的医学方法，就是病史收集和查体，这是传统诊疗与老年评估共都要做的，不同的是，老年评估还需要应用各种量表，根据量表内容，标准化的对患者进行评分，然后根据评分结果进行分类、分级、诊断，医师根据结果结合临床表现进行诊疗。可以看出，老年评估的特色在于量表的使用。

五、老年评估量表如何选择

由于老年评估是一项"年轻"的技能，处于发展过程中，因此现有的评估量表有几百种之多，我们需要对其有所选择。一是选择指南、教科书推荐或业内公认的量表，这种量表往往能有效指导临床应用，特异性和敏感性均较高。二是根据病情选择，不是所有的量表都需要在所有患者中进行使用。比如有的患者经过初步筛查，不存在营养不良风险，那么就不必再使用营养不良风险筛查相关的量表；比如患者已经重度失能，那再行步态和平衡量表评估也毫无意义；对于痴呆致不能交流的患者，面向患者行 MMSE 量表评估只会得到不正确结果。三是谨记量表也有缺陷。犹如辅助检查一般，量表也有其"适应症"和"不良反应"，也会有"假阳性"和"假阴性"，医师一定要根据临床情况综合判读评估结果。

六、什么是老年综合评估

老年患者常患多种疾病,同时又因老化、器官功能衰退等因素,在用药、手术、康复功能、治疗意愿等方面和其他年龄阶段患者明显不同,病情复杂。一个专科给予诊疗时会难以跳出专科视野,不能做到全面。因此需要不限于老年科医师在内的多个专科共同进行全方位的评估,我们称为老年综合评估。因老年患者还存在照护、老年综合征等特殊问题,因此老年综合评估的参与人群还包括非临床医师人员,如护士、药剂师、营养师、心理治疗师、康复医师、生活照护员、社工等。

七、老年综合评估的内容

包含以下方面:躯体情况、功能状态、心理健康和社会环境状况。

八、老年综合评估适宜对象

60岁以上,已出现生活或活动功能不全(尤其是最近恶化者)、已伴有老年综合征、老年共病、多重用药、合并精神问题、合并社会支持问题及多次住院者。对疾病终末期、重症患者、严重痴呆、完全失能的老年人及健康老年人酌情开展部分评估工作。

九、具体评估内容

表 69　老年评估量表评估内容

项　目	具体内容及推荐量表
一般情况评估	姓名、性别、年龄、婚姻状况、身高、体重、吸烟、饮酒、文化程度、职业状况、业余爱好等
躯体功能状态评估	日常生活活动能力(ADL/IADL)、平衡与步态评估(Tinetti量表)、跌倒评估(Morse跌倒评估量表)
营养状态评估	营养风险筛查(NRS2002、MNA-SF)、营养评价(MNA)

项 目	具体内容及推荐量表
精神、心理状态评估	认知功能（MMSE、Mini Cog）、谵妄（CAM）、焦虑（SAS）、抑郁（GDS-15）
衰弱评估	Fried 5 项标准、Frail 量表（门诊）
肌少症评估	肌力和肌功能
疼痛评估	VAS、NRS
共病评估	CIRS-G
多重用药评估	老年人不恰当用药 Beers 标准、中国老年人不恰当用药目录
睡眠障碍评估	匹兹堡睡眠质量指数量表
视力障碍评估	Snellen 视力表
听力障碍评估	粗测
口腔问题评估	有无影响进食、营养摄入、情绪
尿失禁评估	ICI-Q-SF
压疮评估	Braden 量表
社会支持评估	SSRS

十、老年综合评估后需要做什么

各科医师病史采集，进行综合评估，多学科团队讨论，明确本次需解决的核心问题，制定初步治疗计划，治疗计划督导实施，再次综合评估，再次多学科团队讨论，对患者和家属宣教，制订后续治疗计划。

十一、多学科讨论是什么

多学科讨论是涉及老年综合评估以及后续诊疗的所有团队成员在相对

固定时间,对患者病情进行集中讨论,并制定下一步诊疗计划的一种诊疗模式,和传统的多学科会诊不同,不能混淆。

十二、多学科讨论与多学科会诊的模式有哪些不同

表 70　多学科讨论模式与多学科会诊模式的不同点

	多学科讨论	多学科会诊
团队	固定专科团队,比如总会纳入康复、营养、心理、药剂等科室	依病情所需,不固定专科
时间	相对固定时间,一般患者入院后、治疗中	发出会诊申请后,时间不固定
方式	各专科自行评估,在固定场所面对面集中汇总意见	各专科自行评估,意见仅在病历各自表达
结果	需采纳所有专科意见,形成综合评估后诊疗方案	由老年科医师主导,会诊意见作为参考
频次	一个住院周期至少两次以上多学科讨论	无数量要求

通过上述表格,可以看出多学科讨论模式与传统请专科会诊的多学科会诊模式是不同的,更适合老年患者的诊疗。

十三、多学科讨论实施的注意事项

对于躯体活动能力良好、无焦虑和抑郁、营养状况良好、认知功能正常、非衰弱和无肌少症的老年人,不必进行多学科讨论,可按慢病管理模式,或单科会诊模式诊疗;对老年综合评估结果提示高危人群,但患者因某种急性疾病引起生命危险,建议先以专科模式解决急性病问题。

十四、怎么理解老年科诊疗模式

1. 老年科不仅关注急性期疾病治愈,更关注患者功能和生活质量,即治病不是根本,活的有质量、有尊严才是目标。

2. 推荐对入院老年患者均进行老年综合评估,根据评估结果纳入多学科

团队讨论,并根据讨论结果实施诊疗计划,通过反复评估、反复修正计划使患者最大受益。对部分不适宜患者进行部分内容评估。如果患者属于机体功能特别好的(参考经常旅游的养老患者)单一疾病起病者,建议治病为主;如果患者受到某疾病导致生命威胁,建议先治疗该病为主。

3. 评估一般分为初筛和进一步评估。初筛是利用相对简单的方法,做出初步判断。判断患者无问题,不做进一步评估;判断患者有问题或疑似有问题,行进一步评估。老年科自行评估叫老年评估,多个学科和团队成员参与对患者多方面情况进行评估叫老年综合评估。

十五、什么是老化

老化是人在自然生长中,组织、器官、功能逐渐减退的过程,其结果是衰老。老化可以理解为普遍性累积性的衰退,比如肌力的逐渐下降、反应灵敏性的下降、视力的下降等,但需要特别注意老化和疾病的区别。疾病是功能下降到病理状态的老化,而老化是功能逐渐地非病理性下降,只有到了终末阶段,老化形成了衰老,会导致死亡。比如视力的下降,表现为看的不够远、不够清晰,这是老化;但如果视力下降到不能看报、看电视,影响到日常生活,那就是疾病。再如老化会导致走路没有以前快了,但如果因关节退做性改变、肢体疼痛等原因导致走路不稳、易跌倒而需要人搀扶,那就是疾病。老化会导致更容易发生疾病,但由于老化的过程是缓慢、渐进的,因此在过程中不一定会出现疾病。所以,对于老年患者来讲,老化是不会对日常生活功能造成较大影响的,它虽然是一种功能减退,但仍能保持生活自理和社会交往,仍能维持不低于大多数同龄人的生活质量。理解老化,主要是帮助在住院过程中,对患者检查所发现的一些异常结果解读,同时也有助于提出准确的诊疗方案,避免不必要的干预。

十六、老年患者常规入院检查哪些检查结果是属于不需特殊干预的

1. 脑部 CT 提示脑萎缩,如果没有明显认知功能障碍,通常可以不干预。

2. 脑多普勒超声(TCD)提示颈内动脉血流速度减慢,无症状、无狭窄,一般无需特殊处理。

3. 胸部 X 线片提示双肺纹理增粗、慢支炎样改变。

4. 心脏彩超提示有两个以下瓣膜的轻度反流,如单纯主动脉瓣轻度反流,伴或不伴有二尖瓣轻度反流。一个瓣膜的中度反流一般也没有临床症状,重度或多个瓣膜中度以上反流需注意处理。

5. 甲状腺超声提示有结节,既往有相应病史,结节大小无改变者。

6. 血常规 HGB 80g/L 以上,非急性失血性贫血,无需特殊处理。

总结:大多数因年龄导致的检查结果异常且不伴有临床症状,属于老化表现,可以不用处理。

十七、老化有哪些临床表现

在各个系统都会出现对应改变,比如皮肤弹性减弱,变得干燥、脆性增加,可出现老年斑;听力下降,出现对高频音域的失聪;味觉和嗅觉灵敏度下降,食欲大不如前;动脉血管硬化,舒张压降低,血压脉压差增大;胃肠蠕动变缓;肢体运动协调性减弱。

注意:前列腺增生、便秘、驼背、白内障,这些不属于老化。但老化会使得上述综合征和疾病的发生率增加。

十八、老年患者诊疗中常需注意的问题

1. 态度温和。老年人因为听力下降和反应灵敏性下降,需耐心与其沟通,不能急躁;且老年患者往往比较"固执",一旦觉得某医师不好,那么你将很难再取得他(或她)的信任,不利于诊疗的进行。

2. 尊重家属意愿。老年患者的诊疗方案往往是医师和患者家属共同决定的,患者往往因认知功能障碍、意识障碍而难以抉择自己的命运,因此,家属的意愿对患者的诊疗计划有决定性影响。医师在任何时候都应尊重患者家属的监护权,以及患者授权委托人的监护权,不应替患者和家属做决定。医师应注重提出医学建议,给予家属两种以上的方案进行选择,并能对每种方案的利弊进行解释。由于存在多子女照顾、家庭矛盾、经济负担、情感瓜葛等可能因素,医师应充分理解患者家属具有的抉择困难,并充分尊重家属做出的某一选择。应特别注意,当存在多个关系人时,家属的决定应有书面签字,并能清晰表达为所有关系人的最终统一意见。

3. 处理优先于检查。在处理疾病时,应优先考虑稳定生命体征、控制症

状、缓解患者的痛苦，而不是先安排一系列检查，无视患者处于呼吸急促、高热、缺氧、剧烈疼痛等不稳定状态。如果患者处于不稳定状态，在检查途中，患者很可能发生心搏呼吸骤停。

4. 避免多用药。老年人常患多种疾病，而很多老年患者可能因某个疾病在对应专科治疗并用药，出院后长期服药，当多个疾病存在时，很可能会在不同专科接受不同治疗，然后出院时服用很多药。从单一疾病来讲，专科以某一个组织、器官或系统患病来用药是正确的，但当多个疾病共存于一个机体，且这些存在相互影响时，就需老年科医师权衡利弊，从机体这个整体来考虑诊疗方案了。因此，在医养结合机构，老年科医师往往需做用药的"减法"，先梳理患者用了什么药，把不必要的药全部剔除出诊疗计划，一般保留 5 种左右的口服药即可。"减药"可参考以下原则：比如硝苯地平可以治疗心绞痛和降血压，就没有必要再单独使用一种降压药和治疗心绞痛的药；再如患者能进食蔬菜，就没有必要再给予维生素口服；评估患者生存期只有 1 年，那么作为预防五年、十年后心脑血管意外事件发生的他汀类药物、阿司匹林等就没必要再服用；患者已处于肺部感染急性起病期，慢性病防治的部分药物可以暂停，比如治疗骨质疏松的药物。"减药"是一个需反复审视的事，建议医师每周至少浏览一遍所负责患者的医嘱，从中梳理可以减掉的药物。

5. 始终以提高患者生存质量为目标。对于老年患者，疾病治疗的目的是避免意外死亡，防治因病致失能导致生活质量下降。很多慢性病伴随老年患者终身，在规律用药下，是不会影响患者生活质量的，应避免对这些慢性病过度干预。同时，急性病特别是脑血管意外、肺部感染、骨折应立即处理，避免因病致死、致残。在诊疗时，要充分考虑患者年龄和器官功能的基础状态，是否能耐受拟采取的诊疗方案。尽量减少有创操作，比如对于胸腔积液，大多数老年患者无需采取穿刺抽液这种有创操作，给予利尿剂、加强营养支持、处理病因即可。比如骨折，衰弱患者不适宜手术，因其可能因麻醉后呼吸衰竭、休克、术后感染、肺栓塞，导致意外死亡。

6. 重视意识变化。老年患者疼痛不敏感，很多疾病的临床表现不典型，但意识变化往往是第一"典型特征"。常见的肺部感染者，往往首先出现精神状态不佳、嗜睡、不怎么吃东西，几天后可能才会出现发热、咳嗽症状，甚至一直不存在；脑梗死患者，也是先表现为反应不佳、说话减少、嗜睡，几小时后发现无法唤醒,然后经检查确诊发生脑梗死;低血糖的第一表现是心慌、冷汗,不典型者首先为意识障碍,表情淡漠,甚至出现精神亢进、肢体异常活动。临床医师在查看患者时,要高度关注意识的变化,包括意识程度的变化(嗜睡、昏睡、昏迷)和意识内容的变化(谵妄、淡漠、胡言乱语等)。简易的判断方法是将目前的意识状况与平素意识状况相比较,这就需要主管医师熟悉自己负责的每一个患者。

十九、老年科医师常备技能

老年综合评估技术、心肺复苏术、膀胱造瘘尿管更换术、四肢骨折外固定术、外伤患者三人水平搬运技术、经动脉(桡动脉、股动脉)采血(血气分析)技术、氧疗技术、人工气道建立技术、无创机械通气技术、物理排痰技术、负压吸痰术。特别需要掌握抗菌药物分级应用原则、老年综合征管理内容、营养支持知识及医患沟通技巧。

第四章　常用医学公式

一、静脉输液速度与时间参考数据。

表 71　静脉输液速度与实践参考数据

液体量（mL）	滴速（gtt/min）	时间（h）
500	30	4
500	40	3
500	60	2

二、肌酐清除率：Ccr=（140-年龄）× 体重（kg）/[72×Scr（mg/dL）]，女性计算结果 ×0.85。注意 Scr 的单位，不是 μmol/L，需要用检验值 μmol/L 除以 88.4。对于老年患者，该公式的计算结果仅做参考。

三、体重指数：体重指数（BMI）= 体重（kg）/ 身高^2（m）。

四、每日总热量 = 体重×所需热量（kcal/kg·d）。如体重为 50kg，所需热量为 20kcal/kg·d，则总热量为 50×20=1000kcal/d。

五、平均动脉压 = 舒张压 +1/3 脉压差（收缩压 - 舒张压）。

六、休克指数 = 心率 / 收缩压。

七、心输出量 = 每搏输出量 × 心率。

八、肾衰指数 = 尿钠 × 血肌酐值 / 尿肌酐值。

九、氧合指数 = 动脉血氧分压 / 吸氧流量（L/min）。

十、烧伤面积：患者自己的手掌面 ≈ 体表面积的 1%。

十一、吸氧浓度（%）=21+4×氧流量（L/min）。

十二、心电图心率计算：60/（P-P 或 R-R 小格总数×0.04），如 P-P 间隔为 15 个小格,那么心率=60/（15×0.04）=100。前提是标准心电图走纸速度和电压。

十三、血浆渗透压（mOsm/L）=2[Na$^+$]+2[K$^+$]+静脉血浆葡萄糖+尿素氮（单位均为 mmol/L）,有效血浆渗透压=2[Na$^+$]+2[K$^+$]+静脉血浆葡萄糖。

十四、1mmol/L=18mg/dL，1mmHg=0.133kPa，1kcal≈4.184kJ。

参考文献

[1] 葛均波，徐永建，王辰. 内科学 [M]. 北京：人民卫生出版社，2018.

[2] 成蓓. 刘承云. 老年病科疑难问题解析 [M]. 南京：江苏科学技术出版社，2010.

[3] 邱海波. 主治医师手册 [M]. 南京：江苏科学技术出版社，2007.

[4] 李金祥，王霞，陈惠平，等. 姑息关怀服务治疗——症状治疗 [J]. 现代预防医学，2006，33（11）：2222-2224.

[5] 中华人民共和国国家健康委员会. 癌症疼痛诊疗规范 [J]. 临床肿瘤学杂志，2018，23(10).

[6] 美国胸科医师协会. 抗栓和溶栓治疗指南（第八版）. CHEST 杂志增刊，2008.7.

[7] 国家卫生和计划生育委员会，国家中医药管理局. 流行性感冒诊疗方案（2018 年版）[J]. 中国感染控制杂志，2018.

[8] 慢性阻塞性肺疾病全球倡议组织. 慢性阻塞性肺病全球倡议 2018[J]. GOLD 慢阻肺诊断治疗和预防的全球策略报告，2018.

[9] 中国老年学和老年医学学会，心脑血管病专业委员会，中国医师协会心血管内科医师分会. 老年高血压的诊断与治疗中国专家共识 [J]. 中华内科杂志，2017，56(11)：885-893.

[10] 于学忠，黄子通. 急诊医学 [M]. 北京：人民卫生出版社，2015.

[11] 中华医学会心血管病学分会，中华心血管病杂志编辑委员会. 抗血小板治疗中国专家共识 [J]. 中华心血管病，2013.3.

[12] 万学红，卢雪峰. 诊断学 9 版 [M]. 北京：人民卫生出版社，2018.

[13] 美国心脏病学会基金会 . 解读肌钙蛋白升高临床实践意义的专家共识 [J]. 美国心脏病学会杂志，2012.

[14] 欧洲心脏病学会（ESC），美国心脏病学会基金会，美国心脏协会 . 心肌梗死全球定义 [J]. 第 3 版 .2012.

[15] 中国心力衰竭诊断和治疗指南 2018[J]. 中华心血管病杂志，2018，46(10)：760-789.

[16] 董碧蓉 . 新概念老年医学 [M]. 北京：北京大学医学出版社，2015.

[17] 董汉华，武济齐，陈孝平 . 急性胆道感染东京指南 (2018 版)[J]. 临床外科杂志，2009.1.

[18] (德) 托斯坦·B 穆勒（Torsten B. Moeller），（德）埃米尔·赖夫（Emil Reif），主编：李新华主译 . CT 与 MRI 断层解剖学秀珍图谱 . 天津科技翻译出版公司，2008.4.

[19] 王国清 . 早期食管癌和胃贲门癌内镜检查图谱 [M]. 北京：科学出版社，1996.

[20] 美国国立综合癌症网络 . 食管癌指南 2017 版 [J]. NCCN 官网，2017.10.

[21] 中国成人血脂异常防治指南修订联合委员会 . 中国成人血脂异常防治指南 [J]. 中华健康管理学会杂志，2017. 11(1).

[22] 陈新谦，金有豫，汤光 . 新编药物学（第 17 版）[M]. 北京：人民卫生出版社，2011.

[23] 中华人民共和国卫生部 . 医疗机构临床用血管理办法 [J]. 2012.6.

[24] 中华医学会麻醉学分会 . 围手术期输血指南 2014[J]. 2014 版中国麻醉学指南与专家共识 . 北京：人民卫生出版社，2014:208-214.

[25] 中华医学会神经学分会，中华医学会神经病学分会脑血管病学组 . 中国急性缺血性脑卒中诊治指南 [J]. 中华神经科杂志，2018，51(9)：666-682.

[26] 吴江，黄建平 . 神经病学 3 版 [M]. 北京：人民卫生出版社，2016.

[31] 彭斌，刘鸣，崔丽英 . 与时俱进的新指南——《中国急性缺血性脑卒中诊治指南 2018》解读 [J]. 中华神经科杂志，2018，51(9).